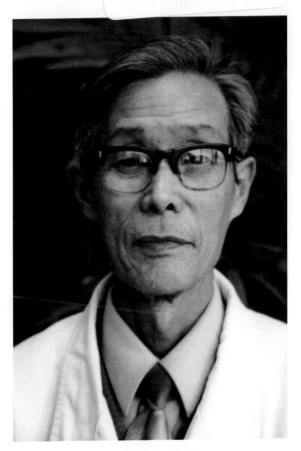

原明忠老中医

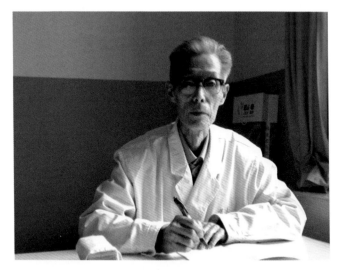

原明忠老中医工作照

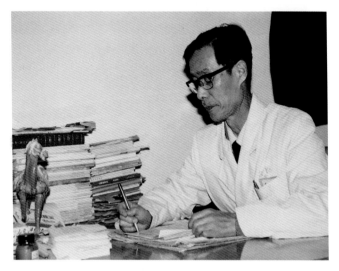

原明忠老中医学习照

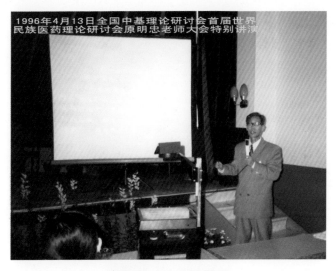

原明忠老中医授课照

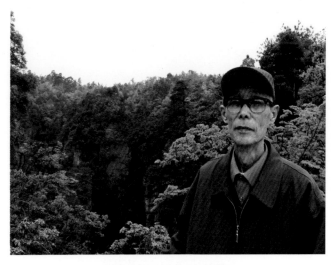

原明忠老中医生活照

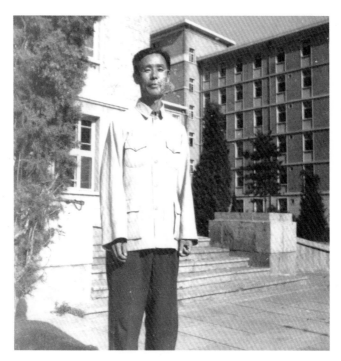

原明忠老中医年轻时在内蒙古

张永康　原道昱 编著

原明忠经验选粹

国家『十一五』科技支撑计划项目·
原明忠临床经验学术思想研究课题
国家中医药管理局·
全国名老中医原明忠主任医师传承工作室建设项目

山西出版传媒集团
山西科学技术出版社

图书在版编目（CIP）数据

原明忠经验选粹 / 张永康，原道昱编著. -- 太原：山西科学技术出版社，2022.11

ISBN 978-7-5377-4888-9

Ⅰ.①原… Ⅱ.①张… Ⅲ.①中医学－临床医学－经验－中国－现代 Ⅳ.①R249.7

中国版本图书馆CIP数据核字(2014)第141224号

原明忠经验选粹
YUANMINGZHONG JINGYAN XUANCUI

出 版 人：阎文凯

编　　著：张永康　原道昱

责 任 编 辑：郝志岗

封 面 设 计：吕雁军

出 版 发 行：山西出版传媒集团·山西科学技术出版社

地　　址：太原市建设南路21号　邮编：030012

编辑部电话：0351-4922072

发 行 电 话：0351-4922121

经　　销：全国新华书店

印　　刷：山西苍龙印业有限公司

开　　本：880毫米 ×1230毫米　　1/32

印　　张：11.75

字　　数：235千字

版　　次：2022年11月第1版

印　　次：2022年11月山西第1次印刷

书　　号：ISBN 978-7-5377-4888-9

定　　价：39.00元

序

　　原明忠（1926.4-2010.6），男，山西省人民医院主任医师，教授，中国共产党党员，享受国务院特殊津贴，是全国老中医药专家学术经验继承工作第一批和第二批指导老师，其中3名继承人以优异成绩出师，并且带教2名日本研修学生，是首届"全国中医药传承特别贡献奖"和"中华中医药学会成就奖"获得者，并被聘为中华中医药学会终身理事。他医术精湛，从事中医临床60余载，擅长中医内科、妇科，尤对心脏病研究较深，擅长用中医药诊疗冠心病与心衰，疗效显著。原明忠老中医没有华丽的词语，更没有浮躁的心态，但有渊博的学识，丰厚的积淀，高尚的医德，朴实中透出瑞气，平淡中显出功力，传承中富有创新。81岁时亲自参与国家"十一五"科技支撑计划"原明忠临床经验，学术思想研究"课题研究。2010年国家中医药管理局"全国名老中医原明忠主任医师传承工作室建设项目"启动，继续研究原明忠学术思想、临床经验，继承培养新的名中医。作为原明忠学术经验继承人，我们将原明忠老中医成才之路、临证思辨、养生保健、诊疗方案、经验方、脏腑辨证、典型医案等内容介绍给大家。由于我们学识较浅，难免对导师经验阐述不透，不足之处请大家指正。

原明忠学术继承人：张永康、原道昱

目 录

医家概述

学术思想与思辨特点

各脏腑病证治

典型医案

原明忠经验方

原明忠养生保健经验

附　录

原明忠论文拾要

医家概述

原明忠经验选粹

一、生平简介

原明忠，男，生于 1926 年 4 月 4 日，卒于 2010 年 6 月 17 日，享年 84 岁，山西晋城人，中国共产党党员，原山西省人民医院中医科主任，1980 年晋升主任中医师，1992 年起享受国务院特殊津贴。

原明忠 1942 年投身抗日救国，担任本村农民抗日救国会主席兼民兵指导员。1946 年至 1949 年在山西晋城时街中医学校学习毕业，同年在山西省翼城设诊室行医。1955 年，原明忠在山西中医进修学校学习后留校参加工作，后被派往内蒙古自治区支边。于 1955 年 12 月至 1984 年 10 月，在内蒙古自治区医院中医科、内蒙古干部保健所中医科从事临床工作。1963 年，原明忠毕业于呼和浩特业余医科大学（系统学习了西医）。原明忠在内蒙古工作 30 年，获国家民委、国家科委和劳动人事部联合颁发的支边荣誉奖。1984 年 10 月调回山西省人民医院，并任中医科主任至退休。

历任主要职务、兼职有：内蒙古医院中医科主任兼内蒙古干部保健所中医科负责人，内蒙古医学科学委员会常委兼中医专业组组长，全国中医内科学会首届委员，全国中医内科学会心病、脑病专业委员会委员。山西省人民医院中医科主任，山西省中医药学会常务理事兼内科分会副主任委员，山西省卫生系列高级职称评定委员会委员兼中医专业组组长，山西省新药评审委员会委员，《山西中医》

杂志编委,《中医药研究》常务编辑等。山西省卫生厅中医管理局高级顾问。1992年1月由国家卫生部、人事部授予"全国卫生系统模范工作者称号",2006年12月获"中华中医药学会首届中医药传承特别贡献奖"。2009年获"中华中医药学会贡献奖"并聘为终身理事。同年由山西省推荐入围参加全国"国医大师"评选。

原明忠擅长中医内科、妇科,尤对心脏病研究较深,擅长用中医药诊疗冠心病与心衰,疗效显著。著作有《冠心病证治》(1984年10月由内蒙古人民出版社出版),他运用中医理论对冠心病病因病机、辨证论治以及心梗、心衰急救以及预防与转归进行了系统阐述。该书是国内最早中医诊治冠心病的专著之一,1989年8月1日获山西省医药科技著作二等奖。2000年4月他带教的日本研修生医学博士大野修嗣译为《狭心症·心筋梗死の中医学的治療》由朝日新闻社出版局在日本东京出版。曾编著《中医内科学讲义》于1960年内蒙古人民出版社出版,《中医妇科学讲义》于1961年内蒙古人民出版社出版。部分医案收入《中国现代名中医医案精华》第一集(董建华主编)。在国内学术期刊累计发表学术论文50余篇。《益气通脉冲剂治疗冠心病气虚血瘀证255例临床研究》于1995年9月获山西省科技进步三等奖,社会效益明显。作为全国老中医药专家学术继承人指导老师共带三名继承人,均以优异成绩出师。还带教日本研修生和留学生各一名。原老亲自参与国家"十一五"科技支撑计划"原明忠临床经验,学术思想研究"课题研究,直至病逝。

二、成才经验

（一）学医方法

1. 三勤为要

原明忠老中医出身农民家庭，父亲是文盲，为使他成才，父亲省吃俭用，供他读书。他深知学习机会难得，也常思老师训诫："读书要求甚解"。何以能得甚解？须"三勤"而至。即"勤学"：不仅老师所教要学，老师未授也要主动去学，只有这样，才能打下厚实的基础；"勤问"：不仅问老师，也要问同窗，还可问路人，凡不懂就问，能做到不耻下问；"勤思"：即勤于思考，凡所学、所问得来的知识常常是零乱的，不系统的，必须将其经常整理归纳，才能融入自己的知识体系中，才能使其升华，运用自如。他也常对弟子们讲："孔子说：'温故而知新'。通过整理和回顾旧的知识，并勤于思考其中的各种内在联系及其是与非的辨别点，对自己会有新的启示，这启示或许就是孔子所说的'新'。"当然，要做到"三勤"并非一件易事，他舍弃了许多常人的爱好，把全部的时间与精力都花在了书本上，其实这只是为了一个愿望：在学问上求甚解。

2. 立志成才

他曾说："勤业、敬业才能学有所成，先贤有'不为良相，便为良医'之说，即不能为国分忧，就要为民解难。这实际上是讲治学立业的宗旨。用现代人的话讲，就是要有远大的理想和抱负。我自步入医门，即以做良医为努力方向，虽不敢言济世活人，至少也不能贻误病家。因人命关天，职责重大。欲做良医，须脚踏实地，即要基本功扎实"。

（二）读书心要

1. "三熟"为基，博览为充，学众之长，融为己用

"三熟"，即中医基础理论要熟记；中医经典著作要熟诵（特别是重要章节），临床有关学科要熟知（如《医宗金鉴》的四诊心法、伤寒心法、杂病心法、妇科心法、儿科心法等）。只有将以上内容熟记于心，才能临证不乱，诊病心中有数，收到预期效果。"博览为充"，即博览群书以补以上知识之不足。既要学古又不可泥古，既要有法度又须灵活变通。无渊博的学识，临床时思路必然狭窄。特别是疑难病症，既无古训，亦无经验，如何诊治？非理论精、思路广而不能解决。其解决之道就是借鉴众家之说，择善而从，对治之不效的患者，能重新审视，打破常规，理出新思路，悟出新办法。不固守一证一方，从实际出发，有效则坚持，无效则淘汰。"融为己用"，即对众家之说，首先考察其理论上的立足点，进而从实践上加以验证，最后总结出其有效性及适用范围。就目前医学发展的水平而言，任何学说均是阶段性的认识，即使有效，也是相对真理，而非绝对真理。即它的真理性是有条件的，超出其适用范围而盲目引用，必将走向反面。只有把众家之长融入自己已具备的

知识体系中去，才能正确运用他人经验；否则，就会变成依样画葫芦，貌似借鉴，实则滥用。

全面继承，去伪存真。疑难杂证辨证论治的关键是辨证准确，择好方药。辨证要从四个方面进行，即病因、病位、病机、病性四要素。通过全面分析，综合判断，从而得出较为准确的辨证结果，然后据证守法，依法选方，合理择药，有序进行。疑似证详审内涵外延的相互联系，尽力排除假象，权衡轻重，类比取义。论治则从四个层面进行，即急、主、兼、次。急就是急需处理的问题，未必是疾病的主要问题，但必须在有限时间内解决；主就是疾病的主要问题（主证），是论治的重点与核心；兼指兼证，是疾病复杂性表现的条件或前提，兼证的消除可降低疾病的复杂性，使主证变得较为简单而孤立，有利于主证的论治；次指次要证候，多伴随主证出现，通常主证缓解，兼证也随之消除，但也有例外者，则需针对性治疗。

选方是论治的关键，特别是名方的选用总结有《名方赋》："古今方剂，浩如烟海。辨证论治，方为其枢。制方有法，效应自出。或加或减，皆有法度。将其自珍，以精医术；将其示人，可以济世。制方无法，如同合乌：偶得效其理难明，效不出莫测其故。理法方药，环环紧扣；临证无方，药效难奏。博览群书，方不胜数。人所能及，名方为主。名方要义？理法为基；君臣佐使，配伍合理；方证相符，切合病机，临证实用，疗效优异，胸中无方，临证必慌。有道是：熟记名方上千首，何须临证为方愁。"

记名方不仅对《医宗金鉴》各心法要诀，背诵牢固，而且有时自己编一些方歌，便于记忆。指导下级医师查房时选方尽力用成方、合方，药物加减要有依据，加味只加不减，加减又加又减，减药只去不加，概念要清，心里要明，章法要有，要知道为何加减。对诊断要求双重诊断，先有中医，再加西医，力求准确，细节决定成败。

2. 勤于实践，勇于探索

实践是检验真理的唯一标准。要想获得真理，就不能脱离实际。尤其是临床大夫，更是如此，始终要在临床一线实践磨炼。良医之良，在于治病的有效性。有些理论虽然讲得通，但临证无效，也要毫不犹豫地抛弃它，不管它是哪家之言，当然要在深入分析的基础上力求找出其失误的本质因素。首先应排除自己运用不当这个主观因素，否则就会把自己的失误说成是他人理论上的错误，这样做是极其危险的。其结果是，盲目否定了他人而掩盖了自己的失误，最终受损失的是患者的健康。那么，怎样才能做到正确分析失败呢？最重要的就是要客观，排除自我因素。只有客观分析，总结实践，才能得到经得起检验的真知。当然，勤于实践也不仅仅是临床，还包括勤于科学实验，勤于思考问题，勤于著书立说等等。勇于探索就是通过实践善于发现新现象，善于总结新经验，敢于提出新设想，勇于验证新学说。即所谓"实践——认识——再实践——再认识……"的认识过程，它是螺旋上升的，是从量变到质变的过程，绝非一觉醒来，万事皆通。

（三）临证要诀

1. 行医重"三心"

立足本职，尊重现实，在全心全意为患者服务中提高自己。作为临床医生接诊患者要"细心、耐心、有同情心"，富有"三心"。细心能诊查到容易被忽略了的隐藏体征；耐心能很好聆听患者倾诉，发现疾病的细节，有利于辨证；同情心能使医师在治疗时会全心全意。

要想做良医，必须具有高尚的医德，即想病人之所想，急病人之所急。医师的职责就是尽一切努力为患者解除病痛，而患者的愿望是早日恢复健康，这二者是统一的。对患者无论富贵贫贱一视同仁，因此，全心全意为患者服务本是医生职责之所在，良医首先应是称职的医生，而为患者尽职尽责则是良医起码的素质。然而，一个医生若能主动做到这一点，也不容易，尤其是坚持不懈。因为它意味着一个医生要为其奉献出巨大的脑力与体力，甚至是自己的健康和生命。原老 20 世纪 70 年代初，到内蒙古巴盟去普查肿瘤。下乡后遇到很多困难，最头痛的问题就是广大群众不理解、不配合，普查队工作进展缓慢。因老百姓说，你们光普查，不看病，我们不是白查了吗？针对这种情况，研究决定普查队中的一部分临床医生为广大群众义务看病，从而得到了广大群众积极配合与支持，普查工作很快展开，常常是白天完成普查工作，午休和晚上为百姓义诊。于是，老乡们奔走相告：上面来的医生义务给咱们看病。消息传开，方圆几十里，甚至上百里的患者都拥向了普查队，从早忙到晚，十二点以前很少能睡觉。就这样，一连几个月，许多同志都支撑不住了。原老也终于累倒了，患了肾炎，全身水肿……走入了患者行列，后被组织上送进了医院。

立足本职就是说对本职工作要精益求精。60年的医疗实践中，始终掌握第一手资料，仔细查看病人，60多岁时在病房抢救病人，需观察血压时，都亲自去量血压，以便更好地观察病情。通过观察，在临床实践中得出大汗亡阳病人的汗无咸味结果。原老晚年时，在医院出门诊常常不能按时下班，老伴儿做好饭在家等，要热好几遍，但原老在门诊接诊病人从不着急马虎，无论多晚都详细认真看一个病人。70岁后，为了老师身体，医院限了号，尽管如此，只要有外地和疑难患者要求，原老就给看，原老常说，患者不容易，他有困难需要帮助，自己累点，吃饭晚些没关系，要善待每一个患者，患者的信任是医生成功的基础。

原老在内蒙古自治区工作期间，从20世纪60年代初到1984年离开内蒙古，一直从事高干保健工作，肩负重任。因为他们的健康不仅关系到他们自己的生命，还会影响到他们所管辖的工作能否正常进行，有些患者就是内蒙古自治区的核心人物，更来不得半点差错，工作的特殊性和医德的要求，养成了对本职工作认真负责的态度，对医疗技术精益求精的钻研精神。随着高干们年龄的老化，工作重点也转向了老年病，当时较难控制的冠心病也就成为原老主要研究的课题。为了攻克冠心病，不仅广泛阅读中医的有关论著，还自修了心电图学等现代医学知识。原老对冠心病有了较深入和系统的认识，对冠心病病因本虚标实有了明确认识，根据大量临床实践，借鉴前人经验确立了常用的五通脉汤，其中益气通脉汤研制成冲剂，方便病人服用。原老于1984年出版了专著——《冠心病证治》，它是中医界研究冠心病的最早专著之一，2000年4月由带教的日本研修生医学博士大野修嗣博士译为《狭心症·心筋梗死の中医学的治療》，由朝日新闻社出版局在日本东京出版。

2. 尊重现实，从实际出发

尊重现实，就是要从实际出发，从患者的根本利益出发，来解决本职工作中所遇到的各种问题，不能存有本本主义、教条主义、门户之见。其中有些疾病从西医角度看，是证据确凿，诊断明确，但从中医角度看，简直是无证可辨，无法诊断。例如：乙肝表面抗原阳性、单项转氨酶升高、高脂血症、伤寒带菌者、无痛型冠心病、蛋白尿、隐型糖尿病等均可在体检中发现，而患者却无明确的自觉症状。而其中有些目前西医还没有理想的治疗方法，故患者请求中医治疗，但因其症状不明显，难以辨证论治。作为一名中医，不能因无证可辨就否认患者有疾病存在。那么，如何提出正确有效的治疗方案呢？这是工作中常遇到的新课题。为了解除这类患者的疾病，原老常用"类比法"提出治疗方案，往往能收到较满意的疗效。即参考具有此类阳性指标有症状型患者在治疗上的有效方案，并结合患者的体质倾向，提出与之较吻合的方案，从而解决了这类患者的辨证问题，因这种辨证方法完全没有直接的客观证候，为与传统的中医辨证论治相区别，称其为"微观辨证"。原老曾在许多学术会议和论著中提到这个辨证新概念，并运用它在临床上解决了不少疑难病症。因此说，病人的需要就是创新的源泉。

3. 将理化指标逐步融入辨证论治

原老晚年对疑难病辨治具有独到之处，在坚持中医特色时，将理化指标逐步融入辨证论治。原老认为，中医研究一直是多思路、多方法探索。思路方法是：将理化指标（是指理化检测阳性指标和病的简称）逐步融入辨证论治，既能发扬辨证论治优势提高疗效，又可融入理化新内涵，有可能成为现代科技介入中医学的切入点。中医临证将理化检查疾病的方法如 CT、磁共振、B 超、心电图及各种化验检查等等，均视为"望诊延伸"，在辨证论治中广泛应用，形成辨病辨证结合，实践证明，有较强实用性与互补性。在互补性的临床实践中，注意探索逐步将理化指标融入辨证论治的思路和方法。初步认识是：应用中医病因病机理论认识和辨证分析方法，分析理化指标与证（病因、病位、病机、病性）的内在联系性，将理化指标融入辨证后，再辨明证型，立法选方，合理择药，进行治疗。治疗喉肌痉挛窒息症患者，就是在发作时做喉镜明确诊断，并根据中医辨证选用射干麻黄汤加味，炎热夏季重用麻黄宣肺散寒取效。气虚发热病人，发热3个月，用抗生素治疗无效，理化检查未见异常，请原老会诊，患者发热，乏力辨证气虚发热，用甘温除热法，选补中益气汤加减取效。

4.疗效是中医生存之本

原老认为，疗效是中医生存之本。中医现代化的目标是在全面继承基础上创新发展，不断提高疗效。这是一个系统工程：①临床研究要四诊理化合参辨证论治，逐步将理化检测融入证治体系；②要有保证质量的中药材和饮片，杜绝伪劣药品，是保障疗效的环节之一，必须保护地道药材资源，合理采集，人工种植防止污染；③要培养一大批高素质中医人才，院校培养与师承结合；④中药药理研究要与四气五味、升降浮沉理论结合，发扬中药特色。

作为卫生厅中医局高级顾问与省内老中医联合提出建立名中医工作室，加快中医药人才培养；进一步整理挖掘傅山医学文化；减少中医学院学生西医教学比例，加强中医学院学生传统文化修养教育，培养具有中医思维的、保持中医特色、实用型中医师。

（四）传承经验

马克思曾指出："在科学上没有平坦的大道，只有不畏劳苦沿着陡峭山路攀登的人，才有希望达到光辉的顶点"。原老深知此言之哲理所在。虽已年逾古稀，尽管几十年如一日，孜孜不倦地学习，仍觉得自己的学识与整个医学知识体系相比，是沧海一粟。虽说已经退休，但想做良医的初衷不改，仍坚持在医院每周出 3 次门诊，为患者治病。而且每天都要坚持读期刊、读信息，了解新知识、新动态，汲取营养。否则，就会感到缺少了什么。与此同时，还在整理自己近半个世纪的临床经验，期望能为更多的患者造福。指导继承人完成了《原明忠经验选粹》一书，并努力将一些经多年实践有显著疗效的经验方转化为新药。目前已有两个经验方完成了新药开发的全部前期研制工作，"益气通脉汤""感冒宁冲剂"力求将其开发成新药，服务于更多的患者。"路漫漫其修远兮，吾将上下而求索"，为使自己成为真正的良医，不断跋涉。原老在 81 岁高龄时作为课题组成员参与课题研究，2008 年 12 月虽因身体原因不能出门诊，仍然仔细审阅、修改病例和拟发表的文章，在住院输液期间还向继承人传授治疗经验，在生命最后时期，原老把自己用药后的反应做了总结，"当气虚证用大量补气药不能改善时，说明人之元气将绝，非药物所能及也。"

收录于《当代名老中医成才之路（续集）》

原明忠 经验选粹

学术思想与思辨特点

一、学术思想

（一）法出《内经》，注重治未病

《内经》中的治则对治疗疾病有很强的指导意义，扶正祛邪，治未病，治病求本，调理阴阳，标本缓急，正反逆从，异病同治与同病异治，三因治宜，辨证论治，书中虽没有明确点出辨证论治，但出现了这个治疗原则。而治未病，强调预防为主，注重无病预防，养生保健，放到首位。《内经》中预防为主治未病在疑难病中亦有很重要的位置，如通过治疗常见病，可防止疑难病的出现，如积极治疗慢性气管炎、肺气肿，可预防肺心病、肺性脑病发生，因此在治疗疑难病时，首先要治疗常见病。在治疗疑难病时，治疗要防传变，标本缓急宜分清，《素问·阴阳应象大论》有"治病必求其本"之论。

（二）冠心病本虚标瘀要并治

冠心病是现代医学病名，中医学中无此病名，但从冠心病的临床表现来看，中医学中的"卒心痛""久心痛""厥心痛""胸痹心痛""胃心痛""真心痛"等都与之相关，故可从以上病证的记载中寻找中医辨证的思路，进而结合临床实践找到辨证论治的基本方法。导师原明忠从中医辨证论治的原则出发，结合自己数十年的临床经验，提出了自成体系的关于冠心病辨证论治的理、法、方、药。其辨证分型的基本内容包括：病因、病位、病机和病性。病因即由中医病因学理论和流行病学调查所发现的始发原因，如饮食不节、嗜食肥甘、吸烟、情志化火、脏腑失调等。病位即病变所在部位，含两个方面：一是心脉瘀滞（或受阻），此为必备病位，否则不能诊断冠心病；二是与本病发生相关的脏腑，失此，则难以辨证论治。病机即指心脉瘀滞和病因、病位以及相关脏腑之间内在有机联系的证候特征，病性指疾病的辨证属性，包括虚实寒热、标本缓急等。如"阴虚阳亢，心脉瘀滞"型，其病因为暴怒伤肝，肝郁化火，耗伤阴液，或肾阴亏虚，水不涵木，而肝阳亢盛，从而形成阴虚阳亢（或"阴虚火旺"）证候。其相关脏腑是肝和肾，其发病部位在心脉。病机是阴虚火旺，阴血暗耗，脉络失养，痰浊内生，留于心脉，形成阻滞，致心脉不畅，甚或不通则发胸闷心痛（即心绞痛）。病性属本虚标实。急则当治其标，通心脉瘀滞为主。

对冠心病辨证论治必须注意以下两点：一是首先要确诊冠心病，这须借助现代医学手段。目前使用的有冠状动脉造影、数字减影或同位素显影、彩超、B超等影像技术，以及心电图、心向量图等心电诊断技术，还有实验室酶学和血脂检测等，都为确诊冠心病提供了有力证据。而实际应用最多、最普遍的是心电图诊断，目前64层CT，冠状动脉造影确诊冠心病是金标准。二是在诊为冠心病的基础上再辨证论治。

导师据临床资料病历，进行分析、归纳，将冠心病临床证型分为9种，并自拟五通脉汤：胸阳不振，心脉瘀滞证；阴虚阳亢，心脉瘀滞证；心气阴虚，心脉瘀滞证；心气阳虚，心脉瘀滞证；气滞血瘀，心脉瘀滞证。其中胸阳不振，气滞血瘀属本实标实，阴虚阳亢，心气阴虚，心气阳虚属本虚标实，自拟五通脉汤中，以本虚标瘀为多。因此冠心病治疗要标本同治。

（三）阴升阳降达平衡

中医阴阳学说认为，阳主升，阴主降，阳升阴降才能平衡。原明忠导师认为，人体生理活动应体现阳升阴降，但在人体动态平衡中必须阴升阳降，只有阴升，肾水才可上润肝阳，肝阳才不可过旺，阳降，肝阳下降，潜藏于肾水，肾水才不可过寒而形成阳浮与上，阴寒与下的形式。自拟滋潜通脉汤，治疗胸痹、中风后遗症、头晕、麻木属阴虚阳亢血瘀证，症见头晕，胸憋闷，胸痛，腰膝酸软，手足心热，舌偏红，脉弦等。其方义为：豨莶草味苦入肝肾，清肝热，抑肝阳，活血通脉络，使肝阳下降潜于肾阴，阴得阳助则阳施阴化为君药；何首乌、女贞子、生地滋阴，使肾阴上升涵养肝木，阳得阴涵则不上亢，丹参、川芎、赤芍、红花活血通脉络共为臣药；木香、郁金行气化瘀，气行血行为佐使；诸药配伍合理，共奏滋阴潜阳、行气活血、疏通脉络之功，临床应用治疗阴虚阳亢证，服1~2疗程（4周一疗程），均有较好疗效。

（四）痿证治疗注重肝肾为本

痿证是指肢体筋脉迟缓，软弱无力，日久因不能随意运动而致肌肉萎缩的一种病证。

中医对痿证很早就有认识。如《黄帝内经·素问》就有专门的《痿论篇》，对痿证的成因、病机及治法皆有论述。此外，在《黄帝内经》的其他篇中还可找到有关痿证的一些内容。关于痿证的成因，《痿论篇》则云："……肺主身之皮毛，心主身之血脉，肝主身之筋膜，脾主身之肌肉，肾主身之骨髓。故肺热叶焦，则皮毛虚弱急薄，著则生痿躄也。心气热，则下脉厥而上，上则下脉虚，虚则生脉痿，枢折挈，胫纵而不任地也。肝气热，则胆泄口苦，筋膜干，筋膜干则筋急而挛，发为筋痿。脾气热，则胃干而渴，肌肉不仁，发为肉痿。肾气热，则腰脊不举，骨枯而髓减，发为骨痿。"

原明忠导师熟读《黄帝内经》，博览历代医家著述，对痿证的成因及论治原则等颇有自己的见解。曾曰："痿证为病，盖筋骨痿软也，筋骨不健，痿证难愈。"即导师治痿，颇重视强筋健骨。认为补肝肾、强筋骨乃治痿之"本"。言及治痿思路则云："肝主筋而藏血，肾主骨而藏精。欲健筋骨，须得精血互化而荣。而精血化生于内，荣养四肢百骸于外。故精血不生，四肢难荣，治痿无期矣。"可见，治痿证必得精血化生于内（指脏腑），外荣四肢，方能治之。何以得精血化生于内？师曰："养后天，健脾胃，可得之，此治痿独取阳明之意也"。由此可知，"治痿独取阳明"乃益精血之源也，故"养后天，健脾胃"之法可称治痿之"源"。然病痿之人，常有饮食如常，形体丰腴，但见手不能握，足不能行，何也？师曰："此四肢不荣也。病家是态必不能久。久则必见筋弛而肉痿。此新病之态，多由湿热浸淫，湿邪形如精血，充经脉而不为用。故形丰而痿废。其湿热下注，故痿证多也。"何以治之？自当祛湿化浊，清热利湿。可见，"湿浊不去，痿证难治"。特别是新病痿证，治法更为重要。因新病常见邪实为患，若失察，必贻误治疗痿证之"机"。故此法可谓治痿之"机"（或称祛痿之"邪"也）。然笔者每审导师治痿方药，总少不了舒筋通络之品，遂问其故，导师称其为治痿之"枢"也。盖痿证将除，四肢需得气血精津之荣。虽脾胃健，精血足，若欲荣四肢，还需经脉通畅。正如《灵枢·经脉篇》所言："谷入于胃，脉道已通，血气乃行"。故经脉不畅，治痿难瘥。因此，舒筋通络法当称治痿之"枢"。除此之外，导师还屡嘱病人及家属定时、定量、逐步加量地进行功能训练，以此来促进患肢的康复。此药外之法可成为"动"。

综上所述，导师治痿的思路方法可以简要归纳为"一条主线，五个落点"。即以精血荣养四肢百骸为主线，从精血化生于内为出发点，宗独取阳明之意，立"养后天，健脾胃"为法，治痿证之"源"；从精血外达四肢必得经脉通畅这个前提着眼，指出"舒筋通络"为治痿之"枢"；从精血当至而未至的原因考虑，多湿邪为患也，故提出"祛湿化浊"为治痿之"机"（或称祛痿证之"邪"也）。从精血不能濡润筋骨这个痿证发生的本质着眼，指出"强筋健骨"乃治痿之"本"也。

（五）治疗注重补气

古人云：血为气母，气为血帅，气行血行，气滞血瘀，补气摄血。原老临证中善用气血关系，血瘀病人常加补气行气之品，如益气通脉汤治冠心病，党参补气以活血，香附、木香行气以活血；血证病人凉血之中加入补气之品取无形之气可以速固、有形之血不可速生。颈脉膨胀瘤（扩张性）为罕见病案，原老选用《金匮要略》黄芪桂枝五物汤稍事加减而收效。《金匮要略·血痹虚劳病脉证并治》：血痹阴阳俱微，寸口关上微，尺中小紧，外证身体不仁，如风痹状，黄芪桂枝五物汤主之。原老治本病症思路为前所述，血痹乃营血不畅，血管瘤乃卫气不足为主，故方中重用黄芪、太子参补益卫气促进脉管张力恢复，白芍、当归、桂枝益营和卫以治麻木，川芎、红花、鸡血藤活血促使营血运行畅通，牛膝、骨碎补补肾引血下行，以减少局部压力。经三个月的治疗，取得显效。从而使原方扩大了治疗范畴。在生命最后时期，原老把自己用药后的反应做了总结，"当气虚证用大量补气药不能改善时说明人之元气将绝，非药物所能及也。"可见气在人生命活动中和治疗中的重要作用。

（六）活用经方治难症，注重和解疏肝先

《伤寒治》《金匮要略》乃汉代张仲景之著原为一书。其理法方药俱备，不仅对外感病而且对各种杂病辨证治疗都有很强指导意义，是仲景勤求古训，博采众方所成。原老深得经方治疗之精髓，师其法，遵其方，应其变，临床用之多效。对一些疑难病注重和解疏肝为先。小柴胡汤是伤寒经典方，《伤寒论》第 96 条："伤寒五六日，中风，往来寒热，胸肋苦满，嘿嘿不欲饮食，心烦喜呕，或胸中烦而不呕，或渴，或腹中痛，或胁下痞硬，或心下悸，小便不利，或不渴，身有微热，或咳者，小柴胡汤主之。"临床上原老不仅善用本方治少阳病，而且根据本方治半表半里，和解枢机用于肝胃不和证，合理加减治疗头晕，胸背热，乙肝，胃脘痛，失眠，肿瘤，以其调畅半表半里，和解内外，枢机通利，气机运行，诸症可解。

（七）博采古方创新用，理化融入辨治中

《医宗金鉴》刊行于清·乾隆七年，是当时政府编纂的一部医学丛书，收集了清以前历代医学成果，内容包括了四诊、伤寒、杂病、妇儿外眼正骨、针灸，其简明扼要，切合实际，选方效佳，为初学者必读，对临床医生也有很好的参考价值，原老把《医宗金鉴》作为一本基础医学书籍之一，对其中内科、妇科、儿科等心法要诀选用方剂熟背如流，功能主治理解透彻，临床使用得心应手，辨证之准，

立法之快，择药之精，令人敬佩。

凉血补气止出血，健脾散结治噎膈，甘温之剂除大热，下肢病变责肝肾等法用于疾病治疗。中医研究一直是多思路多方法探索，原老的思路法是：将理化指标逐步融入辨证论治，既能发扬辨证论治优势提高疗效，又可融入理化新内涵，有可能成为现代科技介入中医学的切入点。

辨证论治是中医诊疗疾病的独特方法，是中医整体观理论和辨证思维方法在临床上的体现和应用，经长期临床实践，渐臻完善。形成证的内涵（病因、位、机、性：虚实寒热）清晰，"证法方药"，严谨有序，环环紧扣的统一模式，易于操作。它有效地指导着临床实践，甚至对从未谋面的传染性"非典"用辨证论治治疗也获得很好的疗效。但从发展观点看，尚乏理化内涵。原老在治疗过程中观察到有两点注意的问题：一是证的消失，理化指标随之好转或明显好转，但复常（治愈）明显后延。二是因证的消失病人自行停药，过些时日，该证的相关症状会复发再现，其原因是与该证有内在联系性的理化指标（含病）仍然存在。故应坚持治疗，直至复查理化指标复常治愈为度。目前四诊与理化合参辨证，可准确判断病因、病机、病位、病性和病质是一种辨证新趋向，尽管如此，此种辨证趋势还有待进一步探讨，即如何将计数指标、等级指标与计量指标有机地联系起来。如黄疸，湿重于热或热重于湿、湿热并重与黄疸指数、胆红素之间关系，尿蛋白多少、白细胞、红细胞、尿胆原、胆红素多少与肾虚与膀胱湿热之间的关系程度，肿瘤的大小与体质盛衰之间关系，可量化指标与中医辨证证型及轻重之间的关系，是一个很复杂的关系，需今后下大力进一步研究。

兹举肝囊肿与肝郁脾虚、气湿郁结证内在联系性实例，说明理化指标融入辨证论治的思路方法的应用。

济××，女，72岁，2000年12月14门诊。

症状：右胁痛20余天，睡眠差，苔黄厚，脉弦。B超检查：肝右后叶囊肿2.0×1.5cm。应用中医病因病机理论认识和辨证分析方法，分析肝囊肿属积。肝失疏泄是囊肿发生的主因，右胁痛是肝气郁滞之证，囊内液属湿邪内生，湿邪内生由脾不燥湿而致。苔黄厚乃脾湿之征。辨明肝囊肿与肝郁脾虚气湿互结证有内在联系性。治法：疏肝解郁，健脾燥湿，软坚散结。方用柴胡、香附、青皮、陈皮各10g（疏肝），白术、茯苓、泽泻各15g（健脾燥湿），三棱、莪术、郁金、王不留行各10g（软坚散结），4剂，诸症消失。舌苔白薄，脉弦。自行停药20天后，2001年1月19再诊，右胁痛又发作，以12月14日方加木香9g，6剂，右胁痛消失。又自行停药2个多月后，于4月5日三诊，右胁痛又发作，并右侧腰痛，妇检：子宫脱垂Ⅰ°，苔薄黄，脉弦，以12月14日方即初诊方去陈皮加黄芪25g、升麻10g、川断15g，6剂，诸症消失。继以此方服46剂，于6月末复查B超示：肝囊肿消失而愈。于2005年6月20日，因胃痛来诊，复查B超示：肝胆无异常。

按语：①肝囊肿若不融入辨证论治，只能辨为肝郁证，用疏肝解郁方药治疗，而不用健脾燥湿软坚散结药，恐难治愈。②因证的消失自行停药2次，肝郁证又两次出现，若不停药可缩短疗程。

用中医病因病机理论认识和辨证分析方法，分析囊肿属积的范畴，囊液属湿邪内生，湿邪内生，由脾不燥湿所致。由此推论：不同部位囊肿均有"囊液属湿邪内生，湿邪内生由脾不燥湿所致，囊肿属积"的共同病机。于是将这个推论用于治疗卵巢囊肿，用《金匮要略》当归芍药散（当归、川芎、白芍补益胞宫，白术、茯苓、泽泻健脾燥湿），加三棱、莪术王不留行等（软坚散结），治疗2.0cm以内囊肿4例，均于4周左右治愈。由此可见，用中医病因病机理论认识和辨证分析方法，将理化指标（含病）融入辨证论治的思路和方法是可行的，还可能"触类旁通"扩大应用。

总之四诊与合参辨证，中西医汇融，对辨别疾病，选方择药，均有很强互补性，可提高临床疗效。纵观两千余年中医学发展史，从理论认识创新，到临床各学科发展，诊疗范围拓宽，无一不是从临床实践研究获得的，逐步将理化指标融入辨证论治的临床实践研究方法，符合中医学自身发展规律。

二、临证思辨特点

（一）冠心病（胸痹）

1.气虚血瘀证

【**诊病要点**】常用的诊疗方法就是问诊和脉诊。问诊详细询问患者胸痛发作的诱因，疼痛的性质是憋痛、刺痛、压榨性疼痛，疼痛持续的时间，伴随症状，能否自行缓解。

【**辨证思路**】冠心病是现代医学病名，中医学中无此病名。但从冠心病的临床表现来看，中医学中的"卒心痛""久心痛""厥心痛""胸痹心痛""胃心痛""真心痛"等都与之相关，故可从以上病证的记载中寻找中医辨证的思路，进而结合临床实践找到辨证论治的基本方法。

因为冠心病主要病因是心肌缺血，中医乃心脉瘀滞，心主血脉，指心有推动血脉运行的作用，病性包括虚实寒热，标本缓急，但心气阴虚血脉不通较为常见。气为血帅，血为其母，气行血行，气滞血瘀，气虚无力推动血脉运行时，血脉瘀滞，气虚见心慌、气短、乏力，阴虚则口干、咽干，血脉瘀阻者则出现憋痛、刺痛、压榨性疼痛。

【**治则治法**】益气养阴，化瘀通脉。由于本病属气阴虚，血脉瘀阻。

【**处方用药**】自拟方益气通脉汤，源于生脉饮（《内外伤辨惑论》）膈下逐瘀汤（《医林改错》）。党参、麦冬、五味子益气阴强心力，与川芎、红花、蒲黄、丹参等活血祛瘀药同用，能增强疏通心之脉络作用。木香、郁金则有疏理气机、消散瘀血作用。郁金、蒲黄、川芎、丹参等有减轻动脉粥样硬化斑块的作用。

【独特疗效】冠心病气虚血瘀，本虚标实，治疗一般1~3个疗程，1疗程30天，每天1剂，标本同治。用本方外洗还可治疗足底粗老硬皮。

【典型医案】

韩某某，女，60岁。

初诊（1998年3月6日）：胸痛，痛引左背左腋10多天，与生气有关，气短，咽干发红，苔白薄，脉沉左小。心电图示：ST段V4~6下移＞0.05mV，T波低平缺血改变，辨证为胸痹（气虚血瘀），采用益气活血复脉，方用益气通脉汤：党参15g，麦冬20g，丹参30g，川芎15g，赤芍20g，郁金10g，木香10g，炒枣仁15g，元参20g，五味子15g，生蒲黄9g，柏子仁15g，元胡15g，6剂，水煎服。

二诊（1998年3月16日）：前胸疼、腋下疼减轻，吐泻之后复发如初，疲乏，嗳气，不知饥，眠差，上唇跳动，吐泻之后气虚更甚，故治以益气养心活血，健脾。党参15g，麦冬20g，五味子20g，丹参20g，川芎15g，赤芍20g，炒枣仁20g，郁金10g，木香9g，元胡10g，苍术15g，川朴10g，黄芪15g，焦三仙各10g，生龙骨10g，生牡蛎10g，6剂，水煎服。

三诊（1998年4月13日）：前诸症均好转，但有时头晕，脉沉缓，再以上方加天麻 10g，另麦冬 30g，元参 30g，双花 20g，桔梗 30g，2 剂和匀分 8 份泡水饮。痊愈。

按语：年老体虚，心气亏虚，心血瘀阻，胸阳受阻，故胸痛痛引左背左腋；生气之后气机郁滞，血流不畅，瘀滞加重，不通则疼痛加重。方用益气通脉汤：生脉饮益气养阴，丹参、赤芍、生蒲黄、川芎、元胡养血活血止痛，元参滋阴利咽，炒枣仁、柏子仁养心安神，共奏益气养血、活血通脉之力。吐泻乃胃失和降，脾失健运，吐泻之后气虚加重，平胃散和胃，黄芪补气升提，头晕加天麻平肝止晕。

2.胸阳不振，心脉瘀滞证

【诊病要点】与气虚血瘀证型冠心病相同，注意询问有无胸痛彻背，背痛彻心症状。

【辨证思路】心居胸中，主一身阳气，痰浊内生，留于心脉，胸阳痹阻，形成阻滞，致心脉不畅，甚或不通则发胸闷心痛（即冠心病心绞痛）。病性属本实标实。急则当治其标，通心脉瘀滞为主。胸阳痹阻，血脉瘀滞，不通则通，胸闷气塞，或心胸闷痛，或胸痛彻背，背痛彻心，血脉瘀滞，舌质正常或偏暗胸中为心肺所居。由痰浊或瘀浊痹阻胸阳，致使心肺阳气不得宣畅，则心脉也随之发生瘀滞而不通，进而产生胸闷气塞或心胸闷痛；若心脉滞涩不通，气血不足营养心脏，而心痛沿经气反应于背俞之脉时，则出现心痛彻背，背痛彻心；若心痛顺经脉之气反应于与其相表里的手太阳小肠经脉时，则出现左肩背痛与心相应而彻痛。这是由小肠手太阳之脉绕肩胛，交肩上，入缺盆络心之故；若心痛顺心经与心包经脉放散时，则出现左肩内侧疼痛直至小指和无名指。舌质偏暗为血瘀之征，若舌质正常为血瘀未反应于舌。苔白腻为痰浊瘀阻之象，白薄为痰浊未反应于舌。脉弦主痛也主痰饮及脉管硬化。所谓胸阳痹阻，是说心阳未衰，尚属实证。与心阳虚证迥异。

【主要脉证】胸闷气塞，或心胸闷痛，或胸痛彻背，背痛彻心，放散及左肩背或左臂，其痛或作或止。舌质正常或偏暗，苔白薄或白腻，脉弦或沉缓。

【治则治法】宣痹通阳，化瘀通心脉。

【处方用药】自拟方宣痹通脉汤：《金匮要略》瓜蒌薤白白酒汤，膈下逐瘀汤（《医林改错》）化裁。瓜蒌、薤白宣胸阳之痹，木香、郁金通心脉之滞，川芎、赤芍、红花、丹参、蒲黄、灵脂块化心脉之瘀而止痛，合用能促进心脉气血之流通。有关实验证明，瓜蒌能增加冠脉流量及增强心肌收缩力。丹参、川芎、赤芍解痉通脉止痛。

【独特疗效】冠心病阳气被阻，血脉瘀滞本实标实，治疗一般 1~3 个疗程，1 疗程 30 天，每天 1 剂。

【典型医案】

袁某某，男，51 岁，干部，1972 年 6 月 26 日就诊。

病史：患高血压 2 年多，头晕、心绞痛半年余。现头晕，胸闷，左胸（心前区）痛，乏力，两膝酸软，睡眠差。

检查：血压 120/90mmHg，心率 78 次 / 分，脉沉缓而细，苔薄白。双眼底动脉反光增强变细，黄斑区有陈旧病灶，血清胆固醇 6.2mmol/L。心电图：RV5+SV1=40mV，ST 段

V3、V4、V5、V6、ALV、Ⅱ、AVF 下 降 0.05~0.075mV，TV5、TV6、AVF、Ⅱ、Ⅲ双相低平。窦性心率，左室肥厚伴心肌劳损。脑血流描记为两侧脑动脉Ⅲ度供血不全。

西医诊断：冠心病心绞痛、神经衰弱。

中医诊断：胸痹心痛。

辨证：胸阳不振，心脉瘀滞，兼心肾不交。

治法：宣痹通阳，化瘀通心脉。

方剂：宣痹通脉汤加减：瓜蒌 15g，薤白 12g，蒲黄 9g，灵脂 9g，木香 9g，郁金 15g，香附 12g，丹参 15g，桑寄生 12g，陈皮 18g，水煎服。

服 21 剂后，胸闷憋气、心绞痛明显好转，仍头晕。原方加菊花 12g，三七 2g，继服 50 剂后，头晕、心绞痛、胸闷憋气等症状基本消失。复查脑血流描记转为Ⅰ度供血不全，心电图大致正常。原方加首乌 12g，6 倍剂量制蜜丸，每丸重 9g，每次 1 丸，1 日 3 次。服 70 余天后，可半日工作。血压 120/84mmHg，血清胆固醇 3.3mmol/L。于 1973 年 6 月再次复查：脑血流描记为基本正常。心电图 :ST 平基线，T 波、Ⅲ双相，aVR 倒置，V1 平坦，窦性心率，正常心电图。

3. 阴虚阳亢、心脉瘀滞证

【诊病要点】与气虚血瘀证型冠心病相同，注意询问有无胸痛彻背，背痛彻心症状。还注意询问有无阳亢：头晕或胀痛，或耳鸣，或心烦易怒、口干咽干等。阴虚：腰膝酸软，或腰痛，或手足心热午后加重，或日轻夜重等症。

【辨证思路】人体生理活动应体现阳升阴降，但在人体动态平衡中必须阴升阳降。只有阴升，肾水才可上润肝阳，肝阳才不可过旺，阳降，肝阳下降，潜藏于肾水，肾水才不可过寒而形成阳浮与上，阴寒与下的形式。自拟滋潜通脉汤，治疗胸痹、中风后遗症、头晕等属阴虚阳亢血瘀证。

【治则治法】滋阴潜阳，化瘀通心脉。

【处方用药】自拟方滋潜通脉汤。《本草纲目》云首乌：苦涩微温无毒，止心痛，益血气，久服长寿。与豨莶草、女贞子、生地、菊花配伍有滋阴补肾、平肝潜阳作用；首乌又有降脂作用；郁金、川芎、赤芍、红花、丹参有行气活血、化瘀疏通心之脉络作用。有实验研究资料证明：川芎、红花、赤芍、丹参能扩张冠脉，缓解血管痉挛，有增加冠脉血流量作用。郁金散瘀血行气，有实验证明有减轻粥样硬化斑块形成的作用。

【独特疗效】冠心病阴虚阳亢，血脉瘀滞本虚标实，治疗一般1~3个疗程，1疗程30天，每天1剂。

【典型医案】

李某，男，54岁，干部，汉族，1976年12月20日就诊。

病史：患高血压10多年，一般在170/130mmHg左右，近2年出现左胸（心前区）隐痛，劳累后加重，含硝酸甘油片后可缓解，近来左胸痛加重，每日1~3次。头晕、左胸（心前区）刺痛，劳累或走路过急即发作，并有短气、口干、腰酸，苔隐黄，脉沉缓兼弦。

检查：心尖部可闻及Ⅲ级收缩期杂音，血清胆固醇

6.07mmol/L，三酸甘油酯 1.5mmol/L，心电图 TV3、V4、V5 平坦。

西医诊断：高血压病动脉硬化、冠心病心绞痛。

中医诊断：胸痹心痛。

辨证：阴虚阳亢，心脉瘀滞。

治法：滋阴潜阳，化瘀通心脉。

方剂：滋潜通脉汤加减：首乌 12g，郁金 12g，菊花 12g，川断 12g，木香 6g，女贞子 10g，破故纸 10g，豨莶草 15g，川芎 15g，赤芍 15g，红花 15g，水煎服。

服 20 剂，并同时服利血平。头晕，左胸刺痛、口干、腰酸等症消失，血压 142/90mmHg。继续服用 2 个月，复查心电图正常。随访 2 年未发作。

4. 心气阳虚、心脉瘀滞证

【诊病要点】与气虚血瘀证型冠心病相同，注意询问有无胸痛彻背，背痛彻心症状。还注意询问有无心阳虚：畏寒怕冷，或四肢易冷，或手足发凉，或遇冷易发作等症。

【辨证思路】心居胸中，主一身阳气，心阳虚，不能温煦推动心脉运行，不通则通，可见胸闷、胸膺痛，或左胸（心前区）痛。心阳虚，畏寒怕冷，或四肢易冷，或手足发凉，或遇冷易发。寒主收引，寒凝血脉，挛缩不通，则胸闷、胸膺痛，或左胸（心前区）痛，或作或止。

【治则治法】益气温阳，化瘀通心脉。心主血脉，阳主温煦，心气虚无力推动血液循行于周身，故见全身倦怠乏力。心阳虚不能温煦于四末，故四肢易冷，甚者手足发凉。若心阳虚不能温煦肌肤而致卫阳也虚，故见自汗，畏寒怕冷。心气阳虚无力推动血液循行于心脉，致使气血不足以营养心脏，故出现心慌、气短。舌质淡为气阳虚之象，若见偏暗、瘀点均为血瘀之征。脉沉迟主阳气不足。胸闷或胸膺痛，由心脉瘀滞不通所致。本证多由气虚日久进而发展为心阳虚。遇冷易发作者，因阳虚抵御外寒功能降低，寒则收引致经脉缩蜷绌急，若营心之脉络发生缩蜷绌急、气血循行不通时，则发生卒然心痛。

【处方用药】自拟方：温阳通脉汤。党参、附子、麦冬、五味子温阳益气强心力，黄芪、当归益气、固表、止汗、补血，川芎、红花、赤芍化瘀通心脉，肉桂助阳行气止心痛。合用故有温阳益气、疏通心脉之效。

【独特疗效】冠心病，心阳虚，血脉瘀滞，本虚标实，治疗一般 1~3 个疗程，1 疗程 30 天，每天 1 剂。

5.气滞血瘀、心脉瘀滞证

【诊病要点】与气虚血瘀证型冠心病相同，注意询问有无胸膺闷痛或刺痛、心前区刺痛、闷痛或隐痛，其痛或作或止,包括痛处不移,查看舌质瘀点或正常。脉多见弦象。

【辨证思路】心主血，推动血液在脉管中运行，气与血之间血为气母，气为血帅，气行血行，气滞血瘀，血瘀不通则胸膺闷痛，或刺痛，包括心前区刺痛、闷痛或隐痛，其痛或作或止。血瘀不通，疼痛部位固定。胸膺痛为心脉瘀滞不通所致，胸闷为气滞之象。痛处不移为瘀血之象。弦脉主痛。本证多由气机郁滞或由肝气郁滞或由脾气郁结，气机不利，瘀浊内生，浸淫脉道，致使血脉循行发生滞涩不利而脉络瘀滞。气滞血瘀渐及心脉，致使心脉不通时，则产生心痛。

【治则治法】行气化瘀，通心脉。

【处方用药】自拟方：化瘀通脉汤。失笑散和膈下逐瘀汤加减。木香、郁金理气化瘀，川芎、赤芍、蒲黄、五灵脂活血通心脉，止心痛。心痛甚，加乳香、没药或元胡。血府逐瘀汤加元胡、郁金也有较好疗效。

【独特疗效】冠心病，气滞，心血脉瘀滞，本实标实，治疗一般 1~3 个疗程，1 疗程 30 天，每天 1 剂。注意调节情志。

6. 胃气上逆、心脉瘀阻证

【诊病要点】与冠心病（气虚血瘀证）的诊断要点相同，注意询问有无胃脘剧痛而胸闷气紧，持续时间长短且加重，可持续 1~2 小时或数小时，用芳香温通剂，如冠心苏合丸等，或硝酸甘油片而不效。多见于严重心绞痛、心肌梗死前期或心肌梗死，并有恶心呕吐，脘腹胀闷，苔白转红。脉多沉细或细数等。

【辨证思路】心主血，推动血液在脉管中运行，气与血之间血为气母，气为血帅，气行血行，气滞血瘀，血瘀不通则胸膺闷痛，或刺痛，包括心前区刺痛、闷痛或隐痛，其痛或作或止。血瘀不通，疼痛部位固定。胸膺剧痛或左胸剧痛不缓解，由心脉瘀滞而变为心脉瘀阻，气血不得流通所致。用芳香温通剂温通经脉其痛不减，多预示心之脉络瘀阻严重，很可能发生急性心肌梗死，要高度警惕。由于心胸剧痛不解，致使胃肠气机紊乱，胃失和降，胃气上逆，则出现恶心呕吐，脘腹胀闷等症。脉细数由疼痛伤气所致。若舌苔转厚，舌质变红，多预示急性心肌梗死可能性大。

【治则治法】和胃降逆，化瘀通心脉。

【处方用药】自拟方温胆汤。化瘀通脉汤加减。半夏、竹茹、陈皮降逆和胃，茯苓、白术、枳壳健脾行气，木香、郁金理气化瘀，川芎、赤芍、蒲黄、五灵脂活血通心脉，止心痛。心痛甚，加乳香、没药或元胡。代赭石、公丁香降逆开窍，吴茱萸温经化痰。该证首宜镇痛止呕，并用针刺内关、膻中、心俞、神门等穴，用泻法。或嚼服冠心苏合丸、含硝酸甘油片等。必要时，注射吗啡，并给低分子肝素钙。

【独特疗效】冠心病，胃气上逆，心脉瘀阻证，本实标实，血脉由瘀滞加重成瘀阻，不通明显，胃失和降，胃气上逆，急性期，症状重，但中药不可速效，需配西药救急。

【典型医案】

孙某某，男，61岁，干部。

病史：患者1974年左胸（心前区）刺痛，心电图有缺血改变，在北京某医院诊为心绞痛。1976年2月2日因工作劳累胸膺痛（心绞痛）发作频繁，服硝酸甘油片及冠心苏合丸可缓解。昨晚胸膺痛加重，并恶心呕吐，心慌气短，头昏口干。

检查：急查心电图：T波V2、V3高尖，血压

110/70mmHg，听心肺（－），舌苔腻隐黄，脉缓。

西医诊断：冠心病心绞痛、梗死前综合征。

中医诊断：胸痹心痛。

辨证：胃气上逆，心脉瘀阻。

治法：温胆汤加减：陈皮、茯苓、蒲黄各10g，半夏9g，甘草、竹茹、当归、藿香各6g，川芎15g，水煎服。

患者服8剂，并用低分子右旋糖酐、潘生丁等，心绞痛、恶心呕吐消失，但头痛，噩梦多，口干苦，脉弦有力。原方加白芷12g，葛根15g，玉竹、麦冬各10g，服20剂后心电图正常，头痛减轻。

（二）光莹舌

1. 胆热腑实证

【诊病要点】舌光剥无苔呈镜面舌，质淡红少津，黄疸，浑身瘙痒，上腹压痛拒按，尿色赤，脉沉细。

【辨证思路】胸骨后疼痛，上腹压痛拒按，得食痛增，均为里实证。全身出现黄疸，遍体瘙痒，尿色赤，均为肝胆湿热郁滞、胆液疏泄不畅、泛溢肌肤所致。脉沉细，沉主里，细主气血不足，但证实脉细，显系中焦气机阻滞所致，不应作虚论。镜面舌多主胃气阴虚，而得饮食后痛增又属胃实，故本例乃由腑气壅塞不通，阻碍脾胃气机升降，胃气不得熏蒸于舌，脾气不得布津于舌而形成镜面舌。脉症合参，脉舌似虚而非真虚，实由胆腑湿热郁滞，胃肠积滞壅塞致使气机不得宣畅升发而使然。故属湿热郁阻肝胆，胆热腑实证。

【治则治法】清湿热利胆通腑。

【处方用药】大柴胡汤、茵陈蒿汤加减。

【典型医案】

那某某，男，52 岁，农科院干部。

病史：1975 年 2 月 8 日入院，两旬前吃沾黄油黏豆包和肥猪肉后，突然胸骨后痛，饮水或进食后加重，进而出现黄疸，浑身瘙痒，上腹压痛拒按，尿色赤。舌光剥无苔呈镜面舌，质淡红少津，脉沉细。

肝功能检查：黄疸指数 30U，谷丙转氨酶 300 U（正常值 100 U），麝香草酚浊度试验 6U。

西医诊断：急性胆囊炎、胆石症。

中医诊断：阳黄。

辨证：胆热腑实证。

治法：清湿热利胆通腑。

方药：大柴胡汤、茵陈蒿汤加减。

处方：柴胡 12g，黄芩 10g，半夏 12g，白芍 20g，香附 10g，良姜 4g，大黄 15g，元明粉 12g（冲服），茵陈 30g，栀子 10g，元胡 12g，甘草 12g，郁金 10g，水煎服。

2 剂后泻水样便，日 4 次，腹痛大减，又服 2 剂腹痛缓解。原方将元明粉减为 6g，连服 12 剂，黄疸消退，舌上渐生薄白苔而润。共服 35 剂，肝功正常，身体渐复而出院。

按语：大柴胡汤疏肝和胃，通腑泻热，茵陈蒿汤清热退黄，香附、郁金行气疏肝，良姜温化湿邪，寒凉之中，引热下行起反佐作用。腑气通，湿热化，脾气得以宣畅，胃气得以升腾，舌苔自复。

2. 气阴俱虚证

【诊病要点】舌体瘦小偏红而燥，舌面无苔平坦光滑如镜呈镜面舌，干咳少痰，口舌干燥，气息短促，疲倦无力，形体消瘦，不思饮食，脉细数。

【辨证思路】久患肺疾，肺气已虚，故有气短、疲倦等症。复因感冒发烧多日，灼伤肺胃津液，除气短，疲倦加重外，又出现干咳，口舌干燥，不思饮食。脉细弱而数为气阴俱虚之征。舌体瘦小质红而燥呈镜面舌，为胃气虚不能蒸腾升发于舌，津液灼伤不能濡养于舌而形成。

【治则治法】补气润肺，滋养胃阴。

【处方用药】生脉散、叶氏养胃汤加减，党参、麦冬、五味子益气养阴，白芍、石斛、玉竹养阴生津，生山药、薏苡仁、扁豆、神曲健脾益胃，水煎服。

【典型医案】

吴某某，男，65 岁，干部，1982 年 11 月 10 日诊。

病史：患者确诊肺癌 7 年余，服核桃枝煮鸡蛋等药，病情稳定，常患感冒。近因感冒发烧 10 天多，用抗生素后基本退烧，但干咳少痰，口舌干燥，气息短促，疲倦无力，形体消瘦，不思饮食，舌体瘦小偏红而燥，舌面无苔平坦光滑如镜呈镜面舌，脉细数（110 次 / 分）无力。

西医诊断：上呼吸道感染。

中医诊断：感冒。

辨证：肺胃气阴俱虚。

治法：补气润肺，滋养胃阴。

方药：生脉散、叶氏养胃汤加减。

处方：太子参30g，麦冬15g，五味子15g，苡仁15g，白芍15g，石斛15g，玉竹10g，生山药10g，扁豆10g，神曲10g，水煎服。

6剂后，气短、疲倦、干咳等明显减轻，舌转润，略思饮食，脉略数（93次／分），较前有力。效不更方，又进6剂，诸症基本缓解，舌质转淡红润，已生薄白苔。原方又进6剂以巩固疗效。

3.肺胃燥热证

【诊病要点】舌质偏红，苔全剥呈镜面舌而干燥，发热，口唇燥裂，口咽干思凉饮，舌质偏红，苔全剥呈镜面舌而干燥，脉数。

【辨证思路】发烧咳嗽吐黄痰，口咽干，为痰热郁肺之证。渴思凉饮，唇燥裂，为燥热伤津之象。镜面舌红而燥，为燥热伤津舌失濡养所致。

【治则治法】清肺胃燥热，化痰止咳。

【处方用药】凉膈散、白虎汤加减。

【典型医案】

吴某某，男，62岁，1980年12月15日诊。

病史：患者感冒发烧，体温38～39℃，咳嗽吐黄痰黏稠，用抗生素治疗半月无效，痰培养为金黄色葡萄球菌。口唇燥裂，口咽干思凉饮，舌质偏红，苔全剥呈镜面舌而干燥，脉数（106次/分）。

西医诊断：肺部（金黄色葡萄球菌）感染。

中医诊断：发热。

辨证：肺胃燥热证。

治法：清肺胃燥热，化痰止咳。

方药：凉膈散、白虎汤加减：栀子9g，连翘30g，黄芩15g，甘草9g，大黄5g，百部15g，麦冬15g，生石膏30g，知母15g，银花20g，水煎服。

服4剂，咳嗽吐黄痰减少，体温37℃，余无变化。原方加天冬15g，6剂。咳少量白痰，脉转缓较有力，舌质变淡红，已生薄白苔。原方去大黄又进6剂，诸症消失而愈。

按语：凉膈散清上通下清降三焦之火，白虎汤清阳明内热，百部、银花化痰清热，热去耗伤津液之源已消失，津液自复，舌苔乃生。

4. 脾胃虚寒证

【诊病要点】食欲差，食后胃脘饱闷，喜热饮食，腹部畏寒，形体消瘦，疲倦乏力，脉沉缓无力，舌质偏淡而光滑无苔呈镜面舌而润泽。

【辨证思路】脾主运化，主四肢，食后饱闷为脾失健运，疲乏无力为脾气虚，喜热畏寒为胃寒。脉缓无力为脾虚，镜面舌质偏淡而润，乃由胃寒气虚不能熏蒸于舌，脾气虚不能濡养于舌而形成镜面舌。

【治则治法】温补脾胃。

【处方用药】方用附子理中汤加味。

【典型医案】

王某，女，25岁，干部，1976年10月15首诊。

病史：舌质偏淡而光滑无苔呈镜面舌而润泽，食欲欠佳，食后胃脘饱闷半年多，近来加重，饮食无味，日食三两许，喜热饮食，腹部畏寒，形体消瘦，疲倦乏力，脉沉缓无力。

检查：查肝功无异常，胃肠钡剂造影未见器质性改变，考虑慢性胃炎。

西医诊断：慢性胃炎。

中医诊断：纳差。

辨证：脾胃虚寒。

治法：温补脾胃。

方药：附子理中汤加味：党参10g，白术12g，炮姜9g，炙甘草9g，附子9g，吴茱萸6g，神曲12g，水煎服。

6剂，胃纳及精神疲倦等均好转，脉缓较有力，共服24剂，诸症消失，舌生薄白苔。原方党参、白术加量，又进4剂以巩固。

按语：附子理中汤加味，附子、炮姜温中散寒，党参、白术健脾，吴茱萸、神曲温肾消食，脾健胃气恢复，舌苔恢复。

（三）慢性肾小球肾炎（肾虚夹瘀）

【诊病要点】 慢性肾小球肾炎是原发或继发肾小球肾炎在进入终末期肾衰前的进展阶段，属中医"水肿""虚劳""腰痛"等病证，病程长，疗程长，一般选用激素治疗易出现副作用，原老在用激素治疗同时中药辨证治疗取得满意疗效，要问病程长短，伴随症状，问小便和下肢浮肿症状。

【辨证思路】肾寄元阳元阴，补肾为本，肾为水火之脏，主藏精，为先天之本，肾主水液，与膀胱互为表里，维持人体水液代谢。西医肾与中医肾虽不相同，但西医肾病的表现主要是中医肾虚为主。

肾主封藏生髓，固摄为先。肾为生命之根，肾主封藏，肾虚精关不固，精微外泄，发生滑精，早泄，小便失禁，蛋白尿中的蛋白既精微外泄。

金水相生，补气生精。肾主骨，肺主皮毛，肺主呼吸，肾主纳气，气根于肾归于肺，肺通调水道，参与水液代谢。肺属金，肾属水，金生水，黄芪可修复受损肾小球细胞。

湿热蕴肾，久病成瘀。蛋白乃肾虚精关不固而外泄，潜血乃湿热蕴肾而迫血，久病成瘀，瘀血不去，新血不生，见长期潜血

预防为主，治未病。慢性肾小球肾炎，迁延不愈导致肾功不全，增强机体抵抗力，以防疾病的传变，以达治本防变作用。培土以治水，防止肾水泛滥导致肾功不全。

【治则治法】补肾活血，固精微。

【处方用药】常用肾气汤去附加黄柏、知母。治疗补肾为本，补肾时加入黄柏，知母滋阴清热，降低激素副作用，肉桂、黄柏同用，一热一寒，温中有清，以免肉桂助激素之火，清中佐温，以防寒凝邪滞，留邪不去。重用黄芪补

气利水，以固摄消蛋白。肺属金，肾属水，金生水，黄芪可修复受损肾小球细胞。配白术、丹参、石韦、芡实凉血活血，清湿固摄，活血清湿而不散，固摄而不留邪，一清一固，相辅相成。古人言肾无实证，原老认为肾脏不仅易虚而且易实，呈虚实夹杂，且实证多表现为湿热乃血液代谢障碍，用激素后助热而成，清湿热，瘀血去，湿热被除，肾气被遏消失，故可见效。

【独特疗效】慢性肾小球肾炎，迁延不愈导致肾功不全，治疗时间长，一热一寒，温中有清，一清一固，相辅相成。

【典型医案】

牛某某，男，48岁，2005年10月10日初诊。

3个月前体检发现尿蛋白+++，潜血+++，腰困，早晨面绷急，下肢轻度浮肿，曾在我院肾内科就诊，做B超，肾功正常，诊断为"慢性肾炎"，口服强的松，早晚各30mg，雷公藤，尿蛋白++，潜血++，强的松减为40mg/日，尿蛋白+~++。此时自觉腰困，下肢浮肿消退，形体发胖，脉沉缓，辨证肾虚，拟方：生地15g，山萸10，山药10g，丹皮10g，茯苓10g，泽泻10g，黄柏6g，知母10g，水煎服30剂。于11月20日再诊，腰困消失，脉沉缓，尿蛋白+，潜血++，继服原方25剂。12月25日尿蛋白+，潜血++，食欲稍差，停知柏地黄汤，激素减为30mg，顿服，雷公藤随之减量。

益气活血降蛋白，黄芪30g，丹参30g，桑寄生20g，石韦30g，白术15g，芡实10g，每日1剂，服30剂。

2006年元月27日，食欲好转，强的松减为20mg，尿蛋白±~+，11月23日又服30剂，强的松减为10mg，连续3周查尿常规蛋白-~±，潜血+，原方再进30剂。

3月2日每周查尿1次，连续4周蛋白为阴性，潜血阴性，原方每周3剂，又服15剂，尿阴性。

按语：患者隐匿性肾炎，初以肾虚为主，经治疗用药形体发胖，中医辨证气虚湿盛。蛋白乃肾虚精关不固而外泄，潜血乃湿热蕴肾而迫血，久病成瘀，瘀血不去，新血不生。见长期潜血，治疗补气健脾，重用黄芪30g，配白术15g，丹参、石韦、芡实凉血活血，清湿固摄，活血清湿而不散，固摄而留邪，一清一固，相辅相成。

从原老治疗肾病经验看，原老认为肾为先天之本，用激素后可阴阳均虚，同时夹血瘀、湿热等肾实证，而肺主皮毛，通调水道，肺虚水代谢失调，也宜加重肾脏病变，治疗中注意补气以扶正利水，对肾实血瘀多用丹参一味，活血，清湿热加石韦、黄柏，临床观察石韦、泽泻有消蛋白作用，考虑湿热去，蛋白清，治疗温清并用，取阳中求阴，以防阴损及阳。

临床许多患者症状表现不一定偏向，即让人一看就能区分寒热、虚实，以便立法选方择药。若遇症状不能诊断寒热、虚实，就用排除法，无寒证表现即可诊为热证，无虚证即可实证，立法选方择药治疗。类比法对于中医无症状而西医理化检查有阳性表现的患者，参照有症状表现，又有西医理化检查有阳性表现的证型辨证治疗。如乙肝表面抗原阳性而无自觉症的参照一般乙肝多为湿热证的辨治进行治疗；B超示：阑尾周围脓肿但无症状，可参照阑尾周围脓肿急性期多属肠道腑气热毒蕴结辨证用药。对理化检测有病变而患者无症状或相关症状者，四诊无阳性症状可辨，这时可参照既有症状又有相同的理化检测阳性的同类病症辨证思路经验和方法辨治，拓宽了辨证思路，扩大了治疗范围，小柴胡汤治表面抗原阳性者就用了此法。

1. 排除法

例：尹某某，男，42岁，主因小脑瘤手术后5天，胃肠道大出血，诊为应激性溃疡出血，吐血便血，日出血量约1500ml，持续5天不减，经大量输血并用止血药洛赛克、止血敏、立止血，服云南白药治疗无效，医院下病危通知书：随时有生命危险。询问患者素体健壮，无消化性溃疡史，现症吐血便血不止，疲乏口干。血压正常范围，无寒证，辨证为热伤胃络兼气虚出血，治宜清热凉血止血与补气摄血并用，方用黄连阿胶汤、黄连解毒汤加减：生地20g，黄芩10g，黄连9g，太子参30g，白及10g，三七9g，栀子10g，炒地榆20g，阿胶9g，仙鹤草20g，进3剂血止，又进7剂巩固疗效，痊愈后出院随访半年良好，未再出血。方中生地、栀子清胃热为君药，黄连、黄芩、地榆以消除热伤胃络之源，白及、阿胶收敛溃疡以止血，三七、太子参补气摄血，且止血不留瘀。诸药配伍，切中胃热伤络气虚之病机。

按语：本案为术后应激性溃疡大出血，病情危急较难治。每日出血量大，虽经输血用止血药持续 5 天血出不止，细析其因，病因乃胃热损伤胃络，血溢于胃，急宜清除胃热凉血止血，胃热清，则损伤胃络之源除，而血遇凉则凝，凝则利于止血。白及、阿胶收敛溃疡止血，能修复和促进溃疡愈合而止血，补气之品起补气摄血作用，有形之血不能速生，无形之气尤当速固，故补气可摄血，实为救急解危之法，不可小视。

2. 类比法

例：刘某某，男，31 岁，初诊日期：1998 年 7 月 2 日。患者无症状，化验示 HBsAg+，因无症状，中医无证可辨，用类比法，乙肝病毒病位在肝，不易清除，属中医湿热瘀杂，治以疏肝活血，解毒利湿，方用小柴胡汤加减：柴胡 10g，郁金 10g，黄芩 10g，茵陈 30g，板蓝根 30g，白花蛇舌草 10g，丹参 15g，当归 10g，黄芪 15g，赤芍 15g，甘草 10g，生姜 3 片，大枣 4 个，水煎服，1 日 1 剂。1998 年 10 月 28 日二诊，HBsAg+ 转阴，1999 年 2 月就诊仍阴，乙肝表面抗原病毒携带者，无自觉症应用类比法辨证而收效。

按语：乙肝病毒顽固难治，需长时间服药，原老用此方加减治疗，首先改善了自觉症状。对无症可辨者用"类比法"辨治而收效。有研究资料表明，小柴胡汤具有明显的解热、镇痛、抗炎、免疫调节、保护肝脏、刺激肝组织再生等药理作用。方中小柴胡有疏肝养肝作用，加茵陈、板蓝根、白花蛇舌草解毒利湿，使病毒有排出之路，当归、丹参、赤芍、郁金养肝活血祛瘀，促进肝脏血行及代谢，利于病毒排出，黄芪补气扶正，正气盛则能胜邪，有利于乙肝恢复，以达疏肝养肝、活血解毒、利湿排毒肝脏康复的目的。

原明忠经验选粹

各脏腑病证治

一、心脏病证治

心位于膈上，居两肺叶之间，心脏外有包膜又称心包络（也称膻中），心主血脉即心脏主周身之血脉，在心气推动下血液在脉中循行于周身，以营养脏腑肢体百骸。或因心气不足而致气虚血瘀或因情志郁结而致气滞血瘀，均可导致心之脉络循行不畅，出现胸痹心痛、心悸气短或怔忡不宁等病证，重者可致厥心痛、真心痛等。或因邪毒侵心、水气凌心等出现心悸胸闷气短等病症。依据症候脉舌等可辨明病性（虚实寒热等），对病质（实质性病理变化）难以判别，须借助理化检查才能认定，故均冠以理化检查认定的病名进行辨证论治。至于心主神明而得的神志病证则仿《医宗金鉴》另立精神神志病证单独论述。

（一）冠心病证治

冠心病是冠状动脉性心脏病或缺血性心脏病的简称。因导致本病发作的最常见因素是由冠状动脉粥样硬化所引起，故临床上冠心病多指冠状动脉粥样硬化性心脏病。

1. 冠心病

导师原明忠从中医辨证论治的原则出发，结合自己数十年临床经验，提出了自成体系的关于冠心病辨证论治的理法方药，于1984年撰写了《冠心病证治》一书。其辨证分型的基本内容包括：病因、病位、病机和病性。病因即由中医理论指导通过流行病学调查分析综合得出的始发原因，如饮食不节、嗜食肥甘、抽烟过多、情志化火、脏腑失调、内生瘀浊及先天禀赋心脉有易于瘀滞因素，年龄因素为五八肾气衰等。病位即病变所在部位，含两个方面：一是心脉瘀滞（或受阻），此为必备病位，否则不能诊断冠心病；二是与本病发生所相关的脏腑，失此，则难以辨证论治。病机即指心脉瘀滞和病因、病位及相关脏腑之间的内在有机联系，换言之，即病因和心脉以外脏腑是如何促使形成心脉瘀滞的。病性指疾病的总体情况，包括虚实寒热，标本缓急等。例如："阴虚阳亢，心脉瘀滞"型，其病因为暴怒伤肝，肝郁化火，耗伤阴液，或肾阴亏虚，水不涵木，而肝阳亢盛，从而形成阴虚阳亢（或"阴虚火旺"）证候。其相关脏腑是肝和肾，其发病部位在心脉。病机是阴虚火旺，阴血暗耗，脉络失养，痰浊内生，留于心脉，则成阻滞，故心脉不畅，甚或不通则发胸闷心痛（即冠心病心绞痛）。病性属本虚标实。急则当治其标，缓则须治其本，亦可标本兼顾。

2. 分型论治

原明忠根据临床资料较完整的400余份病例总结分析，将冠心病临床证型分为9种，后又经过700余份病例重复验证，兹简介如下：

（1）胸阳不振，心脉瘀滞证（17%）

主要脉证：胸闷气塞，或心胸闷痛，或胸痛彻背，背痛彻心，放散及左肩背，或左臂，其痛或作或止。舌质正常或偏暗，苔白薄或白腻，脉弦或沉缓。

证候分析：胸中为心肺所居。由痰浊或瘀浊痹阻胸阳，致使心肺阳气不得宣畅，则心脉也随之发生瘀滞而不通，进而产生胸闷气塞或心胸闷痛；若心脉滞涩不通，气血不足营养心脏，而心痛沿经气反应于背俞之脉时，则出现心痛彻背，背痛彻心；若心痛顺经脉之气反应于与其相表里的手太阳小肠经脉时，则出现左肩背痛与心相应而彻痛。这是由"小肠手太阳之脉绕肩胛，交肩上，入缺盆络心之故"；若心痛顺心经与心包经脉放散时，则出现左肩内侧疼痛直至小指和无名指。舌质偏暗为血瘀之征，若舌质正常为血瘀未反应于舌。苔白腻为痰浊瘀阻之象，白薄为痰浊未反应于舌。脉弦主痛也主痰饮及脉管硬化。所谓胸阳痹阻，是说心阳未衰，尚属实证。与心阳虚证迥异。

治法：宣痹通阳，化瘀通心脉。

方剂：宣痹通脉汤（自制方）。

瓜蒌 20~30g　丹参 20~30g　薤白 10~15g　郁金 10~15g　灵脂块 10~15g　木香 10g　川芎 15~20g　赤芍 15~30g　红花 15g　蒲黄 10g

方解：瓜蒌、薤白宣胸阳之痹，木香、郁金通心脉之滞，川芎、赤芍、红花、丹参、蒲黄、灵脂块化心脉之瘀而止痛，合用能促进心脉气血之流通。有关实验证明，瓜蒌能增加冠脉流量及增强心肌收缩力。丹参、川芎、赤芍、郁金等能解痉及增加冠脉血流量等。

（2）阴虚阳亢（即肾阴虚肝阳亢），心脉瘀滞证（占

30%）

主要脉证：心脉瘀滞：胸膺痛包括闷痛、刺痛、心前区痛以及痛引肩背，或作或止。阳亢：头晕或头胀痛，或耳鸣，或心烦易怒、口咽干等。阴虚：腰膝酸软，或腰痛，或手足心烧午后重，或日轻夜重。舌质偏红，或正常，苔微黄，或苔白少津，脉多弦。

证候分析：腰为肾之府，腰以下为肾所主，故肾虚则出现腰膝酸软，或腰痛；阴虚则内热，轻则出现手足心烧，午后属阴，阴虚不能制阳则午夜加重。肝之经脉上行于头巅，肝阳上亢，多由肾阴不足，不能涵养肝木而致肝阳亢盛，上扰清窍，致使气血上冲于头，故出现头晕或头胀痛。肾开窍于耳，肾阴虚，肝阳上冲于耳窍，故耳鸣。肝主怒，肝阳亢盛阴不敛阳，故易于生气发怒，肝火扰心则心烦。口咽干为肝阳盛伤阴，津液不足之故。舌质偏红，苔微黄或薄白少津，均为阴虚阳亢之征。舌质正常为阴虚阳亢未反应于舌。脉弦主肝病。胸痛，为心脉瘀滞之象。本证型多由肝肾阴虚，肝阳亢盛，灼伤阴液，脉络失养瘀浊内生，浸淫脉道及心脉，致使心脉产生瘀滞不通而发生本病。

治法：滋阴潜阳，活血化瘀通心脉。

方剂：滋潜通脉汤（自制方）。

首乌 10~15g　生地 10~15g　豨莶草 15~20g　女贞子 10g　木香 10g　菊花 10~20g　红花 10~20g　郁金 10~20g　川芎 10~20g　赤芍 15~30g　丹参 20~30g

方解：《本草纲目》云首乌苦涩微温无毒，止心痛，益血气，久服长寿。与豨莶草、女贞子、生地、菊花配伍有滋阴补肾，平肝潜阳作用。首乌又有降脂作用。郁金、川芎、赤芍、红花、丹参有行气活血化瘀，疏通心之脉络作用。有关实验研究资料证明，川芎、红花、赤芍、丹参能扩张冠脉，缓解血管痉挛，有增加冠脉血流量作用。郁金散瘀血行气，有关实验研究证明有减轻粥样硬化斑块形成的作用。

（3）心气阴虚，心脉瘀滞证（占35%）

主要脉证：心脉瘀滞：胸膺闷痛或刺痛，或左胸（心前区）刺痛或隐痛，其痛或作或止。心气虚：心慌、气短，动则益甚，或神疲倦怠乏力，活动稍多则加重，或夜睡中憋气而醒，坐起或稍活动渐渐减轻乃至缓解。阴虚：或两膝酸软，或手足心烧，或咽干口干，舌质偏红或有瘀点，苔白薄或白厚少津，脉沉细、缓软，或沉弱。

证候分析：心主血脉，血液循环依赖心气之推动，故有气为血之帅，血为气之母，气行则血行，气滞则血瘀之论述。今心气虚则推动血液循环行不力，致使血不足于营养心脏，营心之血不足则心气无以化生，故心慌、气短、倦怠乏力；动则益甚，是由于活动多耗气之故。睡中憋气而醒，乃心气虚甚之象。手足心烧、口咽干为阴虚内热之象。若阴虚及肾可见两膝酸软之症。舌质偏红为阴虚之象，若有瘀点为血瘀之征。脉细、弱主气血不足。胸膺闷痛、刺痛，为心气阴两虚，内生瘀浊，浸淫脉道渐及心脉发生瘀滞不通，心失气血营养而产生。正如《素问·脏气法时论》

所说："心病者，胸中痛，膺背胛间痛……"心气阴虚是本，心脉瘀滞不通是标。为本虚标实证。

治法：益气阴强心力，化瘀血通心脉。

方剂：益气通脉汤（自制方）。

党参 10~30g　麦冬 10~20g　五味子 10~20g　生蒲黄 10~20g　红花 10~20g　川芎 15~20g　赤芍 15~20g　木香 9~12g　郁金 10~15g　首乌 10~15g　丹参 20~30g

方解：党参、麦冬、五味子益气阴强心力，与川芎、红花、蒲黄、丹参等活血祛瘀药同用，能增强疏通心之脉络作用。木香、郁金则有疏理气机，消散瘀血作用。郁金、蒲黄、川芎、丹参等有减轻动脉粥样硬化斑块的作用。

（4）心气阳虚，心脉瘀滞证（占5%）

主要脉证：心脉瘀滞：胸闷、胸膺痛，或左胸（心前区）痛，或作或止。心气虚：心慌、气短，或倦怠乏力，面色白，或自汗。心阳虚：畏寒怕冷，或四肢易冷，或者手足发凉，或遇冷易发作等。舌质淡，或偏暗，或有瘀点，苔白薄。脉沉细，或沉迟。

证候分析：心主血脉，阳主温煦。心气虚无力推动血液循行于周身，故见全身倦怠乏力。心阳虚不能温煦于四末，故四肢易冷，甚者手足发凉。若心阳虚不能温煦肌肤而致卫阳也虚，故见自汗，畏寒怕冷。心气阳虚无力推动血液循行于心脉，致使气血不足于营养心脏，故出现心慌、气短。舌质淡为气阳虚之象，若见偏暗、瘀点均为血瘀之征。脉沉迟主阳气不足。胸闷或胸膺痛，由心脉瘀滞不通所致。

本证多由气虚日久进而发展为心阳虚。遇冷易发作者，因阳虚抵御外寒功能降低，寒则引致经脉缩蜷绌急，若营心之脉络发生缩蜷绌急气血循行不通时，则发生卒然心痛。

治法：益气温阳，化瘀通心脉。

方剂：温阳通脉汤（自制方）。

党参 10~30g　附子 6~12g　麦冬 10~20g　五味子 10~20g　红花 10~20g　当归 10~15g　川芎 15~20g　赤芍 15~20g　丹参 20~30g　黄芪 15~30g

加减：脉迟加肉桂 10~15g；畏寒加干姜 9~12g。水煎服。

方解：党参、附子、麦冬、五味子温阳益气强心力；黄芪、当归益气固表止汗补血；川芎、红花、赤芍化瘀通心脉；肉桂助阳行血止心痛。合用则有温阳益气、疏通心脉之效。

（5）气滞血瘀，心脉瘀滞证（3%）

主要脉证：胸膺闷痛或刺痛，包括心前区刺痛、闷痛或隐痛，其痛或作或止，痛处不移，舌质瘀点或正常。脉多见弦象。

证候分析：胸膺痛为心脉瘀滞不通所致，胸闷为气滞之象，痛处不移为瘀血之象，弦脉主痛。本证多由气机郁滞或由肝气郁滞或由脾气郁结，气机不利，瘀浊内生，浸淫脉道，致使血脉循行发生滞涩不利而脉络瘀滞。气滞血瘀渐及心脉，致使心脉不通时，则产生心痛。

治法：理气机，化瘀血，通心脉。

方剂：化瘀通脉汤（自制方）。

木香 10~15g　蒲黄 10~15g　五灵脂 10~15g　郁金 10~15g　川芎 15~20g　红花 10~20g　赤芍 15~20g

方解：木香、郁金理气化瘀，川芎、红花、赤芍、蒲黄、五灵脂活血通心脉，止心痛。

加减：心痛甚，加乳香、没药或元胡。血府逐瘀汤加元胡、郁金也有较好疗效。

（6）胃气上逆，心脉瘀阻证

主要脉证：胸膺剧痛，或左胸（心前区）剧痛，或胃脘剧痛而胸闷气紧，持续时间长且重，可持续 1~2 小时或数小时，用芳香温通剂如速效救心丸、冠心苏合丸等，或硝酸甘油片扩冠脉而不效。多见于严重心绞痛、心肌梗死前期，或心肌梗死并有恶心呕吐，脘腹胀闷，苔白转厚。脉多沉细或细数等。

按：本证型多可由其他证型突然疼痛加重，发作变频，疼痛持续时间延长不解而变为此证型者占绝大多数。但亦有一发病就很重而出现此证型者（约占 5%）。

证候分析：胸膺剧痛或左胸剧痛不缓解，由心脉瘀滞而变为心脉瘀阻，气血不得流通所致。用芳香温通剂温通经脉及硝酸甘油片扩冠脉其痛不减，多预示心之脉络瘀阻严重，很可能发生急性心肌梗死，要高度警惕。由于心胸剧痛不解，致使胃肠气机紊乱，胃失和降，胃气上逆，则出现恶心呕吐，脘腹胀闷等症。脉细数由疼痛伤气所致。若舌苔转厚，舌质变红，多预示急性心肌梗死可能性大。

治法：和胃降逆，化瘀通心脉。

方剂：温胆汤化瘀通脉汤加减。

陈皮 10~15g　竹茹 10~15g　茯苓 10~15g　红花 10~15g　甘草 6~10g　半夏 9~15g　川芎 15~20g　赤芍 15~30g　代赭石 20~30g　公丁香 9~12g　吴茱萸 6~12g

首宜镇痛止呕，并用针刺内关、膻中、心俞、神门等穴，用泻法。或嚼服冠心苏合丸，含服速效救心丸、服硝酸甘油片等。必要时，注射哌替啶，并给低分子右旋糖酐等。

（7）肝气郁滞，心脉郁滞证

主要脉证：心脉郁滞：胸膺闷痛或刺痛，或左胸（心前区）刺痛，或闷痛，其痛或作或止。肝郁气滞，右胁疼或胀满，善太息，或胸胁胀疼，易怒。舌质偏暗或瘀点，脉多弦。

证候分析：心主血脉，肝主疏泄。肝气宜疏畅条达。肝属木，心属火，为母子关系。肝脏之气机疏泄通畅，有利于心之血脉流通，反之则血瘀。肝气郁滞日久，势必导致心之脉络的气血流通障碍而发生瘀滞，以致气血不得流通时，则出现胸膺痛或左胸痛。肝居右胁，肝气郁滞则出现右胁胀满作痛，若肝气郁滞横逆胸中时，则出现胸胁痛，易怒，善太息等症。舌质偏暗、瘀点为血瘀之征。脉弦主肝病或肝气郁滞。

治法：疏肝理气，化瘀通心脉。

方剂：血府逐瘀汤（去桔梗加丹参、香附）。

枳壳 10~20g　当归 9~15g　川芎 15~20g　赤芍 15~20g

红花 10~20g　生地 10~15g　牛膝 9~12g　柴胡 9~12g　桃
仁 9~12g　香附 9~12g　甘草 6~10g　丹参 20~30g

方解：柴胡、赤芍、枳壳、香附疏肝气之郁滞，桃仁、
红花、川芎、赤芍、丹参活血化瘀，疏通心之脉络，牛膝、
生地、当归行气养血，甘草调和诸药，使肝气疏，心脉通，
则胸痛及胁胀满，易怒等症可解。

（8）心脾两虚，心脉瘀滞证

主要脉证：心脉瘀滞：胸膺闷痛，左胸痛，时作时止。
心脾虚：心慌、失眠、气短、肢体倦怠，或食少难化，或
食后倒饱，苔白薄，舌质正常或见瘀点，脉沉缓或沉细。

证候分析：脾主运化，为生化之源，又主四肢，脾虚
则脾失健运,故见饮食减少,消化减弱。若脾虚而清气不升,
浊气不降，则发生食后饱胀。脾虚则生化之源障碍，不能
生化水谷于精微，便产生湿浊壅塞气机，浸淫脉道渐及心
脉时，则心脉发生瘀滞，气血不得流通，便产生胸膺痛，
或左胸（心前区）疼。营养心脏气血气不足,则出现心气虚,
故见心慌、气短或失眠等症。脾主四肢，脾气虚又可见肢
体倦怠。舌见瘀点为瘀血之征。舌质正常乃血瘀未反应于
舌。脉沉缓，主脾虚，细，主气血不足。

治法：健脾养心，化瘀通心脉。

方剂：归脾汤加减（去元肉加川芎、红花、丹参）。

党参 10~20g　黄芪 10~20g　酸枣仁 10~20g　白术
9~15g　当归 9~15g　茯苓 10g　远志 10g　甘草 9g　木香
9~12g　川芎 15~20g　红花 10~20g　丹参 20~30g

（9）脾阳不振，心脉瘀滞证

主要脉证：午后腹胀，喜热畏寒，手足易冷，胸膺闷痛或刺痛，或左胸（心前区）刺痛，舌质淡，苔白薄，脉沉迟等。

证候分析：脾主运化。脾阳不振，健运失司，脾阳虚不能温煦小肠以消化饮食，则产生浊气，故见大腹胀满，午后属阴，阴盛则阻抑阳气之布化而腹胀于午后加重。脾阳不能达于四末，故见手足易冷，腹部喜热畏寒为阳虚之象。胸膺痛、胸闷，为心脉瘀滞之证。舌淡，脉沉迟为阳虚之征。

治法：温振脾阳，化瘀通心脉。

方剂：附子理中汤加味。

党参 10~15g　木香 10~15g　苏木 10~15g　白术 9~15g　郁金 9~15g　干姜 6~12g　附子 6~10g　甘草 3~9g　红花 10~12g　赤芍 15~20g　川芎 10~20g

方解：党参、白术、干姜、附子、甘草温振脾阳，配木香以行气消腹胀，郁金、红花、赤芍、苏木、川芎化瘀行血以疏通心脉之瘀滞，使脾阳振，心脉通，则腹胀、畏寒、肢冷及胸膺疼痛等症可解。

3. 须说明的几个问题

（1）加减的一般原则和常用加减法

①患者兼有两种类型，可合方化裁。但要辨别两种类型之间的轻重主从，使方剂与病症更好地对应。

②若在治疗过程中，由一种类型向另一种类型转化，

其治则、方药也要随之改变。

③若治疗中，症状逐步消除或减轻，则原则上不做加减。

④常用加减法：方中若有与治疗主证不利的药味时，应酌情减量或减味，而随症加味药物为：心烦易怒加龙胆草 9~15g，栀子 9~12g，心慌失眠加炒枣仁 10~20g，夜交藤 15~30g。或加柏子仁 10~15g，远志 10g，或朱砂 2g、琥珀 2g 研细面分 2 次冲服。头顶痛加藁本 10~20g，后头痛或项背不舒加葛根 15~20g 或乳香 10g，没药 9g。腰痛加续断 10~15g，补骨脂 9~12g。此加减法可用于各证型之患者。

（2）关于疗程的确定

冠心病在心绞痛发作或出现急性心肌梗死时，都应即刻停止活动，并尽量使患者处舒适位，且及时服用缓解心绞痛的药物。常用的有西药硝酸甘油类，中药芳香开窍类，如冠心苏合丸、苏冰滴、速效救心丸等。若心绞痛持续不能缓解，应使用罂粟类镇痛剂，如哌替啶、吗啡等，并及时做心电图和血清酶等项目的检测，以便及时对急性心梗做出诊断，以免贻误治疗。这一阶段的病情很不稳定，随时都会有新的变化，应严密观察、及时处理。

所谓冠心病的疗程多指心绞痛发作至缓解的辨证论治。因该病目前还不能根治，临床以控制心绞痛发作和防止心肌梗死以及纠正心律失常，改善心功能等，为治疗目的。故疗程一般较长，可从 1 个月至几个月，甚至延续至半年、一年。但为了适应临床的可操作性，通常把整个疗程分为若干个临床治疗时段（这个时段的确定是依据临床观察指标，通过这个时段的治疗会有一个明显改变）。而在实际运用中，一个疗程通常为 1~3 个月，而以 1 个月为一个观察周期。

（3）疗程与疗效的关系

冠心病的发生与体内多种致病因素相关，尤其是老年患者，整个体内代谢和调节功能紊乱而低下，对药物的敏感性减弱，使治疗难度增加，就临床所见而言，显效率与疗效长短呈正相关，即疗程愈长，显效率愈高，心绞痛发作频率及程度愈低。故本病宜坚持长期服药为宜。为方便患者服药，有条件者可将适合于患者的有效方剂改制成丸散剂而长期服用。也可选用医院制备好的成药服用。如益气通脉冲剂、通脉养心丸以及市场上销售的某些适合患者服用的成药。

对疑似冠心病心绞痛治疗，用上述辨治方法治之，疗效更好。对心绞痛发作时速效药物选择，速效救心丸、麝香保心丸及硝酸甘油片等均可急救，并可交叉使用。关于心梗的预防、心梗时救治、心梗后并发心律失常、心衰等辨治请参阅《冠心病证治》。

（二）心律失常证治

心律失常即心脏搏动失去正常的节律与速率，大体分三类：一是心律不齐，二是心率过快，三是心率过慢，正常心律是心搏动节律匀齐，速率在 60~90 次 / 分范围。

心律失常可见于冠心病、心肌炎、心脏病、冠心病、高心病等和原因不明性的心律失常。心律失常诊断主要依据心电图包括动态性心电图。

中医学中的心动悸、心慌、心悸怔忡、头晕、昏厥可归属于心律失常。脉学对心律失常描述较详，如心律不齐的有脉结、代、促、数及结乱等。心率过快如脉数（一息六至）、疾（一息七至）、脱（一息八至），浮合（一息九至）脉。心率过慢为脉迟（一息三至），损（一息二至），败（一息一至）等，而治疗方面仅《伤寒论》有炙甘草汤（也称复脉汤），《温病条辨》有一甲复脉汤二甲复脉汤等，远不能适应现代临床需要，必须从临床实践中摸索研制新治法、新方剂，以满足临床需要。而新治法、新方剂要经得起重复验证，并在反复验证中完善。

1. 心律不齐

心律不齐也称脉律不整，含房性早搏、室性早搏、窦性停搏、房室传导阻滞、窦性心律不齐、室性并行心律以及心房颤动、心房扑动等，大体属中医学的脉结代、心动悸及心悸怔忡等范畴。其原因有多方面的，如情志不畅，嗜食肥甘，代谢障碍，内生瘀浊，浸淫脉道，气机郁滞血行不畅，渐及营心脉络发生瘀滞，心失濡养，而致心气虚损、心气不匀，而出现脉结代、心律不齐。或因感受时毒侵袭心脏，致使气血失调、气机紊乱、心气不匀而心律不齐，脉结代促等。

（1）早搏证治

①心气阴虚：

症状：心慌，气短，胸憋闷，疲倦乏力，口咽干，脉结代，苔白薄。

辨证要点：心慌，气短，脉结代。

治法：益气养心，活血复脉，三参复脉汤（自制方）。

党参 20g　丹参 20g　苦参 20g　炙甘草 9g　桂枝 10g　炒枣仁 20g　麦冬 20g　五味子 20g　生姜 6 片　大枣 2 个

疗程一般 2~3 周。起效最快者 3 剂，最慢者 20 剂，治愈需一至几个疗程，因人而异。

若属病者，见效后再服 1~2 疗程巩固。

心肌炎，须服 2~3 个疗程。若进 6 剂无效，三参、五味子均用 30g。

②心气虚、心脉瘀滞证：

症状：气短心慌，胸憋闷或胸痛，脉结代，舌偏暗，瘀点或正常。

辨证要点：气短，胸憋闷，脉结代。

治法：益气养心活血复脉，益气通脉汤加味。

党参 20~30g　丹参 30g　川芎 20g　赤芍 20g　郁金 10g　木香 9g　麦冬 20~30g　五味子 20~30g　红花 15g　生蒲黄 9g　炒枣仁 20g　苦参 20g　生姜 6 片　大枣 4 个

一般 1~3 疗程，多于 1~2 周可见效，若加减法 2 周无效，加苦参 20g，炙甘草 10g 或加女贞子 20g。心肌炎加苦参 20g，黄芪 20g。心慌及睡眠差，加炒枣仁 20~30g，柏子仁 10g，远志 9g。

注意：有少数病人心电图示有各种早搏，而本人却无气短心慌、胸闷等自觉症，仅有脉结代，可先用三参复脉 1~2 周，如见效继续用，不效可更用益气通脉汤加苦参 20~30g 治之。

【典型医案】

任某某，男，61 岁，1986 年元月 13 日诊（门诊）。患冠心病、频发室早 1 年多，曾服慢心律 3 个多月控制，近 1 月多来心慌气短、胸憋闷痛、疲乏，心电图示频发室早，睡眠差，脉结 6~12 次 / 分，诊断为冠心病频发室早，辨证为心气虚，心脉瘀滞。

治法：益气养心，活血复脉，方用益气通脉汤。

党参 20g　麦冬 25g　五味子 15g　丹参 30g　木香 15g 郁金 15g　赤芍 15g　红花 15g　川芎 15g　炒枣仁 15g（打碎）　远志 9g　何首乌 20g　生龙牡各 20g

服 6 剂，心慌气短、胸闷等均减轻。连续抽烟 3 支即出现胸闷痛，脉沉缓偶见结止，嘱戒烟。原方又 6 剂，心慌胸闷痛未发作，脉结止 3 次 / 分，仍睡眠差。原方加合欢花 20g，进 12 剂，睡眠仍差，心慌气短、胸闷未发作，脉沉缓无结止，但上三层楼即心慌，脉结止 6~10 次 / 分，休息 10 分钟即消失。以原方又进 6 剂，再上三层楼脉沉缓律整，又以原方进 12 剂巩固。共计服 42 剂治愈。

（2）房颤、房扑证治

①心气虚，心脉瘀滞证：

症状：气短心慌，胸憋闷，舌质偏胖，脉结乱。

辨证要点：气短心慌，胸闷，脉结乱。

治法：益气活血，养心复脉，益气复脉汤加味。

党参20g　麦冬20g　五味子20g　丹参30g　川芎15g　赤芍15g　郁金10g　木香9g　蒲黄9g　红花15g　枣仁20g　柏子仁15g

疗程：1个月1疗程，一般须1~3疗程。

3个月不发作，可用本方10剂，共细末，制蜜丸9克重，早午晚各1丸巩固。

阵发性房颤、房扑，本方疗效较好。如持续性房颤，加红人参10g（捣碎）、苦参30g，服1~2个疗程，症状可明显改善、房颤控制，不足半数且有反复者。

【典型病例】

例1　郑某某，女，46岁，1996年11月6日诊。

1995年7月，患者出现心慌、气短胸闷，发作时急查心电图示房颤（阵发），初发时3个月左右1次，9月份10天1次，每次40~50分钟，至1996年11月10天左右渐至一周左右1次，每次约1小时可解。不发时精神较好，无自觉症状，脉沉缓软无力，苔白薄，诊断为房颤（阵发性），辨证为心气虚，气机失调。治宜养心益气，调理气机，益气通脉汤加味。

党参30g　麦冬20g　五味子20g　丹参20g　川芎15g　赤芍15g　炒枣仁20g　柏子仁15g　山萸20g　仙鹤草15g　郁金10g　木香9g

15剂，水煎服。

药后2个月未发作，继以此方服3个月，1年多未发作，停汤剂又服益通汤冲剂 3 个月，3 年多未发作。1999 年后每年春及冬初服 3~4 周，至 2002 年 10 月 29 日来诊仍未发作（计近 6 年未发作）。

例 2　陈某某，女，44 岁，1996 年 10 月诊。

患者胸闷气短，呼吸急促 5 个月，活动加重，脉沉缓而结，舌光红，查心电图示心房扑动。心脏彩超示：左室舒张功能减弱。服宁心宝、心律平 1 月余未能控制。辨证属心肺气虚，治宜益气养心。

党参 30g　麦冬 30g　五味子 30g　黄芪 20g　山萸 30g　丹参 15g　柏子仁 15g　炒枣仁 15g　桂枝 10g

5 剂，水煎服。

1996 年 9 月 17 日前症减轻，身发痒，腹胀，复查心电图示房早、短律房速，有好转。以原方加苦参 20g，川朴 5g，大腹皮 9g，甘草 9g，6 剂。

1996 年 10 月 24 日，气短、呼吸急促减轻大半，心电图示房早、短阵房速。以 9 月 17 日方 6 剂，11 月 11 日，症状继续好转，心电图无变化，更以益气阴复脉法，复脉汤加味。

党参 30g　五味子 30g　麦冬 30g　丹参 20g　炙甘草 10g　生地 30g　炒枣仁 20g　阿胶 6g　桂枝 10g　苦参 30g

6 剂。11 月 18 日气短胸闷等均消失，复查心电图示窦性心律，心电轴不偏，ST 段 V3~5 移 0.75mV，彩超示心脏结构未见异常，左室舒张功能减弱恢复。脉沉缓，律整，以 11 月 11 日方加川芎 20g，赤芍 20g，元胡 15g，进 30 剂，复查心电图示：窦性心律大致正常。以 11 月 18 日 方又 6 剂巩固之。

按语：本例心房扑动，辨证心脏气虚，以益气养心法 即第一方 5 剂，心电图示房早短阵房速，正有好转，后加 苦参、甘草，加强对房早短律房速的治疗，又进 12 剂，症状改善显著，而心电图仍房早、短阵房速。故更以益气 阴复脉的复脉汤加苦参、丹参、五味子增强复脉作用，进 6 剂，诸症消失。心电图示：窦性心律，ST 段 V3~5 下移，心肌缺血改变。但无胸痛，复查彩超示：心脏结构未见异 常，左室舒张功能减弱恢复。以复脉汤加味方又加川芎、赤芍、延胡索辅助丹参增强心脉循行，进 30 剂，复查心 电图示：窦性心律，大致正常。又以原方 6 剂巩固。

（3）窦性停搏证治

窦性停搏多与冠心病及某种早搏并见。

①心气虚、心脉瘀滞证：

辨证要点：心慌气短，胸憋胸痛，脉结止，舌质偏暗。

治法：益气养心，活血通脉，益气通脉（方见前），加 柏子仁 20g，炒枣仁 20g，仙鹤草 15g。

疗程：1 个月 1 疗程，一般 1~2 个疗程可复常。

注意：上述处方中麦冬，有人服后大便稀一日 2~3 次，可减半量，饭后 1~2 小时服。如仍稀便 2~3 次 / 日，加白术 10~20g。如果大便正常或干燥，麦冬可增至 30g。胸痛甚加 醋制元胡 20g。胃脘胀食后甚加苍术 15g，川朴 10~20g，干姜 6~9g，炒蒺藜 10g。不欲食加砂仁 6~9g，藿香 10g。

窦性停搏属频发者，有一定危险性，在服上方同时，予以生脉注射液 30ml+10% 葡萄糖 200 ml 静滴。复方丹参注射液 20 ml 加 10% 葡萄糖 200 ml 静滴。两组药每日 1 次，15 次 1 疗程，中间休息 3~5 天，再用一疗程，能明显增强疗效。生脉注射液对频发室、房早有疗效。

【典型病例】

尹某某，女，45 岁，1996 年 8 月 29 日诊。

患者心慌空虚感，气上顶咽喉间断发作 3 个月余，加重 1 个月。食后胃胀，舌偏胖，苔白薄，脉沉缓而结。心电图示：窦性停搏，频发室早。动态心电图示：窦停较多最长 4~6 秒。ST-T 段未见明显改变。诊断心律失常，窦停并频发室早。抗心律失常药慢心律、心律平等均不宜用，转中医诊治。辨证：心气虚夹瘀，心气不匀。治宜益气养心，调理气机，兼活血和胃。

党参 15g　麦冬 20g　五味子 20g　丹参 20g　川芎 15g　赤芍 15g　红花 9g　郁金 10g　木香 9g　苍术 15g　川朴 15g　砂仁 6g　元胡 10g　柏子仁 10g　仙鹤草 15g

6 剂，无变化，又进 12 剂，心慌空虚感，气上顶咽喉均减轻，原方又进 30 剂，诸症消失。于 1996 年 12 月 5 日，复查动态心电图示：窦性心律，律整。与 3 个月前比较，未见窦停及频发室早，正常心电图。

按语：窦性停搏，频繁发作，有一定危险性，又并发频发室早，抗心律失常药慢心律、心律平等均不宜使用。

中医无相应病名，只有心动悸、脉结代等记载。可是从这些记载中对窦性停搏、房早、室早、结早等无法区别，须心电图诊断。从症候分析，心慌心空虚，气上顶咽喉等均为心气虚，舌偏暗乃瘀象，脉结止乃心气不匀，气机失调之征，食后胃胀，胃气虚，浊气下降而致，故治宜益气养心，调理气机，兼活血和胃法，调理2个月余而愈。疗效机理：方中生脉散补益心气，有关实验研究显示，动物（豚鼠）心脏停转后，用生脉散对窦性停搏及早搏起主要作用。丹参、川芎、赤芍、郁金、木香、红花等活血祛瘀，调理气机，使营心脉络循行改善，心脏得到营血濡养而促进心气恢复，与生脉散起相辅相成作用。

2.心率过快

心率过快，含窦性心动过速、阵发性室上速、短阵房速、短阵室速等，大体属中医学心悸、怔忡等范畴。

（1）气阴虚证：治宜益气阴养心复脉，三参复脉汤（方证见前）。

（2）心气虚、心脉瘀滞证，治宜益气活血，养心复脉，益气通脉汤（方证见前）。

一般服一疗程，多数可发作减少、减轻，宜再服一个疗程。若已控制，再服一疗程巩固。

室性心动过速多可治愈。短阵房速、室速随着好转，可消失。而阵发性室上速控制后，多数易反复。因此控制后，宜将有效方剂加工丸剂服半年左右巩固。

3.心率过慢证治

心率过慢，含窦性心动过缓。病态窦房结综合征、Ⅲ°房室传导阻滞等，大体属中医学的气短、胸闷、疲乏、头晕昏厥等症候。

（1）心气阳虚证：

症状：气短，胸闷，疲倦，畏寒，肢冷，舌质胖，脉沉迟或代。

辨证要点：气短，胸闷，疲倦，畏寒肢冷，脉迟、代。

治法：益气温阳养心，人参四逆合麻附回阳汤加味。

党参30g 制附子10g（先煎1小时） 干姜9g 炙甘草9g 麻黄10g 红人参10g 辽细辛6g 丹参30g 川芎20g 赤芍20g

用凉水将泡2小时，煎半小时即可，第二煎加水即煎。进3剂，无舌部及全身发麻等副反应，制附子可用15g（先煎1小时），细辛可两日增1g，逐渐递增至10g。若见咽干口干，加五味子20g。若胸隐痛加醋制元胡20g（打碎），红花20g。

按语：制附子、辽细辛按上述方法使用未见有副反应。若因个人体差异或过敏体质，有上述副反应者，宜减量或停用。

宜同时并用生脉注射液、参附注射液、复方丹参注射液，按说明书用量使用。参脉注射液宜首选。疗程一般10~15天为一疗程。如见效可再用1疗程或2疗程。心率增至60次/分以上，可停针剂后，再服汤剂1~2个疗程。

疗效估计临床观察，窦性心动过缓较易见效。病态窦房结综合征，疗效较差。Ⅲ度房室传导阻滞，若因病毒性心肌炎而致使疗效较好、较快。若因年老或中年由血管硬化而致者，部分有效。

【典型病例】

郗某某，男，72岁，1979年5月15日入院。因胸闷心慌、头晕查心电图示窦性心律，频发房早，伴短阵房速，心率50次/分，ST改变。经用潘生丁、消心痛，静滴罂粟碱30 mg+低分子右旋糖酐500ml，治疗半月多，查心电图示：窦性心律，心率37次，频发多源房早，短阵房速、左前半阻滞，ST改变，病窦综合征，冠心病心肌缺血。注阿托品，口服盐酸1周后，复查心电图示心率58次，余同步，停注阿托品，改注射山莨菪碱注射液，口服阿托品3mg，Bid，2周后心电图示心率39次/分，频发房早，短阵房速，左前支阻滞，心肌损害。拟转北京阜外医院安装起搏器，患者不愿去，想吃中药治疗。

1979年7月10日转中医诊治，胸憋闷，心慌，咳白痰利，口干甚（与阿托品等有关），食纳差，肢体沉重，下肢发凉，多寐。脉迟结乱，39次/分，停用阿托品等。

辨证属心气阳虚，治宜益气养心温阳法，方用益气温阳汤。

党参30g　麦冬20g　五味子15g　仙茅15g　仙灵脾15g　肉桂粉6g（冲）　赤芍15g

进16剂，食纳好转，下肢仍凉，脉迟54次/分。原方加制附子10g又10剂。8月25日，痰黏稠较匀，食欲差，苔黄厚，胸憋闷，更以益气阴、健胃消食。

党参 30g　麦冬 10g　五味子 10g　苍术 10g　川朴 10g 陈皮 9g　甘草 9g　当归 10g　川芎 15g　红花 15g　焦三 仙各 12g

14 剂，食纳好转，胸闷减轻，脉沉迟（46 次 / 分）而结乱，心电图示心率 45 次，余同前。又改用 7 月 10 日方进 32 剂。

1979 年 10 月 15 日憋闷等消失，食纳可，但疲倦脉转沉缓（61 次 / 分），而结乱，心电图示窦性心律，心率 56 次 / 分，频发房早短阵房速，左前分支阻滞，心肌损害。继以 7 月 10 日方改肉桂粉 9g（分冲），加黄芪 20g 进 56 剂，精神明显好转，能自由散步，心慌胸闷等消失，脉沉缓 58 次 / 分，原方又 14 剂，后又出现心慌心烦，精神较差，舌偏暗，脉沉缓结乱。心电图示窦性心率，心率 45 次 / 分，频发房早，短阵房速，心肌损害，左前分支阻滞。病情出现反复。12 月 28 日以 7 月 10 日方加减。

党参 30g　麦冬 15g　五味子 15g　仙茅 15g　仙灵脾 15g　肉桂粉 6g（冲）　丹参 15g　琥珀粉 2g（冲）　附子 6g

进 40 剂，心电图示心率 60 次 / 分，诸症缓解。1980 年 2 月 8 日改附子理中丸、益气通脉丸，早晚各 1 丸，服 2 个月。精神转佳，食纳可，苔白薄、脉沉缓心率（62 次 / 分），无结乱。在服丸药期每月查心电图 1 次，2 次心电图示窦性心律，心率 62 次 / 分和 60 次 / 分，左前分支阻滞，心肌损害。频发房早、短阵房速消失。

患者自动停服丸药，后一个多月又出现心慌胸闷，心电图又有房早，又服上述两丸药，一个月后胸闷心慌消失。脉沉缓（65次/分）。

1980年11月14日，4个月后查心电图示窦性心律，心率62次/分，左前分支阻滞，继续服附子理中丸、益气通脉丸，早晚各1丸。

按语：本例是高龄患者，准备安起搏器。患者要求用中药治疗一段时间，如有效可不安装。用益气温阳汤。方义：生脉饮益气阴而养心，二仙桂芍温阳活血，取二仙善补阴者必于阴中求阳之意，肉桂用粉剂冲服，有温阳行血增加心率作用（一人曾1次误服30g肉桂，心率增快达100次/分，受到启迪）进16剂后，心率由39次/分增至54次/分。后因食纳减少，咳痰等，更以生脉平胃加味14剂后心率又出现46次/分。又服近百剂。心率稳定于60次/分，期间肉桂粉剂增至9g，疗效不见增加，故初步认为肉桂粉剂6g为有效果。停汤剂，改用附子理中丸、益气通脉丸服5个多月。心电图示心率稳定于60~62次/分之间。两种丸药有巩固心率及治疗房早短阵房速作用。

4.传导阻滞证治

传导阻滞含Ⅰ°、Ⅱ°、Ⅲ°房室传导阻滞（Ⅲ°房室传导阻滞为上述），有束支传导阻滞、左束支传导阻滞、左前分支阻滞等。辨证：Ⅰ°房室传导阻滞可无相关症状，Ⅱ°房室传导阻滞少数患者可有气短、心慌或胸闷等症。可单独出现，也可与冠心病、心肌炎同时并见。均可按心气虚心脉瘀滞证治之。

益气通脉汤（方见前）加仙鹤草 15~20g，辽细辛 6g（渐增见前）或仙鹤草 15g、葛根 30g，水煎服。

疗程：1 个月为 1 个疗程（下同）。一般需 2~3 个疗程，或更长。

Ⅲ°（也称完全性）房室传导阻滞，诊疗方法在心率过慢证治中已叙述。

左束支与右束支传导阻滞及左前半分支传导阻滞，均参照上述Ⅰ°、Ⅱ°房室阻滞之滞法治疗。多数不易恢复，其相关症状可改善或消失。

心率失常临床常见，单一房早、室早等较为易治，而相互兼见者较多，治疗较难，尤以窦停、房颤、房扑、传导阻滞、病窦综合征等更不易治疗。

【典型病例】

例 1　公某某，男，60 岁，1999 年 1 月 18 日诊。

主诉：心慌头晕 1 月，活动加重半月。

现症：心慌频作，头晕，步履不稳，不敢骑自行车，走路稍快或上两层楼前症加重。当时查心电图示：完全性左束支传导阻滞，Ⅰ°房室传导阻滞。今日查心电图示：完全性右束支传导阻滞，Ⅰ°房室传导阻滞，频发室早。彩超示：心脏结构未见异常。血压 150/90mmHg。脉弦结 3~4 次 / 分，苔白薄。

诊断：冠心病（无痛型）完全性左束支传导阻滞，Ⅰ°房室传导阻滞，室早（频发）。

辨证：心气虚，心瘀滞。

治法：益气活血养心，方用益气通脉汤加减。

党参15g　麦冬20g　五味子20g　丹参30g　赤芍15g　川芎20g　郁金10g　木香9g　生蒲黄10g　柏子仁15g　炒枣仁15g　仙鹤草15g　葛根20g　红花15g　山萸15g

6剂，水煎服。

药后心慌早搏消失，头晕稍减，脉弦无结止。原方加天麻15g，6剂。

2月1日三诊，心慌偶有，仍头晕，脉弦。治宜养肝清头兼益心气。方用天菊四物合生脉加味：当归15g，川芎15g，白芍15g，生地15g，天麻15g，菊花20g，藁本15g，丹参20g。

6剂，头晕减轻大半，心慌偶有，脉缓较有力，效不更方，以2月1日原方加赤芍15g，茯苓15g，12剂。3月1日，头晕基本消失，可骑自行车，偶有胸中"发空感"。脉弦较有力，以治心脏为主。以1月18日方改赤芍20g，葛根30g，仙鹤草20g，加天麻15g，何首乌30g（补肾健脑治头晕）12剂。3月15日，头晕消失，偶有轻微心慌，血压130/90mmHg。做动态心电图示：①短阵频发室早。②ST全程无明显改变，部分时间继发改变。T部分时间V4低平，持续时间1分钟。③完全性左束支传导阻滞及Ⅰ°房室传导阻滞消失。继以3月1日方6剂，3月22日一般正常活动无不适感，脉弦偶见结止，血压130/90mmHg。

以 3 月 1 日方 6 剂巩固。

按语：完全性左束支传导阻滞（简称完左）Ⅰ°房室传导阻滞，治愈率很低。本例用药前查 2 次心电图相同，治疗后做动态心电图二者均消失。辨证属心气虚心脉瘀滞。选用益气复脉汤为主方，旨在益心气活血，通心脉之瘀滞，使心脉通畅，心脏得到血液营养以促进恢复。加柏子仁、枣仁养心安神，仙鹤草、葛根、山萸改善传导阻滞。进 12 剂后，心慌消失，而头晕改善不显，考虑是血虚夹瘀，脑失所养，故临时更方以天菊四物合生脉加味，补肝血为主兼活血祛瘀以改善脑血循环，则头晕可除。本例心脏是重点，故以生脉益心气。川芎、当归、丹参既可改善脑血循环又能改善心脉循行，进 12 剂，头晕基本消除。故又用初始方加大赤芍、葛根、仙鹤草用量，意在促进传导阻滞改善，另加天麻、首乌巩固头晕。又 12 剂后诸症消失，查动态心电图示完左及Ⅰ°房室传导阻滞均消失。又以原方 12 剂巩固之。

例 2　温某某，女，38 岁，1991 年 1 月 7 日诊。

主诉：患前壁心梗半年多。

现症：胸部发紧，左背酸痛疼，脉沉缓，舌有瘀点，血脂偏高。查心电图示：窦性心律，电轴左偏 –60 度，前壁陈旧心梗，左前分支阻滞。辨证为心气虚，心脉瘀阻，治宜益气养心，化瘀通心脉，益气通脉汤加减。

党参 15g　麦冬 20g　五味子 15g　丹参 20g　川芎 20g　赤芍 20g　郁金 15g　木香 10g　红花 15g　苏木 15g

蒲黄 15g　元胡 10g　炒枣仁 15g

6 剂，水煎服。

1991 年 1 月 14 日二诊：胸发紧、背困疼减轻，加首乌 30g（降脂补肝肾），又服 24 剂，诸症消失，做动态心电图示正常范围。又以 1 月 14 日方 18 剂巩固。

按语：陈旧心梗不易消失，左前分支阻滞，治愈率较低，本例方中加用了苏木、首乌可增强本方疏通心脉瘀滞作用。心脉循行改善，可促进心梗范围缩小乃至心电图显现不出来，由于心脉循行改善，营心血量充足，从而促进左前分支阻滞得以恢复。

（三）心肌炎证治

心肌炎多见于青少年，其临床表现多属心气阴证和心气虚心及心脉瘀滞证。

心气阴虚证，多用三参复脉汤（方见前）。

心气虚、心脉瘀滞证，用益气通脉汤（方见前）加黄芪 20g 或苦参 10~20g。

疗程：1~2 个疗程，或更长，尽可能治愈。若无胸憋闷疼，仅有早搏或 ST-T 改变，仍用益气通脉汤加味治之。

辨证：I 度房室传阻，可无相关症状，II 度房室传阻少数患者可有气短、心慌或胸闷等症，可单独出现，也可与冠心病、心肌炎同时并见。均可以心气虚心脉瘀滞证治之：益气通脉汤（方见前）加仙鹤草 15~20g，辽细辛 6g（渐增法见前）或仙鹤草 15g，葛根 30g，水煎服。1 个月为 1

疗程（下同）。一般需 2~3 个疗程，或更长。Ⅲ度房室传导阻滞，治疗方法在心率过慢证治已叙述。

左束支与右束支传导阻滞、左前束分支传导阻滞，均参照上述Ⅰ度、Ⅱ度房室传阻滞之治法治疗。多数不易恢复，其相关症状可改善或消失。

心律失常临床常见，单一房早、室早等较为易治，而相互兼见者较多，治疗较难，尤以窦停、房颤、房扑、传导阻滞、病窦综合征等更不易治疗。

【典型病例】

樊某某，男，57 岁，1988 年 6 月 6 日诊（门诊）。发现风心病二尖瓣狭窄 20 余年，四肢环形红斑 10 个月，多法治之不消退。

近 2 多月来，心慌气喘，走路稍快加重，两膝以下浮肿，按之凹陷（中度），胃脘胀满，大便干燥，面色紫暗，苔舌发暗，听诊二尖瓣区轰轰样杂音，超声心动图示：二尖瓣狭窄。

诊断：风心病心衰Ⅱ度。

辨证：心气虚衰夹瘀。

治法：益气强心，活血利湿，益气强心汤加减。

太子参 30g　麦冬 20g　五味子 15g　丹参 20g　灵仙 15g　赤芍 15g　鸡血藤 15g　牛膝 15g　秦艽 15g　大腹皮 12g　防己 15g　葶苈子 20g

3 剂，心慌、气喘浮肿减轻，原方又进 6 剂。6 月 27 日复诊，心慌、气喘、足膝浮肿减轻大半，四肢环形红斑消失。以原方双进 20 剂，心慌、气短喘、足膝浮肿均消失，基本缓解。

（四）心包积液证治

心包积液是 B 超等检查而定。大体与中医学水气凌心相近似。

1.心气虚，水邪凌心证

症状：气短心慌，胸闷或隐疼，活动后加重，脉沉缓无力。

辨证要点：气短、心慌、胸闷及 B 超所见。

治法：益气养心，燥湿利水，生脉五苓加味。

党参 20~30g　麦冬 10~20g　五味子 20g　白术 15~20g
茯苓 30g　猪苓 20g　泽泻 30g　肉桂 6g　川芎 20g　赤芍15g

1~2 周可见症状改善，1~2 个疗程，可见显效或治愈。

若四肢发凉，加制附子 6~9g（先煎 1 小时），桂枝 15g。胸隐疼加木香 9g，郁金 10g。

（五）肺心病证治

肺心病多由慢支肺气肿发展而来，不易治愈，但可缓解症状，减少感冒，稳定病情，控制发展（出现心衰参照心衰证治）。

1.心肺气虚，痰浊阻肺证

症状：气短心慌，胸闷，咳白痰，舌偏暗，脉缓软或强而无力。

辨证要点：气短心慌，胸闷，咳白痰。

治法：益气养心化痰，方用养肺汤加减。

党参 20~30g　麦冬 10~20g　五味子 20g　紫菀 10g
冬花 9g　桑皮 9g　黄芪 20~30g　百合 20~30g　浙贝 20g
半夏 10g　丹参 30g　川芎 20g　赤芍 20g　生姜 6 片　大
枣 4 个

水煎服。

每周服 6 剂，一般 2 周左右多可见效，宜服 1~3 疗程。
若咳黄痰，或白黏痰，去黄芪、半夏，加双花 30g，黄芩
20~30g。

（六）慢性心力衰竭证治

慢性心力衰竭包括冠心病、高心病、肺心病、风心病、
心肌病等各种心脏病所出现的慢性心力衰竭等。

1. 心肺气衰证

①血瘀，疲倦乏力，呼吸困难活动及下肢浮肿；②阵
发性呼吸困难或夜间突发呼吸困难而憋醒，坐起或站立及
渐渐缓解。唇舌偏暗，脉虚数或细弱或结乱。

辨证要点：见其中一组症候便是。至于下肢浮肿两组
症候中均有可能出现，重者可有全身浮肿、腹水等。

治法：益气强心，活血利水，方用益气强心汤。

党参 30~50g　麦冬 10~20g　丹参 30g　葶苈子 15~20g
茯苓 30g　泽泻 20~30g　猪苓 20~30g　黄芪 30g　白术

15~20g　肉桂 6g

水煎服，煎两遍，混合后分早午晚 3 次服，气虚甚加人参 10g 捣碎。

2. 心肺阳衰，血瘀证

辨证要点：上述两组症候中任何一组症候兼有畏寒肢冷，或下肢发凉，或手足发凉便是。

治法：益气强心，温阳利水，方用益气温阳汤。

党参 30g　人参 10g（捣碎）　制附子 10~15g（先煎 1 小时）　肉桂 6g　茯苓 30g　泽泻 30g　五味子 20g　葶苈子 10~20g　白术 20g　赤芍 15~20g

一般须 1~2 个疗程，口服 2~5 剂可见效。

3. 心脾阳衰证

症状：气息短促，动则益甚，肢体倦怠，脘腹胀，下肢浮肿，脉缓软，舌质暗。

辨证要点：气短、倦怠、腹胀、下肢浮肿发凉。

治法：益气强心，健脾利水，方用茯苓四逆合五苓加减。

人参 10g（捣碎）　白术 20g　干姜 9g　茯苓 30g　泽泻 20~30g　肉桂 6g　制附子 10g（先煎 1 小时）　猪苓 20g　葶苈子 10~20g　大腹皮 10g

疗程同上。一般 2~5 剂见效，见效后再服 1~2 个疗程。

4. 心肾阳衰

症状：气息短促或阵发性呼吸困难，下肢浮肿发凉，尿少、脉细数、弱，唇舌发胖。

治法：益气强心，温肾利水，方用真武汤合五苓加减。

人参 10g（捣碎用）　白术 15~20g　茯苓 30g　赤芍 20g　制附子 10~15g（先煎 1 小时）　泽泻 30g　肉桂 6g 葶苈子 10~20g

水煎服。上述治法，3 天后尿量增加不明显，宜同时服桂附地黄丸，早晚各 1 丸。

加减法：若腹胀加大腹皮 10g，木香 9g，乌药 10g，或厚朴 20g，枳壳 15g。食纳少，或不欲食加砂 6~10g，木香 9g，苍术 10g。心慌、失眠加炒枣仁 15~30g，柏子仁 10g，远志 9g。咳嗽较多加紫菀 10g，冬花 9g，百部 10~15g。恶心加制半夏 10~15g，生姜 10~15g 或藿香 10g，竹茹 10g。心烦热加栀子 10~15g。手足心烧，加丹皮 20~30g 或龟板 9g。

注意事项：用人参必须捣碎，才能煎出有效成分，若整用即浪费又少效。有个别人服人参后口鼻干燥，甚则鼻衄。可改西洋参。

疗程：一个月一疗程，一般须 1~2 个疗程。疗程长短因人而异。本病病情较重，一般用药 3~5 天可起效，最快 1 剂后即可见效，若 3~5 天不见效，宜重新审视斟酌方药。

已服地高辛者，服中药 2 小时后再服。若出现心率过慢，低于 60 次 / 分以下地高辛慎用或减量，待中药生效后，停用。

对重度心衰者，宜用生脉注射 30~40ml+10% 葡萄糖液 200ml，静滴，每日 1 次，15 次一疗程或参附注射液也可。宜同时注射速尿，剂量视病情而定。尿量增加有益于缓解病情。可并用西地兰、地高辛等。饮食宜偏淡。摄入盐量多者，增加浮肿，加重病情。

通过上述综合治疗，绝大多数患者可获较好疗效。

（七）心肌病证治

心肌病有扩张型、向心性肥厚型及梗阻型等。是目前难治性疾病，中医诊断以辨证为主大体，可分以下两个证型。

1. 心气虚，血瘀证

症状：气短，心慌，疲倦乏力，活动后加重，胸憋闷、隐痛，脉沉细、缓软或结代，苔舌偏暗。

辨证要点：气短、心慌、疲倦乏力或胸憋闷或胸疼。

治法：益气养心活血，方用益气通脉加减。

党参 20~30g　麦冬 15~20g　五味子 15~30g　丹参 30g　赤芍 20g　川芎 15g　郁金 10g　木香 9g　蒲黄 9g　炒枣仁 15~30g　柏子仁 15~20g　黄芪 20~30g

2. 心肾气虚，血瘀证

症状：心慌，气短，胸闷，疲倦乏力，腰腿酸软，苔舌暗，脉虚弱或结代。

辨证要点：心慌、气短、疲倦、腰腿酸软活动加重

治法：益气养心，活血补肾，方用益气活血汤。

党参 20~30g　麦冬 15~20g　五味子 20~30g　丹参 30g　川芎 15g　赤芍 20g　黄芪 20~30g　山萸 10g　淫羊藿 15~30g　天冬 10g　柏子仁 15g　炒枣仁 15~30g

疗程与起效时间，一般 1~2 周可见效。一般服 3~6 个

疗程，症状明显改善或消失，可再用有效之方配制丸服
3~6个月，再服汤剂半年左右。可据情况，连续治疗数年，
我们对 2 例扩张型心肌病出现心衰间断治疗 4 年余，病情
稳定，仍能行动自如。

随症加减：下肢浮肿加茯苓 30g，泽泻 30g，白术
10~20g。下肢发凉加用桂附地黄丸早晚各 1 丸，胃胀加苍
术 10g，厚朴 10~20g，干姜 6~9g。

【典型病例】

郝某某，男，31 岁，于 1988 年 12 月 8 日就诊。

主诉：心慌、气短、胸憋闷半年余，加重 3 个月，住
我院心内科诊治。心电图示：频发房早，左右心房肥大、
左心肥大、室内传导阻滞，ST 段改变，听诊心尖搏动弱弥散，
心界向两侧扩大，心律不齐，心率 80 次 / 分。超声心动图
示：心脏扩大。心脏远达片示，心影呈普大型，左心缘平直，
左室为延长，左心室明显向左下方扩大。诊断：扩张型心
肌病。予地高辛、心律平等治疗 2 个月症状有改善。仍有
心慌气短，动则加重，疲乏，两腿疲软，脉沉细而结，苔
白薄。

辨证：心气虚血瘀。治宜益气养心活血，益气通脉汤
加味。

党参 20g　麦冬 20g　五味子 20g　丹参 30g　赤芍 15g
川芎 15g　红花 15g　山萸 6g　柏子仁 9g　生蒲黄 9g　郁
金 10g　木香 9g

水煎服，3 剂，心慌气短胸憋等症减轻，又原方进出

12 剂。

12 月 19 日心慌气短等继续好转,但早搏时"心跳过重"。脉细而结,以原方加淫羊藿 15g,炒枣仁 10g,玉竹 15g,黄芪 30g。服 36 剂,心慌气短基本消失,疲乏明显减轻,脉细而结。

1989 年 3 月 6 日上一层楼,上公共汽车不气短,走路过快时气短脉沉细,以原方去川芎加当归 15g 又进 40 剂,病情稳定,诸症基本消失,停药 3 个月观察。

1989 年 9 月 11 日 3 个多月心慌 2 次,短暂消失,食眠俱佳。

复查心电图示:左房增大,室内传导阻滞,ST 改变,房早较前好转。

党参 30g　麦冬 30g　五味子 30g　丹参 30g　蒲黄 20g　天冬 20g　炒枣仁 20g　淫羊藿 15g　黄芪 30g　山黄 10g　川芎 20g　赤芍 20g　6 剂　制蜜丸 9g

蜜丸,每次 1 丸,每日 3 次,以巩固之。

1989 年 12 月 14 日来诊,服丸药平稳,心慌气短疲乏等基本消失,活动量增加,脉沉细偶结。

以 9 月 11 日方加柏子仁 20g,10 剂,制丸药(同上法)服用。

1991 年 4 月 18 日,近一年半来,自觉症基本消失,自己停药,心慌气短不明显,吃糕后出现胃脘胀满 6 天,舌白薄,脉沉细,以健胃消食。

苍术 15g　川芎 12g　陈皮 9g　甘草 6g　焦三仙各

15g 砂仁 6g 木香 9g 干姜 6g

4 剂,水煎服。

1991 年 4 月 25 日仍不欲食,食后胀,胸憋闷,气短下肢浮肿,按之凹陷,脉沉细,辨证属心肺气衰（慢性心衰）兼脾虚,治以益气强心,健脾利水。

党参 30g 麦冬 20g 五味子 20g 丹参 20g 茯苓 30g 苍术 15g 白术 9g 黄芪 20g 干姜 6g 炒神曲 10g

6 剂,水煎服。1991 年 4 月 29 日诸症明显好转,脉沉细,以 4 月 25 日方 5 剂继续服用。

1991 年 6 月 6 日,胸憋气短心慌减大半,下肢浮肿基本消退,食欲好转,但食量减,脉沉细,以 4 月 25 日方加白蔻仁 6g,改白术 20g,20 剂。

本例观察治疗近 3 年,病情基本稳定。

二、肝胆病证治

肝脏位在膈膜之下居右胁（元·滑伯仁）。肝有两叶,胆在肝之短叶间（《难经·四十一·四十二》）。"左肝右脾"说,源于五行说,非解剖位置。元代中医书籍图书对肝脏位置已澄清。情志不畅、毒邪侵袭、饮酒过度等可引起肝脏病变。多表现为右胁疼痛或胀满不舒等。肝胆与脾胃在五行中有相克关系,故肝胆病又多影响脾胃。又肝胆经络有两胁,故两胁疼痛又多与肝胆有关。

（一）胁痛

1. 肝郁气滞

症状：右胁痛、胀或两胁痛，长叹息，食纳减，脉多弦。

辨证要点：胁痛、胀、叹息。

治法：疏肝理气，方用柴胡疏肝散。

柴胡 10g　白芍 10g　甘草 6g　香附 15g　枳实 15g 陈皮 10g　川芎 10g　生姜 3 片

加减：胁痛甚加木香 9g，郁金 10g 或佛手 10g，姜黄 20g。胃脘胀加炒麦芽 15g，川朴 10~20g。腹胀加大腹皮 10g，乌药 10g。

2. 肝郁脾虚

症状：胁痛，胀不舒，不欲食，疲倦，长叹息，脉弦。

辨证要点：右胁痛或胀，不欲食。

治法：疏肝健脾，方用逍遥散。

柴胡 10g　当归 10g　白芍 10g　白术 10g　茯苓 9g 甘草 6g　薄荷 10g（后下）　生姜 6 片

加减：手足心烧加栀子 10~15g，丹皮 20g。

3. 肝胃不和

症状：胁痛或胀，胃胀闷，嗳气，不欲食，脉弦或沉缓。

治法：疏肝和胃，方用四逆平胃散。

柴胡 10g　枳壳 15g　白芍 10g　香附 10g　苍术 15g 川朴 10~20g　陈皮 9g　甘草 6g　白术 9g　生姜 6 片

加减：恶心或嗳气多加半夏 10~15g。

4. 胆胃不和

症状：右胁痛、胀，口苦，不欲食，胃胀午后甚，脉弦，苔白薄。

辨证要点：右胁痛、胃胀、不欲食。

治法：利胆和胃，方用柴胡平汤加味。

柴胡 15g　黄芩 9g　半夏 10g　党参 10g　苍术 10g　川朴 10~20g　陈皮 10g　甘草 6g　木香 10g　砂仁 6g　焦三仙各 10g　炒蒺藜 10g　生姜 6 片

疗程与疗效：上述四证一般三日见效，慢者六日见效。若不效，再仔细辨证斟酌是否有误，另行辨治。若因大便秘结数日未行者，可用大柴胡汤泻之。

若患有慢性胆囊炎或黄疸型慢性肝炎，表现为上述证型者，症状见轻后，须服 2~3 个月后再做理化检查。

5. 肝郁气结

症状：右胁下疼，固定不移，别无他症，理化检查肝胆无异常，脉沉缓。

治法：行气活血，方用姜枳散。

姜黄 20~30g　枳壳 15g　橘皮 15g　甘草 9g　元胡 20g　川楝子 15g

水煎服，数剂见效。

（二）黄疸

黄疸由胆液疏泄不畅、泛滥肌肤而致。首先见巩膜发黄，面及周身皮肤发黄，尿黄赤，重者呈橘黄色及深黄色，有阴黄与阳黄之分。可见于黄疸型肝炎、肝肿瘤、胆管阻塞、胰头癌等。

1.肝胆湿热证（急性黄疸型肝炎）

症状：巩膜、面及周身发黄，尿黄赤，右胁疼，或恶心呕吐，苔白腻，脉沉缓或弦。

治法：清肝胆湿热，方用茵陈蒿汤合五苓散。

茵陈 30~50g　栀子 15g　大黄 10~15g（后下）　白术 10g　茯苓 20g　猪苓 20g　泽泻 20g　桂枝 9g

一般 6~10 剂可退黄。大便稀日 5 次以上，大黄减量，但初起宜泻，一日 2~3 次即可。大黄用量因人而异。不泻者加量。黄退后，大黄减至 6g，连续 2~3 周多可治愈。

其他原因引起的黄疸（从略），当分别辨证，而茵陈蒿汤乃治黄疸之主方，仍可酌情并用。

（三）胆病

1.急性胆囊炎（指单纯型胆囊炎）

（1）胆热郁结证

症状：右胁痛引右背肩，甚者绞痛难忍，恶心呕吐或发热，右胁下有压痛，苔白夹黄，脉弦。

治法：清热利胆通腑，方用大柴胡汤加味。

柴胡 15g　黄芩 15g　枳实 20g　半夏 10g　赤芍 20~30g　大黄 15g（后下）　元明粉 20g（另冲服）　木香 20g　栀子 15g　郁金 10g　生姜 6 片

若恶心呕吐者，待呕吐后将一煎药分数次服（若一次服下不久吐出不易奏效）。若无呕吐宜一次服下。一般6~8小时则肠鸣腹泻3~5次，利后痛减，一二剂即见效。若一日泻5次以上稀水便，2~3剂后，元明粉减半，再进数剂，痛止后，元明粉6g，大黄6~9g，再服1~2周，每日泻2~3次以巩固之，不可痛止即停药，转为慢性。须知六腑以通为用。

注意：①大黄、元明粉用量不宜过小，过小6~8小时无腹泻，则不易起效。②急性化脓性胆囊炎或合并胰腺炎者宜手术。

2. 慢性胆囊炎

慢性胆囊炎是由急性演变而来，临床表现症状较轻，往往因多食油腻而疼痛发作。

（1）胆热气滞证

症状：右胁隐痛引肩背，口苦，不欲食，食油腻稍多则痛增，苔白薄，脉弦、缓。

治法：清热利胆，方用利胆汤。

柴胡10g　黄芩10g　木香15g　郁金20g　栀子15g　茵陈20g　金钱草20g　赤芍20g　甘草6g　枳壳15g　生姜6片

加减：大便秘结加大黄6~10g，右胁痛甚加川楝子10~20g或元胡15~20g。

（2）胆热胃寒证

症状：右胁隐痛或引肩背，口苦，不欲食，胃胀午夜甚，喜热，食凉加重，苔白薄或白厚、满布，脉弦、缓小。

辨证要点：右胁痛、食少、胃胀、喜热食。

治法：利胆温胃，方用柴平理中加减。

柴胡10g　半夏9g　党参10g　甘草6g　苍术15g
川朴10~20g　干姜6~9g　白术10g　陈皮10g　郁金15g
金钱草20g　赤芍20g　生姜3片

上述两方用郁金、金钱草利胆防结石。

注意：慢性胆囊炎上述两方酌情使用，一般须服2~3个月可治愈。

3.胆道蛔虫症

胆道蛔虫症由蛔虫进入胆道而发病。以一条者多，也有两三条者。

症状：右胁右上腹阵发性疼痛，有上顶感，痛甚时可有恶心呕吐，病人有吐蛔、便蛔虫可初定，B超检查胆囊可确定。

治法：利胆驱蛔止痛，方用乌梅汤加苦楝根皮。

乌梅20g　党参9g　当归10g　黄连9g　黄柏9g　细辛3~5g　川椒10g　干姜6g　桂枝10g　制附子6g　苦楝根皮20g

水与米醋各半煎。

2~3剂痛解后，宜用苦楝根皮30g，水煎服。

1~2剂驱蛔。此后每月定期驱蛔一次，连续3个月用3次，直至化验大便无虫卵为止。古有"蛔虫得酸则软，得辛则伏"之说，实验研究表明，川椒有杀蛔虫作用，"蛔得辛则伏"得以证实。

（四）脂肪肝

脂肪肝诊断主要根据 B 超检察而定，化验血脂偏高。一部分病人无与肝胆相关症状，一部分病人有症状。

1. 肝郁气滞

症状：右胁痛或胀，长叹息，形体为肥胖，脉沉缓。

治法：疏肝理气去脂，方用疏肝去脂汤。

柴胡 10g　白芍 15g　香附 10g　枳壳 10g　山楂 30g　枸杞子 20g　郁金 10~20g　泽泻 30g　黄精 20g　当归 10g

一般须服 1~3 个月。1 个月后复查一次 B 超。若食欲减退加白术 10g，砂仁 6g，疲乏加党参 10g。

2. 无自觉症状者

依据"至虚之处便是客邪之所"理论，脂肪属邪，得以沉积肝脏是由肝虚之故。

治法：养肝去脂，方用养肝去脂汤。

当归 15g　白芍 15g　焦山楂 30g　枸杞子 20g　黄精 30g　泽泻 30g　五味子 20g　郁金 20g　茵陈 20g

疗程与定期 B 超复查同上。

注意：①饮食中忌食动物肝脏，植物油也宜少量。②戒酒，因酒精损害肝脏。③每日适当增加活动量，如每日增加 1 小时左右散步活动，以消耗脂肪。多数病人可减轻体重而治愈。

三、脾胃系病证治

胃主受纳，胃气主降浊，脾主运化，脾气主升清。胃为水谷之海，脾为生化之源，为后天之本。小肠主消化食物，大肠（含直肠）主传送糟粕，均以脾胃系统之。若饮食失节，恣食生冷，暴饮暴食，饮酒过度或过劳、过逸以及情志不畅为忧伤脾，暴怒伤肝，肝气不舒乘克脾胃等皆可导致脾胃损伤或功能失调而发病（慢性胃炎、胃肠功能紊乱等均以此法辨证）。

（一）食管热痛（食管炎）

多由进过热饮食或吞食煎炸及过硬食物损害度而致。

1. 食管郁热

症状：进热饮时由咽胃全食管有灼热或疼痛，大口吞咽时，食管有痛感。

治法：清热利咽，方用双花桔梗汤。

双花 30g　桔梗 10~20g　甘草 9g　黄连 7g　射干 20g

2. 食管郁热伤胃证

症状：具有食管郁热证，又有胃脘痞满、嗳气等。

治法：清热健胃，方用平胃散加味。

双花 30g　黄芩 15g　黄连 9g　苍术 10g　川朴 10g　陈皮 9g　甘草 9g　射干 20g

一般 2~3 剂见效，治愈宜视病情而定（约 1 周）。

（二）胃脘胀满

多由饮食失节、过食生冷、损伤脾胃而致。

1.脾虚湿盛

症状：胃胀满，食后甚，食纳减，苔白薄或厚腻，脉沉滑、缓小。

辨证要点：胃胀、食后甚、食纳减。

治法：健脾燥湿，方有香砂平胃枳术汤。

木香 10g　砂仁 6~9g　苍术 15g　川朴 10g　陈皮 9g　甘草 6g　枳实 15g　白术 10g　炒蒺藜 10g　生姜 6片

2.脾虚胃寒

症状：胃胀，食少，午后甚，疲乏，食凉加重，苔白薄，脉沉迟、缓。

辨证要点：胃胀、食少、午后甚、喜热食。

治法：健脾温胃，方用平胃理中汤加味。

苍术 15g　川朴 20g　陈皮 9g　党参 10g　白术 10g　干姜 6~9g　甘草 6g　苏梗 10g　大腹皮 9g　焦三仙各 10g

上两方一般 3~5 剂见效，最快 1 剂即减轻，若 6 剂不效，宜重新审视有无肝胆病及胃内占位病变。此见效后，再服 2~3 剂不再继续减轻。检查若有胃脘压痛明显或大便数日未行，乃虚中实，当去其实，以平胃散加炒二丑 20g 或以平胃散合小承气汤一二剂，泻之，清除肠胃积滞，后再调治可愈。

（三）腹胀

腹胀是满腹皆胀。多由恣食生冷或暴饮暴食损伤脾胃阳气，则脾失健运，"小肠为受盛之官，化物出焉"，小肠因脾阳不能温煦而寒，肠寒则食物难化而生浊气，浊气壅积肠道不得下行则满腹胀。午夜属阴而胀甚。

1. 脾虚肠寒

（1）脘腹胀满

症状：脘腹胀满，朝轻暮重，喜热，转矢气则减，食纳减，苔白薄，脉缓软。

辨证要点：脘腹胀满，午后重，食纳减，喜热。

治法：温阳散寒行气消胀，方用桂附理中合木乌散加味。

党参10g　白术10g　干姜9g　肉桂6g　制附子10g（先煎1小时）　大腹皮10g　乌药10g　木香15g

一般3剂则矢气多而胀减，6~10剂可愈。若脘腹胀满，终日不减或午前略减轻，宜仿《金匮要略》"腹满不减，减不足言，当须下之，宜大承气汤。"枳实15g，川朴20g，大黄15g（后下），元明粉10~15g（冲服），服2~3剂，腹胀消失，可停药观察数日。

加减：胃脘胀甚加枳实15g，白术6g，厚朴加倍。腹胀甚加大腹皮10g，乌药10g。恶心呃逆加半夏15g，生姜9g。嗳气多加代赭石20~30g，党参10g或枳壳15g，苏梗10g。烧心反酸加吴茱萸6g，黄连3g或加乌贼骨15g（打碎），或加煅瓦楞 10~20g。胃内烧热或肠中烦热加栀子 10~20g。伤食嗳腐加川椒 6~10g。3 剂不效，加炒二丑 10~20g 打碎泻之（打食）。大便秘加枳实 15g，大黄 15g（后下）。

（2）不欲饮食

多由恣食生冷或暴饮暴食损伤脾胃。

辨证要点：口中乏味，不思欲食，苔白厚。

治法：健脾开胃，方用香砂平胃加味。

木香 9g　砂仁 9g　苍术 15g　川朴　9g　陈皮 9g　甘草 6g　藿香 9g　白术 10g　炒蒺藜 10g　生姜 6 片

一般 3~6 剂多可见效。重者约 10 剂可见效。

（3）能食难化

多由饮食失节，情心不畅，或食生冷损伤脾胃致使脾胃具虚。

辨证要点：饮食乏味，不欲食，进食少许，则难以消化。脉沉缓软。

治法：健脾开胃，方用开胃进食汤。

藿香 10g　木香　6g　丁香　4g　莲子 10g　苍术 15g　川朴 10g　党参 10g　白术 10g（炒）　茯苓　9g　甘草 6g　半夏 10g　陈皮 9g　砂仁 9g　炒神曲 15g　炒麦芽 15g　生姜 6 片

3~5 剂可见效，10~15 剂可愈。

（四）食滞胃脘

由过食生冷或暴饮暴食或进食过量损伤脾胃致食滞胃

脘难以消化。

辨证要点：胃脘胀满，或疼痛、嗳腐多有伤食味，按之痛甚。

治法：消食导滞，方用平胃散加二丑。

苍术 15g　川朴 15g　陈皮 10g　炒二丑 15g（打碎）甘草 9g　生姜 6 片

2 剂，一日泻 3~5 次，利后胀痛解，后再以平胃散去二丑，加白术 10g，砂仁 6g，焦三仙各 10g，服 3~5 剂。

轻者可用单方：花椒一撮，放手心，合掌揉搓掉椒柄，呈光滑，温开水吞下，每早空心服 1 次，1~3 次见效。

（五）呕吐哕

多由饮食失节、情志不畅或胆胃不和致使胃气上逆或幽门不放（痉挛）而成。有物有声叫呕，有物无声叫吐，无物有声叫哕，呕吐并见者多。

1. 伤食呕吐

辨证要点：多有伤食起因，胃胀满，恶心呕吐物有伤食腐味。

治法：先以探吐法吐之，将胃内停滞食物吐尽为快，次以和胃降逆消导。

平胃散加半夏 15g，生姜 10g，茯苓 9g，枳实 15g，大黄 15g（后下），或炒二丑 10g。2 剂后大便通利泻 3~5 次 / 日，去大黄、二丑，加砂仁 6g，木香 9g，竹茹 10g，调理 3~5 剂即可。

2. 胃气上逆呕吐

辨证要点：恶心呕吐，难进饮食，食后即吐。吐出物无伤食气，无胃胀满。

治法：和胃降逆，方用温胆汤加味。

陈皮15g　半夏15g　茯苓10g　枳实15g　竹茹10g　甘草6g　生姜9片　代赭石30g　党参10g

一般2~3剂见效。

注意：①服药方法，宜呕吐后，乘热服药。若恐服后即吐者，可少量多次服，以防一次服下，迅即吐出，难以奏效。若2~3剂无效，宜用番泻叶20g，开水泡半小时徐徐服下，直折胃气之逆，一日泻3~5次，泻后呕吐好转，可再用一次泻之，后再以上方调理。②干哕呕，治法同上。③若呈喷射样呕吐，应检查脑内病变，不可单用和胃降逆。④朝食暮吐，暮食朝吐，叫反胃，宜进一步检查胃内有占位性病变。⑤若因头晕、头痛、眩晕、血压过高、眼压高等引起反射性呕吐，均宜针对原发病症治疗，可方收效。⑥呕吐而腹胀满、疼，大便不通者，应考虑肠梗阻可能。

3. 烧心吐酸

烧心吐酸水多并见，也有只烧心不吐酸者，宜辨虚实寒热施治。

（1）胃热证

症状：胃内烧心，不吐酸水，思凉饮，饮后减轻。

治法：宜清胃热，方用栀子15g，黄连9g，水煎服。或将二味碾细面，空心服2~3g，一日2~3次。

（2）胃寒证

症状：胃内烧心吐酸，遇凉或食凉加重。

治法：温中健胃，方用平胃散加味。

平胃散加吴茱萸 6g　肉桂 5g

（3）脾胃虚寒证

症状：烧心吞酸兼饮食难消化、疲倦。

治法：健脾温胃，方用六君子汤加味。

党参 10g　白术 15g　茯苓 9g　甘草 9g　陈皮 10g
半夏 9g　炮姜 6g　吴茱萸 6~9g　乌贼骨 15g（打碎）　生
姜 6 片　大枣 2 个

（六）呃逆（膈肌痉挛）

呃逆是以气上冲，喉间呃逆连声，令人不能自控为主
症。与嗳气不同，嗳气（俗称打嗝）可以自控。若饮食失节，
情志不舒，寒冷、胃热等均可致呃逆。以情志不舒、饮食
失节引起者多见。轻者，气逆上冲，喉间呃呃连声，不能
自控，间断发作。重者，呃逆连声，脾胃不舒，不能自控，
整日频作，昼不能安，夜不能眠。

治法：轻者，降逆和胃，方用温胆汤合旋覆花代赭石
汤加减。

陈皮 15g　半夏 15g　茯苓 9g　甘草 6g　代赭石 30g
枳实 15g　党参 10g　旋覆花 10g　竹茹 9g　生姜 6 片

3 剂多可见效。若 3 剂不效，宜加川朴 20g、大黄 15g（后
下）下之。重者，降逆通下，方用旋覆花代赭汤合大承气汤。

旋覆花 15g　代赭石 30g　党参 10g　甘草 6g　枳实 20g　川朴 20g　大黄 15~20g（后下）　元明粉 10g（冲）生姜 6 片

3 剂，每剂泻 3~5 次为度，1 剂泻后呃逆减轻或停止，宜尽剂。若一日泻 5 次以上元明粉减半，呃逆基本缓解后，若有虚寒见证者可用丁蔻理中汤温之。

（七）胃下垂

1. 中气下陷证

辨证要点：食后胃胀坠，卧位减轻，形体偏瘦，脉虚、缓软。需做上消造影定轻重。

治法：补中升温，方用补中益气汤加味。

补中益气汤（方见脱肛）加枳壳 15g，经服 2~3 个月可见效，每餐后宜卧 1 小时左右，停汤剂，用枳壳 500g，焙干，碾细面，每次 3g，一日 3 次，饭前半小时服，可服 2~3 个月。

胃下垂多为形体偏瘦病人。轻度下垂而无自觉症状，可服补中益气丸和枳壳（或枳实）粉，待食纳增加，形体渐复，胃下垂随之而复。此病半数是不易治愈的。

（八）消化性溃疡

消化性溃疡这里主要指胃溃疡和十二指肠球部溃疡。多经胃镜或消化道造影确诊后再进行中医辨证论治，故不同于一般胃脘痛的辨证论治。

1. 分型论治

（1）脾胃虚寒（胃、十二指肠球部溃疡均可见）

症状：胃脘痛以食后 1~2 小时明显，或空腹痛、夜半痛或凌晨时痛，得食好缓解，或痛无规律，可伴烧心、泛酸，食生冷加重，腹部畏寒，苔白薄，脉缓偏弱。

辨证要点：胃脘痛，食后 1~2 小时出现，或空腹痛，或夜半、凌晨时痛，得食痛减。

治法：温中补虚，收敛止痛。

方药：黄芪建中汤加减。

黄芪 20~30g　白芍 20~30g　甘草 10~15g　肉桂 6g　乳香 6g　白及 6g　乌贼骨 10~15g（打碎）　生姜 6 片　大枣 4 个

（2）寒热错杂（多见十二指肠球部溃疡）

症状：空腹胃痛，或夜半、凌晨痛，进食痛减，伴喜暖，食后腹胀闷，或泛酸，咽干、口干不欲饮，苔白薄，脉弦缓等。

辨证要点：空腹胃脘痛或夜半、凌晨胃痛，进食可减。

治法：消痞和胃，收敛止痛。

方药：甘草泻心汤加味。

炙甘草 20~30g　黄芩 10g　黄连 6g　干姜 9g　半夏 9g　白及 10g　乌贼骨 15g（打碎）　大枣 4 个

（3）胃寒脾湿（多见于胃溃疡）

症状：胃脘痛以食后 1~2 小时发作多见，常伴畏寒，腹胀午后较甚，烧心，泛酸或嗳气，苔厚腻，脉沉缓等。

辨证要点：胃脘痛，食后 1~2 小时出现，畏寒、腹胀。

治法：温胃燥湿，收敛止痛。

方药：平胃散合黄芪建中汤加减。

苍术 20~30g　川朴 10g　陈皮 9g　黄芪 20g　白芍 30g　肉桂 6g 乌贼骨 15g（打碎）　吴茱萸 6g　甘草 10g 大腹皮 10g　乌药 9g　生姜 6 片

2. 临证运用

（1）诊断与辨证：消化性溃疡是现代医学病名，通常由胃镜做出明确诊断，而中医分型辨证，须在这一前提下进行，否则，难以同其他胃脘痛病证相区别。在治疗上也是辨病同辨证相结合。既有辨证论治的内容，又有辨病治疗的内容。如白及和乌贼骨的使用主要是针对溃疡。对于拒绝胃镜检查的患者，多建议做胃肠造影辅助诊断，但准确率略低于胃镜。也有少数因各种原因未做上述检查者，也可据临床典型溃疡病症状加以推断，但准确率更低。

（2）常用加减法：烧心、泛酸较重者，偏寒加吴茱萸 3~5g，偏热加黄连 3g，栀子 6g。若口干不畏寒者加蒲公英 30g；遇寒加重者，加川椒 6~10g 或荜拨 10g、良姜 9g。有潜血者，加地榆 15g 或三七粉 3g（冲）。

【典型病例】

牛某某，女，36 岁，文水县人，初诊日期：1998 年 3 月 25 日。

患胃痛 3 年余，多于空腹时疼痛，进食后缓解，春、秋季重，有时泛酸，食量尚可。近 2 个月加重，做上消化道造影,见十二指肠球部有龛影,示溃疡。化验:便潜(++),服甲氰米胍等一个多月,便潜血(-)。但胃痛好转不明显。又服中药汤剂(药味不详)10天,仍无明显效果。目前仍空腹时疼痛,不泛酸,面色黄白,肢体疲倦,苔白薄,脉弦无力。

中医诊断:胃脘痛(脾胃虚寒)。

西医诊断:十二指肠球部溃疡。

治法:温中补虚,收敛止痛。

方药:黄芪建中汤加减。

黄芪30g 白芍 30g 肉桂6g 白及6g 乌贼骨15g(打碎) 当归15g 丹参15g 生姜9片 大枣4个

6剂,水煎服。

1998年4月3日二诊:上方进3剂疼痛明显减轻,服完6剂疼痛已止。疲乏亦明显好转,面色、舌象同前,脉弦稍无力。继服上方12剂。

1998年4月20日三诊:胃疼未再作,疲乏亦除,面色转红润,苔白薄,脉沉缓。继服上方12剂。

1998年5月16日四诊:精神转佳,诸症悉去。建议复查上消化道造影,结果:十二指肠球部未见龛影及激惹现象,提示溃疡消失。遂嘱其饮食有节,勿食辛辣,勿饮酒等。

(九)胃脘痛

胃脘痛是临床常见病证。多因饮食失节,恣食生冷,饮酒过度等引起。已将其中所包括的消化性溃疡一病单独辨证论治，故此处所言胃脘痛的辨证论治原则上不含消化性溃疡一病。但对消化性溃疡的辨证论治方法仍可借鉴于一般胃脘痛患者。

1. 胃寒证（多由过食生冷，损伤脾胃，寒滞胃络而成）

症状：胃痛绵绵，遇冷则甚，得热则减，苔白薄，脉沉缓或弦细。

辨证要点：胃痛绵绵，遇冷则甚，得热则减。

治法：温中散寒。

方药：附子理中汤：

党参 10~15g　白术 10~15g　炮姜 6g　附子 6g　炙甘草 10g

大建中汤：

川椒 6~10g　人参 6~11g（另炖）　干姜 6g　饴糖 30g（溶化服）

上证兼腹胀满且午后甚者，宜用平理汤加减：苍术 10g，川朴 10g，陈皮 10g，甘草 6g，干姜 6g，党参 10g，白术 10g，荜拨 6g，良姜 6g。

若久痛兼气滞而上方不效者，宜用姜桂吴茱萸汤：炮姜 6g，吴茱萸 6g，肉桂 6g（后下），良姜 6g，川朴 10g，香附 10g，枳壳 6g，陈皮 6g，木香 6g，砂仁 10g（后下），甘草 6g，水煎服。

2. 胃虚痛证（多由饮食失节，损伤胃气而成）

症状：胃痛绵绵，得食痛减，喜温喜按，苔白薄，脉缓偏弱。

辨证要点：胃痛绵绵，得食痛减，喜按。

治法：补虚温中，和胃止痛。

方药：黄芪建中汤加减：黄芪 20~30g，白芍 20~30g，肉桂 6g（后下），甘草 10~15g，生姜 6 片，大枣 4 个，水煎服。

畏寒喜热者，加荜拨 6g，良姜 6g。烧心泛酸者加吴茱萸 6g，乌贼骨 10g 或煅瓦楞子 10g。

3. 胃实痛证（多由食积所致）

临床表现：胃痛较甚，胀满欲吐，嗳腐，按之痛甚，苔白薄或后腻，脉沉弦。

辨证要点：胃痛甚，胀，按之痛甚。

治法：消导通腑，行气止痛。

方药：平胃散合小承气汤加味：苍术 10g，枳实 10g，川朴 10g，大黄 10g（后下），陈皮 10g，甘草 6g，炒二丑 6~10g（打碎），水煎服。

若用后不泻，可酌加芒硝 15g 或玄明粉 10g（冲服）。以泻 3~5 次为度，不必尽剂。

4. 胃热痛证（多由胃火素盛，积食化火所致）

临床表现：胃痛，咽干口燥，喜冷饮，苔黄或后腻，脉沉实或弦。

辨证要点：胃痛，口咽干，喜冷，苔黄。

治法：清热泻火，通腑消积。

方药：凉膈散加减：栀子 10g，黄芩 15g，连翘 20~30g，枳实 10g，川朴 10g，赤芍 10g，元明粉 10g（冲服），水煎服。

【典型病例】

梁某某，男，39岁，太原市，于1997年7月7日初诊。

患者素好饮酒，3天前与朋友小坐，饮冰镇啤酒3瓶，又食冷菜若干，食后觉腹中发沉，头晕恶心，欲吐未吐，遂和衣而睡，醒来觉腹中急迫，如厕行稀便一次。之后胃痛绵绵，遇冷则甚，得热稍减，不思饮食，食后腹胀，精神不振，苔白腻，脉沉缓。

诊断：胃脘痛（胃寒证）。

治法：温中散寒，燥湿行气。

方药：平理汤加减：苍术10g，川朴10g，陈皮10g，甘草6g，干姜6g，党参10g，白术10g，荜拨6g，良姜6g，3剂，水煎服。

7月10日再诊：服药1剂见效，3剂尽，胃痛、腹胀基本消失。食量增加，遇冷后胃痛仍作。上方加桂枝9g，砂仁6g（后下），再3剂。

7月14日三诊：诸症悉除，饮食如常，精神转佳。近2日入夜咽干。查苔白薄，咽微红，脉弦有力。此药之余力也。嘱停药，并饮绿茶或冰糖绿豆汤调之，且远生冷1周，免脾胃再伤。

（十）泄泻

泄泻是临床常见疾病，中医据临床表现不同进行辨证论治，分为"脾虚湿困""滞食""湿热""脾阳虚"等。

1. 脾虚湿困

症状：泄泻，腹胀肠鸣，或有嗳腐，苔白薄日见变厚，脉沉或兼滑。

辨证要点：泄泻，腹胀肠鸣。

治法：健脾利湿。

方药：胃苓汤加减。

苍术 15g　川朴 10g　白术 15g　陈皮 10g　甘草 9g　茯苓 15g　泽泻 15g　猪苓 15g　肉桂 6g　干姜 6g　焦三仙各 10g　生姜 6 片

2. 食滞肠胃

临床表现：腹痛泄泻，脘腹胀满，有压痛，嗳腐食臭，苔白薄，脉沉缓。

辨证要点：腹痛泄泻，脘腹胀，有压痛。

治法：消食导滞。

方药：平胃散合小承气：苍术 15g，川朴 15g，陈皮 9g，枳实 15g，甘草 9g，大黄 10g（后下），生姜 6 片，大枣 2 个，水煎服。

此方为通因通用之法。食积去则以香砂养胃或保和丸调之。若食积去而泻未止，可用平胃散加减治之。

3. 湿热泄泻

（1）热重于湿

症状：泄泻腹痛，泻下急迫，泻后不爽，肛门灼热，甚或全身发热，口渴，尿黄，苔白腻，脉濡数或滑数。

辨证要点：泄泻腹痛，泻下急迫，肛门灼热，或发烧，脉数。

治法：清热燥湿，缓急止痛。

方药：芩连葛根汤合芍药甘草汤。

葛根 20g　黄芩 15g　黄连 10~15g　白芍 30g　甘草 10g

（2）湿重于热

症状：泄泻，泻前腹痛，口渴不欲饮，发热，头重，四肢困倦，苔白腻或黄腻，脉濡数或滑数。

辨证要点：泄泻，泻前腹痛，发热，肢困。

治法：清热利湿，升阳止泻。

方药：升阳除湿汤加减。

升麻 9g　柴胡 15g　防风 10g　猪苓 15g　泽泻 15g 神曲 10g　陈皮 9g　甘草 9g　苍术 9g　黄连 9g（打碎）

4. 脾阳虚

症状：腹痛泄泻，下利清谷，畏寒肢冷，苔白薄，脉沉弱或沉细。

辨证要点：腹痛，泻利清谷，畏寒肢冷。

治法：温脾止泻。

方药：附子理中汤加味。

党参 10~20g　白术 10~15g　干姜 6~9g　附子 6~9g 诃子 15g　肉豆蔻 9g　炙甘草 9g

【典型病例】

薄某某，女，62 岁，太原市人，1997 年 8 月 18 日初诊。

患者头晕头重 3 日，昨日起腹痛泄泻 2~3 次 / 日，伴四肢困倦，不欲饮食，口微渴，苔白润，脉濡数。

诊断：泄泻（湿重于热）。

治法：清热利湿，升阳止泻。

方药：升阳除湿汤加减。

升麻9g　柴胡12g　防风6g　猪苓12g　泽泻12g
神曲10g　焦山楂10g　陈皮9g　甘草9g　苍术9g　藿香
10g　黄连9g（打碎）

3剂，水煎服。

8月21日再诊：腹痛泄泻止，头晕头重、四肢困倦减轻，食欲不振，口微渴，苔白润，脉濡不数。嘱服香砂养胃丸、香连化滞丸各10丸，每次各1丸，日3次，饭前服"养胃"，饭后服"化滞"。

（十一）便前腹痛

便前腹痛多为肝脾不和，大肠气机不利。

辨证要点：便前腹痛，便后痛解。

治法：和肝脾，利大肠。

方药：痛泻要方加味。

白芍30g　白术15g　陈皮10g　防风10g　乌贼骨
15g（打碎）

2~3剂见效，屡用多效。若3剂效不显，加赤芍20g，
肉桂6g。

（十二）脱肛

1. 中气下陷证

辨证要点：便后脱肛不收。轻者可托入，但再便再托。重者托入后，轻咳，小便用力复脱出。

治法：补中升提。

方药：补中益气汤加乌梅。

党参 20~30g　白术 15g　当归 10g　陈皮 9g　升麻 6g 柴胡 6g 甘草 9g　黄芪 30~60g　乌梅 10g　生姜 6 片　大枣 4 个

一般 4~6 剂可见效。若病久者，须多服。

外用药，脱肛 1~2 日不收，除服药外，用蝉衣研细面，香油调糊状，涂于脱肛处，一日 2~3 次。

随症加减：若见脱肛红肿、疼，去乌梅，加槐花 15g，黄芩 20g，双花 30g，连进 3~5 剂，肿消痛止，再用上方即可。若气虚甚者，见疲倦乏力，加人参 10~15g 捣为粗末，单煎与主方并用。

（十三）肛门瘙痒

肛门瘙痒较少见而难治，多由湿热蕴结直肠肛门而致，多数病程较长。

1. 湿热蕴结证

辨证要点：肛门潮湿、痒，便后痒甚、疼痛。

治法：清除湿热。

方药：防风通圣丸：每次 1 袋，每日 3 次，2 周即可见效。如不效，可停服丸剂，改为汤剂加黄柏 9g，苦参 10g，水煎服 1~2 周。

2. 气虚湿热证

辨证要点：疲倦乏力或气短，便后肛痒甚，疼痛、下坠，脉缓软。

治法：益气清湿热。

方药：补中益气汤（见脱肛）加黄柏 15g，苍术 15g，苦参 20g，防风 10g，水煎服，6~10 剂可愈。

（十四）痢疾

由饮食不洁，多食生冷瓜果，损伤脾气，脾失健运，停湿生热，湿热停积大肠而致。轻者为白痢，重者为赤痢。

1. 大肠湿热证

辨证要点：下痢赤白，下坠，里急后重，腹痛阵作。

治法：清大肠湿热。

方药：（首选方）芍药汤加味。

白芍 30g　当归 15g　甘草 10g　枳实 10g　黄芩 20g
黄连 10g（打碎）　木香 10g　槟榔 10g　肉桂 5g　秦皮 15g

腹痛甚者加大黄 10g（通因通用），或白头翁汤合芍草汤加味：黄连 15g（打碎），黄柏 10g，秦皮 15g，白头翁 15g，白芍 30g，焦山楂 30g，甘草 9g，水煎服。

上两方均可选用，一般 2~3 剂见效，再服 4~6 剂巩固。

2. 湿热兼脾虚证

多由素体脾虚或痢久损伤脾胃之气。

辨证要点：下痢赤白，腹痛下坠，里急后重，疲乏，食少难化，脉虚、细弱。

治法：健脾清湿热。

方药：六君子汤合香连丸加味。

党参 10g　白术 10g　茯苓 9g　陈皮 9g　半夏 9g　木香 9g　黄连 9g（打碎）　焦山楂 30g　槟榔 10g　白芍 30g　当归 10g　甘草 9g　生姜 6 片　大枣 2 个

一般服 1~2 周可收效。

3. 大肠湿热兼表证

辨证要点：腹痛，下痢赤白，下坠，里急后重，发烧（体温 39℃左右），脉数。

治法：清湿热兼解表。

方药：葛根芩连汤加味。

葛根 15~30g　黄芩 20g　黄连 10~15g（打碎）　甘草 9g　白芍 30g　槟榔 10g　木香 9g　当归 15g

一般 2~3 剂见效。若下痢（泄泻）、腹痛、发烧用此方也有良效。

注意：痢疾初病一两天先泄泻，轻微腹痛，宜检查左下腹；若有压痛，应先考虑痢疾，尤其夏秋之交痢疾多发季节，更应考虑。许多痢疾都是先泻数次或一天后出现痢疾症候。

（十五）肠梗阻

肠梗阻属于急腹症，引起的原因多种。不全性肠梗阻、粘连性肠梗、无手术指征者，中医效果较好。大体属中医的肠结症。

1. 腑实证

症状：腹胀痛，呕吐，便闭，不能矢气（不排气），肠鸣音减弱，听到气过水声等，有无手术指征均由外科诊断。

治法：先引胃肠减压后，再服药。宜用通腑法。

方药：莱菔大承汤。

炒莱菔子 30g　枳实 20g　大黄 15~25g（后下）　元明粉 15g（冲）　川朴 20~30g

2 剂，水煎服。服后 6~8 小时出现肠鸣腹泻，6 小时后再服二煎。若 2 剂仍大便不通，多属无效例。

（十六）大便秘结

大便秘结，中老年多见，须常服通便药方可。原因是多方面的，但基本是脾气虚，大肠传导失职（即蠕动减慢）。

治法：健脾润肠。

方药：健脾润肠汤。

枳实 20g　白术 6g　大腹皮 10g　槟榔 20g　郁李仁 20g（打碎）乌药 10g　木香 9g　麻仁 20g　肉苁蓉 20g 元明粉 6g（冲）

服 1~2 周见效后，可将此方 6 剂加工制蜜丸 9 克重，

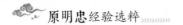

早晚各 1 丸，服 2~3 个月多可愈。

（十七）肛门肿痛

初起大便时肛门轻微疼痛，逐渐疼痛加重，不排便也痛，由热毒蕴结肛肠而致。

治法：清热解毒。

方药：银翘芩乳汤。

双花 30~50g　连翘 30~50g　黄芩 20g　乳香 9g

3~6 剂可愈，一般 2 剂可减轻。大便干燥，加大黄 15g（后下），元明粉 10g（冲）。

（十八）慢性胰腺炎

慢性胰腺炎是西医病名，从临床表现看属中医学脾胃病症范畴。若不彻底治愈，将留下反复发作的后遗症。理化检查，多无淀粉酶变化，B 超可见胰腺肿大或 CT 也可。在辨治过程中，既注意症状改善和消失，又要注意 B 超检查胰腺是否恢复正常。仅有症状消失，不算治愈。病史多有急性胰腺炎经过。

1. 肝胃不和夹瘀

症状：左上腹近左胁缘下疼引左背，腹胀，纳少，疲乏，苔白厚，左上腹有压痛，脉缓软或弦，有理化检查胰腺肿大。

辨证要点：左上腹近左胁下疼，或引左背，有压痛，腹胀，及理化检查证实。

治法：疏肝和胃化瘀。

方药：大柴胡平胃散加减。

柴胡 10g　赤芍 20g　枳壳 15g　黄芩 9g　苍术 15g　川朴 15g　陈皮 10g　郁金 10g　元胡 20g（打碎）　甘草 9g　干姜 6g

数剂，胁下疼、胀基本缓解。

2. 肝虚夹瘀

症状：疲倦，食后胀，左上腹隐疼，或仅有压痛，脉沉缓，苔白薄。

辨证要点：食胀，左上腹隐疼或压痛，或症状消失，理化检查胰腺肿大（或某一部分肿大）。

方药：党参 10g　白术 10g　茯苓 10g　苍术 15g　川朴 9g　赤芍 20g　红花 15g　败酱草 30g　甘草 6g　苡仁 10g　元胡 15g　生姜 6 片

可服 1~2 个月，直至理化检查胰腺恢复正常。

加减：食欲差，加砂仁、木香。腹部畏寒加炮姜。腹胀明显加大腹皮、乌药。

四、肺系病证治

肺居胸腔，上通于咽喉，开窍于鼻，是五脏位置最高的脏，古称"华盖"，《灵枢·九针论》说："肺者，五脏六腑之盖也。"肺叶娇嫩，不耐寒热燥湿诸邪入侵，故又称肺为"娇脏"。肺与大肠相表里，故肺脏疾病往往影响大肠的功能。肺为气之府，主气司呼吸，包括主一身之气和呼吸之气。肺为水之上源，故肺主水，能通调水道。肺为相傅之官，治节出焉，肺朝百脉主治节，肺为百脉之海，肺助心行血，通过调节呼吸运动，调节全身气机，从而促进血液运行。肺有宣降功能，是人体气机升降之枢纽，与肝脏形成一个环形枢纽，肝升肺降，促进全身气机运动。

（一）感冒

感冒是由于感受触冒风邪或疫疠邪气侵入卫表而发病，临床见鼻塞、流涕、咳嗽、喷嚏、头痛、恶寒发热、全身不适、脉浮等表现。

1. 风寒感冒

症状：恶寒甚发热轻，鼻塞流涕，咳嗽，喷嚏，无汗，头项强痛，肢体酸痛，舌淡苔薄白，脉浮紧。

治法：辛温解表，宣肺散寒。

方药：（1）轻症用参苏饮加减。

党参 10g　苏叶 15g　陈皮 10g　桔梗 6g　前胡 10g 木香 10g　枳壳 6g　生姜 3 片　大枣 2 枚　甘草 10g

（2）重症麻黄汤加减。

麻黄 10g　桂枝 10g　杏仁 10g　甘草 10g　防风 10g 荆芥 10g　桔梗 10g　葛根 10g

夏季感冒有湿证可以选用此方。

2. 风热感冒

症状：发热重，恶寒轻，鼻流黄涕，咳嗽，喷嚏，汗出，舌淡苔薄黄，脉浮数。

治法：疏散风热。

方药：银翘散加减。

金银花 15g　连翘 10g　竹叶 10g　荆芥 10g　牛蒡子 10g　薄荷 6g　桔梗 10g　芦根 10g　甘草 10g

3.气虚感冒

症状：恶寒发热，热势不盛，自汗，头痛鼻塞，咳嗽，痰白，语声低弱，气短，舌淡苔白，脉浮无力。

治法：益气解表。

方药：参苏饮加减。

党参 15g　苏叶 10g　葛根 10g　橘皮 10g　前胡 6g 半夏 10g　桔梗 10g　甘草 10g

4.四时感冒

症状：头痛，鼻塞，喷嚏、鼻流清涕或浊涕，恶寒发热，肢体酸困，咽痛发红，轻咳，舌苔薄白或薄黄，脉浮数。

治法：疏风散邪。

方药：感冒宁加减。

北柴胡 20g　板蓝根 25g　葛根 20g　羌活 20g　连翘 20g　白芷 10g　黄芩 10g　桔梗 9g　石膏 15g　甘草 8g 白芍 5g

临床加减：若无汗而恶寒者，可去黄芩，加麻黄增强发散之力，夏秋季可用苏叶代替麻黄；若口渴甚者，可加知母、天花粉清热生津；若兼烦躁，舌质偏红者，重用石膏，并酌加银花、连翘以增清热之功。

【典型病例】

刘某某，男，43 岁，太原电机厂工人，感冒一天半，于 1993 年 3 月 16 日就诊。

头痛，鼻塞流涕，恶寒发热，无汗，四肢酸痛，苔白薄，脉浮紧，体温 39.2℃，诊断为感冒，属风寒证。治以疏风散寒解肌。予以感冒宁颗粒剂每次 2 袋，每日 3 次，嘱服药后多饮热水，覆被取微汗，若无汗 4 小时再服一次。服第三次后体温下降 1℃，48 小时后体温降至 36.8℃，诸症消失而愈。

（二）咳嗽

咳嗽是由于肺失宣降，肺气上逆作咳，可单独出现也可见于多种疾病中，在临床病症中较为常见。

1. 风寒咳嗽证

症状：咳嗽声重，咳痰稀白，咳痰无力，伴鼻塞、流涕、无汗等，舌淡苔白薄，脉浮。

治法：疏风散寒，宣肺止咳。

方药：参苏饮加减。

党参 10g　白术 10g　茯苓 10g　半夏 10g　陈皮 10g
紫菀 10g　款冬花 10g　杏仁 10g　苏子 10g　甘草 10g

2. 风寒入里犯肺证

症状：咳嗽、咳痰，痰色白偶有黄色，夜间尤甚，口不干，舌淡，苔白，脉数。

治法：疏风宣肺，清热止咳。

方药：麻杏石甘汤加减合止嗽散。

麻黄 9g　杏仁 10g　苏子 10g　橘红 15g　黄芩 10g 桑皮 10g　甘草 9g　紫菀 10g　冬花 9g　细辛 4g　五味子 20g　生姜 6 片

加减：咽喉疼痛加射干、山慈姑；咽干口燥，加天花 粉、芦根。纳谷不香加焦三仙、鸡内金。

3. 肺寒咳嗽

症状：咳嗽声重，痰涎稀白如水样，肢体酸楚，舌淡 苔白，脉浮。

治法：温肺散寒止咳。

方药：三拗汤加紫菀、款冬花、半夏。

麻黄 9g　杏仁 15g　桔梗 10g　前胡 10g　甘草 9g 金沸草 10g　紫菀 20g　款冬花 20g　半夏 10g　陈皮 10g

4. 肺热咳嗽

症状：咳嗽，声音嘶哑，咽痛，痰黏稠难咯或黄，舌 红苔黄，脉数。

治法：清热止咳。

方药：清肺汤加减。

麦冬 10g　天冬 10g　知母 12g　贝母 15g　甘草 9g 橘红 10g　黄芩 9g　桑皮 10g　桔梗 6g

5. 寒燥伤肺证

症状：干咳咽痒，无痰或痰少而黏，不易咳出，或痰 中带血丝，舌红少津，脉数。

治法：散寒宣肺，养阴润燥。

方药：方用麻黄汤合二冬汤加减。

麻黄 9g　桂枝 6g　杏仁 12g　知母 10g　天冬 10g　麦冬 15g　沙参 15g　紫菀 20g　款冬花 20g　桔梗 15g　芦根 20g　桑白皮 10g　甘草 10g　蝉蜕 10g

随季节加减：春季加金沸草、款冬花祛痰；夏季加五味子、麦冬保肺气；秋冬季加麻黄散肺寒。

6. 肺胃燥热证

症状：发热，咳嗽，痰色黄、黏稠，口唇燥裂，口咽干喜凉饮，舌质偏红，苔全剥呈镜面舌而干燥，脉数。

治法：清肺胃燥热，化痰止咳。

方药：凉膈散、白虎汤加减。

栀子 9g　连翘 30g　黄芩 15g　甘草 9g　大黄 5g　百部 15g　麦冬 15g　生石膏 30g　知母 15g　银花 20g

加减：津伤甚，痰少，干咳加沙参、麦冬养阴清肺；若痰中夹血，加白茅根清热止血。

7. 肺胃气阴俱虚

症状：发热，干咳少痰，口舌干燥，气息短促，疲倦无力，形体消瘦，不思饮食，舌体瘦小偏红而燥，舌面无苔平坦光滑如镜呈镜面舌，脉细数无力。

治法：补气润肺，滋养胃阴。

方药：生脉散、叶氏养胃汤加减。

太子参 30g　麦冬 15g　五味子 15g　薏苡仁 15g　白芍 15g　石斛 15g　玉竹 10g　生山药 10g　扁豆 10g　神曲 10g

加减：若阴虚潮热加银柴胡、青蒿、鳖甲；若阴虚盗汗加炙麻黄、浮小麦；若肺络损伤加栀子、丹皮。

【典型病例】

例1　王某，男，19岁，1999年2月4日初诊。

患者咳嗽、咳痰1周，咳痰色白，偶有黄色，夜间尤甚，口不干，舌淡，苔白，脉数。

西医诊断：上呼吸道感染。

中医诊断：咳嗽。

辨证：风寒束肺，入里化热。

治法：疏风宣肺，清热止咳。

方药：麻杏石甘汤加减合止嗽散。

处方：麻黄9g，杏仁10g，苏子10g，橘红15g，黄芩10g，桑皮10g，甘草9g，紫菀10g，冬花9g，细辛4g，五味子20g，生姜6片，3剂，水煎服。

2月8日二诊：患者面色可，咳嗽减轻，咳痰较前减少，纳不香，舌淡，苔黄腻，脉滑。2月4日方加焦三仙各10g，鸡内金10g。

按语：外受风寒，入里化热故咳嗽，咳痰色白，有时有黄痰不利，午夜阴气甚，肺为阳脏，夜间受累加重，故咳嗽夜甚。麻黄、杏仁解表宣肺止咳，苏子降气止咳，与杏仁、麻黄同用调节肺的宣降功能，桑皮、紫菀、冬花、细辛、五味子祛痰止咳，黄芩清肺热。诸药合用，解表宣肺止咳，兼清里热。

例2　吴某某，男，65岁，干部，1982年11月10日诊。

患者确诊肺癌 7 年余,服核桃枝煮鸡蛋等药,病情稳定,常患感冒。近因感冒发烧 10 天多,用抗生素后基本退烧,但干咳少痰,口舌干燥,气息短促,疲倦无力,形体消瘦,不思饮食,舌体瘦小偏红而燥,舌面无苔平坦光滑如镜呈镜面舌,脉细数（110 次 / 分）无力。

西医诊断:上呼吸道感染。

中医诊断:感冒。

辨证:肺胃气阴俱虚。

治法:补气润肺,滋养胃阴。

方药:生脉散、叶氏养胃汤加减。

处方:太子参 30g,麦冬 15g,五味子 15g,薏苡仁 15g,白芍 15g,石斛 15g,玉竹 10g,生山药 10g,扁豆 10g,神曲 10g,水煎服。

6 剂后,气短、疲倦、干咳等明显减轻,舌转润,略思饮食,脉略数（93 次 / 分）,较前有力。效不更方,又进 6 剂,诸症基本缓解,舌质转淡红润,已生薄白苔。原方又进 6 剂以巩固疗效。

按语:本患者肺癌 7 年,正气虚弱,卫外功能差,极易感受外邪。干咳少痰,口舌干燥,气息短促,疲倦无力,形体消瘦,不思饮食,此为肺胃气阴两虚。肺主气司呼吸,肺虚则气息短促,津液亏虚则口舌干燥,脾胃主四肢肌肉,脾虚则疲倦无力,水谷精微不能上呈于口,舌苔为胃气蒸腾谷气上潮于口,舌体瘦小偏红而燥,舌面无苔平坦光滑如镜呈镜面舌,为胃中津液不足,故辨证为肺胃气阴俱虚。

治以补气润肺，滋养胃阴。生脉散益气养阴，叶氏养胃汤健脾滋阴润胃，使脾胃运化功能正常，津液得布，舌苔则生。

例3 吴某某，男，62岁，1980年12月15日诊。

患者感冒发烧，体温38℃～39℃，咳嗽吐黄痰黏稠，用抗生素治疗半月无效，痰培养为金黄色葡萄球菌。口唇燥裂，口咽干思凉饮，舌质偏红，苔全剥呈镜面舌而干燥，脉数（106次/分）。

西医诊断：肺部（金黄色葡萄球菌）感染。

中医诊断：感冒。

辨证：肺胃燥热证。

治法：清肺胃燥热，化痰止咳。

方药：方用凉膈散、白虎汤加减。

处方：栀子9g，连翘30g，黄芩15g，甘草9g，大黄5g，百部15g，麦冬15g，生石膏30g，知母15g，银花20g，水煎服。

服4剂，咳嗽吐黄痰减少，体温37℃，余无变化。原方加天冬15g，6剂。咳少量白痰，脉转缓较有力，舌质变淡红，已生薄白苔。原方去大黄又进6剂，诸症消失而愈。

按语：凉膈散清上通下，清降三焦之火，白虎汤清阳明内热，百部、银花化痰清热，热去，耗伤津液之源已消失，津液自复，舌苔乃生。

（三）喘证

临床减呼吸困难，张口抬肩，鼻翼煽动，不能平卧，严重者喘持续不解，烦躁不安，面色青紫，脉厥肢冷。

1. 外寒内饮

症状：咳嗽气喘，痰清晰，胸部憋闷，咳泡沫痰，口不渴或喜热饮，遇寒冷天加重，舌淡苔滑，脉弦。

治法：宣肺散寒，化痰平喘。

方药：小青龙汤加减。

麻黄 9g　桂枝 10g　干姜 10g　五味子 10g　半夏 12g　射干 15g　细辛 3g　紫菀 15g　款冬花 15g

加减：若兼气虚加生脉饮，若水饮明显加葶苈子。

2. 寒饮犯肺

症状：咳嗽气喘，咳痰清稀，反复发作，夜间尤甚，舌红苔薄，脉弦。

治法：温肺化饮。

方药：射干麻黄汤加减。

射干 15g　桔梗 10g　麻黄 6g　半夏 9g　紫菀 10g　款冬花 9g　五味子 15g　细辛 3g　葶苈子 9g　白芍 10g　杏仁 10g

3. 心肺气虚证

症状：喘促短气，声低气怯，呼吸困难，心慌，喘则汗出，舌淡苔薄，脉沉细。

治法：补心肺益气。

方药：生脉饮加减。

党参 40g　麦冬 20g　五味子 20g　人参 6g　黄芪 20g　苏子 10g

加减：若气喘阵作，肢冷汗出，面无光泽，舌红苔白薄，脉沉细结乱，用党参40g，麦冬20g，五味子20g，附子15g，人参15g（另炖）；有血瘀症状者加丹参、川芎、赤芍；若兼内饮加小青龙汤。

4.气虚痰阻

症状：喘促短气，气怯声低，胸闷闭塞，咳嗽痰多，兼纳少，舌淡苔白，脉濡。

治法：益气祛痰平喘。

方药：生脉饮合止咳汤加减。

太子参30g　麦冬20g　五味子20g　丹参20g　浙贝20g　紫菀10g　桑皮10g　冬花10g　黄芩15g　双花20g　瓜蒌30g　白前10g

【典型病例】

例1　周某某，男，58岁，1998年6月25日初诊。

咳嗽气喘1月。咳嗽气喘吐清痰,反复发作,夜间加重。有肺结核病史。舌红苔白薄少津，脉弦。

诊断：喘证。

辨证：寒邪犯肺。

治法：温肺化饮。方用射干麻黄汤加减：射干15g，桔梗10g，麻黄6g，半夏9g，紫菀10g，款冬花9g，五味子15g，细辛3g，葶苈子9g，白芍10g，杏仁10g，4剂，水煎服。

6月30日二诊：咳嗽好转，舌红苔白薄，脉弦。继服前方4剂。患者痊愈。

按语：患者平素冬季咳嗽气喘，乃内有伏邪痰饮，外感风寒引动伏痰，饮邪犯肺，阻滞气道，痰气交阻，肺气不降则咳嗽气喘，寒邪犯肺，吐痰清稀，寒邪侵喉则痒。患者肺有寒饮，外感风寒引起，虽已6月，但风寒之邪仍可犯肺，吐痰清稀，喉痒为寒邪所致，治以温肺化饮。

例2　刘某某，女，65岁，1998年1月8日初诊。

患者气短咳喘，吐白痰不利，黏且量较多，午后重3~4月，口干苦，舌光红苔白中心稍厚，脉沉缓左较无力。治宜益肺化痰，方用生脉饮合止咳汤：太子参30g，麦冬20g，五味子20g，丹参20g，浙贝20g，紫菀10g，桑白皮10g，冬花10g，黄芩15g，金银花20g，瓜蒌30g，白前10g，3剂，水煎服。

二诊（1998年1月15日）：痰量明显减少，气短略减，口干，苔微黄，脉弦，治以益肺化痰，以原方加知母15g，山萸20g，4剂，水煎服。

三诊（1998年2月5日）：咳痰明显减少，气喘减轻，口苦，苔白薄，脉沉缓小，再以原方加丹参25g，赤芍15g，川芎15g，葛根20g，7剂，水煎服。

四诊（1998年2月16日）：咳痰基本消失，气喘明显好转，口干苦，脉沉缓有力，苔白薄，以原方去金银花，加赤芍20g，葛根20g，知母15g，7剂，水煎服后痊愈。

按语：患者年老心肺气虚，气虚则肺气呼吸受阻，气短；气虚，脾失健运，生痰，痰多阻肺，阻塞气道则喘；郁久化热则痰多不利而黏，治以生脉饮益气养阴；丹参凉血活血通络；冬花、浙贝、紫菀清化热痰；桑白皮、黄芩、金银花清热泻肺化痰；瓜蒌、白前止咳化痰通便，使肺热从肠道而下，釜底抽薪。口干加知母、山萸滋阴清热，补肾纳气。急则治标，缓则治本。咳痰减轻后加赤芍、川芎、葛根活血止痛通络，改善心肌供血。

（四）哮病

哮病是一发作性的痰鸣气喘疾患，发时喉中有哮鸣音，呼吸困难，不能平卧，哮必兼喘，喘未必兼哮。

1. 寒痰肃肺

症状：喉中有哮鸣音，呼吸困难，不能平卧，每遇寒冷空气即可发作，咳嗽有痰，痰色白质稀，舌淡苔白滑，脉弦。

治法：宣肺平喘，解痉化痰。

方药：华盖散加减。

杏仁 12g　麻黄 9g　苏子 10g　甘草 9g　橘红 15g
桑皮 10g　黄芩 10g　赤芍 15g　射干 10g　地龙 15g

【典型病例】

例 1　患某，男，4 岁。

因外感风寒而咳嗽，用杏苏散等治疗症状有所减轻，但有干咳，夜间睡时喉间可闻鸣声，原老用麻杏石甘汤加射干、紫菀、款冬花、百部，药后咳嗽一日减二日止。原老认为麻杏石甘汤用于发汗后，有汗而喘，无大热者，是热邪内迫于肺，热郁熏蒸而汗出，气逆不降而喘，热在里不在表。麻黄配桂枝可发汗，黄麻配杏仁利气治喘，麻黄配石膏宣里解热，麻黄配射干治水气，尚于喉间，用排除法可诊有热象，加款冬花、紫菀、百部温肺止咳、化痰平喘。

例 2　石某某，女，35 岁，1994 年 9 月 1 日初诊。

患者胸憋闷 10 余天。近 10 天来胸憋闷，夜卧呼吸困难，起则减轻，喉间痰鸣音，肺功能检查示：支气管哮喘。舌红苔白薄，脉沉缓。西医诊断：支气管哮喘；中医诊断：哮喘。辨证：寒痰壅肺，肺气不宣。治法：宣肺平喘，解痉化痰。方药：华盖散加减。处方：杏仁 12g，麻黄 9g，苏子 10g，甘草 9g，橘皮 10g，黄芩 10g，桑白皮 10g，白果仁 6g，赤芍 15g，白芍 15g，地龙 15g，2 剂，水煎服。

9 月 5 日二诊：进 2 剂药后，支气管症状消失，舌红苔白薄，脉沉缓。前方加款冬花 9g，淫羊藿 10g，6 剂。

9 月 14 日三诊：一周内两次胸憋，鼻塞好转，上颚痒，唇燥，舌红苔白薄，脉沉缓。改用小青龙汤加减：麻黄 9g，赤芍 30g，细辛 3g，甘草 9g，桂枝 10g，半夏 10g，五味子 10g，地龙 20g，蝉衣 10g，苏子 10g，杏仁 10g，3 剂，水煎服。患者痊愈，嘱避风寒。

按语：患者内有伏痰，外邪引动痰饮，痰气交阻，气道受阻，痰气相搏气道，则喉间有痰鸣声，痰阻胸中，气机受阻则胸憋闷，夜卧阴不敛阳，呼吸困难，平卧湿痰阻肺故加重，坐起气机通畅可减轻。方用小青龙汤温肺化饮，止咳平喘。用苏子、杏仁止咳平喘，地龙、蝉衣清肺平喘。

五、肾系病证治

肾系由肾、三焦水道、膀胱前列腺、尿道、睾丸等组成。肾主骨髓，主藏精，主生殖，主水液代谢等。单就肾主水液代谢而论，肾阳主开肾，阴主合，开合有度，调节和维持机体水液平衡。三焦水道承受肾脏代谢之水液（即尿液）下输膀胱，膀胱储藏尿液，待充盈后由尿道排出体外，即所谓"气化则能出矣"。《灵枢·本脏篇》明确指出"肾合三焦膀胱"，是说明三焦水道上连肾脏、下连膀胱，构成水液代谢排泄之通道即泌尿系统。《灵枢·本输篇》在脏腑相合中说："三焦者，中渎之府也，水道出焉，属膀胱，是孤之府也。"《素问·灵兰秘典论》说："三焦者，决渎之官，水道出焉"。此处说三焦者中渎之府，水道出焉。毫无疑义，三焦水道是六腑之一。所谓"中渎之府"乃言其部位居于肾与膀胱之中间，是行水之孔道。中渎是介于肾与膀胱中间行水之孔道，将水液输送于膀胱。所谓"孤之府也"乃其在脏腑相合中无脏与之相合者。因脏有五、腑有六（心与小肠合、肺与大肠合、脾与胃合、肝与胆合、肾与膀胱合），故肾合三焦膀胱，而三焦中渎之府居于肾与膀胱中间，是由解剖所见而得出的认识。

（一）水肿

水肿是指体内水液代谢障碍，肾合多开少，水液泛溢肌肤，导致眼睑、面部及周身浮肿，甚至可有胸水、腹水等。《素问·水热穴论》说其本在肾、其末在肺。后世医家张景岳依据土能制水，又增其制在脾。而肾脾肺功能障碍是引起水肿的主要病机，其本则在肾。

大体包括西医的肾源性水肿为主，也涉及心源性、肝源性水肿及功能性水肿等。诊治水肿时既要注意辨证论治，又要做理化检查明确病在何脏。四诊理化合参有助于提高疗效和预后。心源性水肿诊治见心衰证治。肝源性水肿，多见下肢浮肿及腹水。这里重点是肾性水肿及功能性水肿诊治。

1. 急性肾炎

急性肾炎多由风热感冒、咽喉痛（扁桃体感染）等引起。约有近半数病人找不到任何诱因。临床表现：眼睑及面部浮肿，渐及全身，尿少、短赤，面色泽白。尿化验有蛋白、管型等。

（1）风热袭肺，肺失宣降

症状：眼睑颜面浮肿，渐及全身，轻咳，尿短赤，面泽白，脉沉缓。尿化验同上。

治法：宣肺利水。

方药：越婢五苓加减。

麻黄 10~15g　杏仁 9g　石膏 20g　白术 15g　茯苓 30g　泽泻 30g　白茅根 30~60g　桂枝 9g

服 1~2 周，浮肿消退后，尿常规正常，可再服 1~2 周巩固。

（2）脾虚肾热

症状：轻度浮肿，疲乏，尿深黄，腰疼困，脉缓软，面泽白，尿蛋白 +~++，颗粒管。

辨证要点：浮肿疲乏，尿深黄，尿蛋白。

治法：健脾利水清热。

方药：五苓通关汤。

白术 15g　茯苓 30g　泽泻 20g　党参 10g　猪苓 20g　麻黄 9g　连翘 30g　肉桂 3~5g　知母 20g　黄柏 9g

1~2 周多可见效。

（3）水邪泛溢

症状：颜面及全身水肿明显，按之凹陷，尿少黄赤，尿蛋白。

治法：健脾宣肺利水。

方药：茯苓导水汤。

茯苓 30g　泽泻 30g　桑皮 10g　木香 10g　木瓜 9g　白术 20g　砂仁 9g　陈皮 10g　苏叶 15g　大腹皮 10g　麦冬 10g　槟榔 15g　麻黄 15g

1~5 剂不效，用攻下逐水法，疏凿饮加减：川椒目 6~9g，赤小豆 30g，槟榔 30g，商陆 20g，羌活 9g，炒二丑 9g（打碎），水煎服。

2~3 剂日泻 3~5 次，水肿可减轻，再用茯苓导水汤服 1~2 周，水肿消退后，可早服金匮肾气丸 1 丸，晚服补中益气丸 1 丸，连服 2~3 个月，巩固之。

肾炎高度水肿，有部分患者用上述利尿消肿方法治之多可见效，但有一部分病人用上述方法无效后，可用以下方法治之。

大腹水肿散：葶苈子6g，海藻10g，昆布10g，肉桂8g，二丑8g，椒目3g，牛黄2g（人工牛黄用8g）。

其为极细面，每次服3g，1日2次，白开水送下。一般2~3天可见尿量增多，6~7天水肿消退。共治疗6例，4例消退水肿，2例基本无效。

麻辛附汤合五苓散加味：麻黄24~30g，辽细辛3g，制附子10g（先煎半小时），白术20g，茯苓30g，猪苓30g，泽泻30g，肉桂6g，木香15g，川朴15g，水煎服。

1~4剂可见尿量增多，1周左右可消水肿。上述两方消肿后，再辨证施治。大量麻黄有利尿作用。未见有发汗者。个别人服药期间睡眠减少，停药即恢复。

注意：①水肿重时宜忌食盐1~2周，待尿量增多，浮肿基本消退，每日宜食少量食盐。②浮肿消退，尿蛋白转阴后，每周查尿1次，连查4次均为阴性，停汤剂，服上述两种丸药。慢性肾炎服半年左右。急性肾炎宜服2~3个月巩固之。③要预防感冒，若感冒后立即服药治之，以防复发。

（4）隐匿型肾炎无浮肿症状

多在体检或因腰困疼，化验尿有蛋白、管型、红白血细胞等。辨证时，若尿黄或深黄，腰困疼，脉沉缓，属肾虚蕴热证，宜先清后补；若先用补肾有留邪之虞。

治法：宜清湿热。

方药：八正散加味。

萹蓄 15g　瞿麦 15g　木通 4~6g　栀子 15g　滑石 15g
车前子 9g　甘草 9g　大黄 6~9g　连翘 30g　石韦 20g

6 剂，复查尿常规，如见好转可再服 6~12 剂。此方对慢性肾炎急性发作或慢性肾炎尿色黄或深黄，可用此方治 2~3 周，尿蛋白多在下降后再以补肾活血法治之。还可参照脾虚肾热证、五苓通关汤治之。有腰困疼，可以补肾为主兼清热，济生肾气汤加知母、黄柏治之，多可见效。

注意：木通用量 4~6g 为宜，最大不过 9g。若用量过大损害肾脏，切记，也不宜久服。

2. 慢性肾炎

迁延性及慢性肾炎证治同。后者较前者治愈率低，辨证治疗和激素治疗并用治愈率约 50%，所以目前仍是较为难治病证。

（1）脾阳虚水泛

症状：肢体倦怠，畏寒，下肢发凉，凉肿按之凹陷，腹胀午后甚，苔白薄，舌泽白，脉沉缓或弦。

辨证要点：倦怠，下肢浮肿发凉，腹胀午后甚。

治法：健脾温阳利水。

方药：实脾饮加味。

党参 10g　白术 20g　茯苓 30g　木香 9g　木瓜 9g
制附子 10g（先煎半小时）　大腹皮 10g　川朴 15g　草果仁 9g　干姜 9g　泽泻 30g　猪苓 20g

服 1 周，见效后再服 1~2 周，每周验尿 1 次，如浮肿、腹胀等症消失，尿蛋白明显减少，可服 1 月左右。如尿蛋白徘徊在 +~++ 号，可以本着"其本在肾"原则，以温阳补肾，金匮肾气汤加味：熟地 15g，山萸 9g，山药 10g，丹皮 9g，茯苓 15g，泽泻 15g，肉桂 5g，制附子 4g，连翘 30g，丹参 30g，芡实 10g，金樱子 10g，水煎服。

2 周验尿 1 次，主要观察尿蛋白减少情况。若 1 月左右尿蛋白有下降趋势，可再续服 1~2 个月。

（2）水邪泛溢

可参照前水邪泛溢治法。可并服金匮肾气丸，每次 2 丸，1 日 3 次。

（3）肾虚夹湿热

症状：腰膝酸软，或腰困疼，下肢轻度浮肿，尿色黄，脉沉缓。

辨证要点：腰困疼、腿软、尿黄或深黄。

治法：补肾清湿热。

方药：六味地黄合通关丸加味。

熟地 15g　山药 10g　山萸 9g　丹皮 9g　泽泻 15~20g　茯苓 15~20g　肉桂 3g　知母 20g　黄柏 9g　丹参 30g　连翘 30g

2 周验尿 1 次，1 个月左右尿蛋白减少，可服 2~3 个月。

注意事项：水肿明显时，忌盐，待水肿渐消时，可食少量食盐。忌盐过久则疲乏无力。

说明：用丹参、连翘的思路。丹参化瘀通络清热，有关研究显示能缓解毛细血管痉挛，改善微循环，改善肾小球缺血状态。连翘清热解毒，有研究表明，能降低毛细血管通透性，抗变态反应。二药合用可降低蛋白尿。

【典型病例】

例1 胡某某，男，32岁，1973年6月25日入院。

患者2年多来全身水肿反复发作3次，均用激素治疗而缓解。已诊断慢性肾炎。近10天感咽疼发热，于第五天出现面及周身水肿，经治疗咽痛、发烧已愈，而水肿渐加重，按之凹陷（中度），尿少色黄，腰酸，两腿发凉，足冷，面色泽白，脉缓软。查尿蛋白+++，红细胞+，颗粒管型2~4个。

诊断：慢性肾炎急性发作。

辨证：肾阳虚。

治法：温肾利水。

方药：金匮肾气汤加味。

熟地15g 山药12g 山萸9g 丹皮9g 茯苓15g 泽泻15g 制附子3g 肉桂3g 连翘30g 麻黄9g 金樱子9g 芡实15g

6剂，水煎服。

药后尿量增多，水肿消退大半，腰酸减轻，原方又6剂，浮肿消退，腿凉减轻。查尿蛋白+，颗粒管型(-)，红细胞(-)。效不更方。原方又12剂，查尿蛋白±，面色转红润，下肢凉消失。脉缓和较有力，继以原方30剂。查尿3次蛋白(-)已愈。后早服肾气丸1丸，晚服补中益气丸1丸，连服半年，巩固之。随访3年未发作。

例2 李某某，男，50岁，1977年11月10日入院。

双下肢浮肿半月多，按之凹陷（轻度），食纳差，疲倦，苔白薄，脉弦，查尿蛋白++，红、白细胞2~5，颗粒管型0~1。血压120/80mmHg。

诊断：急性肾炎。

辨证：脾虚肾热。

治法：健脾利水兼清热。

方药：五苓通关加味。

党参10g 白术15g 茯苓15g 泽泻15g 肉桂6g
知母10g 黄柏10g 连翘30g 麻黄10g

6剂，水煎服。

进6剂浮肿消退，查尿无变化。原方加芡实15g进15剂，查尿蛋白+，余（－），又服15剂查尿蛋白+/－，又服20剂查尿蛋白（－）。后以金匮肾气丸早1丸，补中益气丸晚1丸，服3个月巩固。随访9年未复发。

例3 刘某某，男，23岁，1984年11月22日。

患急性肾炎1年余，验尿蛋白+++，颗粒管型1~2，以亚急性肾炎收入院治疗。患者10个月前因感冒咽疼半月出现腰痛腿软，尿短赤不畅，在当地医院验尿蛋白+++，以急性肾炎入院，注青霉素服中药（不详）治疗3个多月不效。现症：腰酸困，腿酸软，尿色黄，无浮肿，脉沉缓。辨证：肾虚湿热。治以补肾清湿热，六味地黄汤加滑石、车前子、小蓟、连翘等治疗4个多月。腰疼、腿软减轻，验尿蛋白++~+，又服一个月无变化。又改用知柏地黄汤加丹参、旱莲草、连翘、白茅根各 30g，益母草 15g，进 63 剂（2 个多月），腰疼、腿软又有好转，查尿蛋白 ++~+，红、白细胞 0~1，无变化。

1985 年 7 月 10 日，再次对治疗过程分析，辨证无误，补肾清湿热，治疗 8 个多月，症状及蛋白尿均有好转，但腰困、腿酸软及尿蛋白 ++~+ 徘徊数月不再降，仔细分析考虑张子和有"邪去则正安"之论，试以祛邪为主。用清湿热法，八正散加味：瞿麦 15g，扁蓄 15g，滑石 15g，车前子 15g，栀子 9g，大黄 9g，木通 6g，甘草 3g，败酱草 30g，连翘 30g，9 剂，水煎服。

药后尿色变淡黄，腰困、腿软好转，查尿蛋白转阴。原方又进 20 剂，腰酸困、腿软消失，验尿 3 次均（－），又进 21 剂，计 50 剂，查尿 5 次蛋白均为（－）而告愈。

例 4　杨某某，男，34 岁，1969 年 12 月 5 日初诊。

患慢性肾炎一年半，用西药治疗不效。近日赴北京某大医院检查：尿蛋白 +++，红细胞（满），颗粒管型、透明管型各 0~1。同位素肾图检查示：双肾功能不正常，血管段流量均低，分泌段均延长，右肾更差，双侧排泄段均缓慢。诊断：慢性肾炎。入院后查尿常规与上述同。

现症：腰痛，尿深黄，气短，疲倦，食欲差，自汗，苔白薄，脉缓软，易感冒。血压 112/80mmHg。辨证：脾肾气虚，以脾虚为重。治以健脾为主兼补肾，用异功散合防己黄芪汤加川断、菟丝子、金樱子等，治 2 个月脾虚，症状明显减轻，化验尿 4 次，蛋白 ++，红细胞 10~15，管型（－），有好转。1970 年 2 月，因故另找他医治疗半年仍无进步。于同年 8 月 20 日又求予诊治，查阅治疗病历，因头晕腰困等用枸菊地黄加味服 2 个月，化验尿无改变，又更以补肾固精法，以五子衍宗丸加桂附等治半个多月，出现心烦热等症，尿化验蛋白 ++，红细胞（满）有加量趋势。复更以麦味地黄汤加减服 2 个月多，五心烦热等消失，而出现左下腹痛下坠、大便不畅，化验尿蛋白 ++，红细胞 10~15 个，与半年前同。出现左下腹痛下坠，大便不畅，做饮剂灌肠检查示：结肠炎。脉弦略数。辨证为大肠湿热为主兼肾虚。治以清湿热为主兼补肾，白头翁汤加减：白头翁 15g，白芍 15g，甘草 15g，神曲 15g，黄芩 9g，黄连 6g，陈皮 6g，大黄 5g，枳实 6g，水煎服。每日 1 剂。并服六味地黄丸每日早晚各 1 丸，白开水送下，服用 4 个月，前述诸症均消失。2 个月后化验尿蛋白 +，红细胞 0~1，明显好转。4 个月验尿 4 次蛋白 +，红细胞 0~1。停汤剂，配制两种丸药继续巩固治疗。考虑大肠湿热虽已消除，而尿蛋白 ++ 降至 +，稳定 2 个多月，清湿热起了主要作用，故以补肾为主兼清湿热。

第一方，六味地黄加味：熟地 100g，山萸 60g，山药 90g，丹皮 30g，泽泻 30g，茯苓 60g，鹿角胶 60g，黄柏 30g。共细末，炼蜜丸 9 克重，早晚各 1 丸，白开水送下。

第二方，白头翁汤加减：白头翁 50g，木香 6g，黄连 20g，白芍 30g，陈皮 30g，川朴 30g，秦皮 30g，五味子 30g，槟榔 25g。共细末，炼蜜丸 9 克重，每日中午服 1 丸。

服完后，尿蛋白 ±，余（－）。又过一个月后查尿蛋白（－）。之后每月验尿一次均为（－）。随访 8 年未复发。

（二）淋证

淋证以尿道热、痛、尿频急为主症，分为热淋、血淋、石淋、膏淋、劳淋等 5 种。初病由膀胱尿道湿热而致。

1. 热淋

（1）膀胱尿道湿热

症状：尿急尿频，尿道灼热疼痛，脉多沉缓。

治法：清热通淋。

方药：八正散加味为主方。

萹蓄 15g　瞿麦 15g　木通 6g　滑石 15g　车前子 10g 栀子 15g　大黄 9g　甘草 9g　蒲公英 30g　竹叶　灯心引

加减：尿道热痛甚，加黄芩 20g，苍术 9g，或知母 15g，黄柏 9g；兼腰痛者，加炒杜仲 15g，续断 15g。

注意：方中大黄有清湿热通淋作用，若不用则效减。初服 1~3 剂，大便稀可略增多。若平素大便稀，可用 4~6g。一般 3~6 剂见效，症状消失后，再服 1 周左右巩固。不宜停药过早，过早易反复。

2. 劳淋

劳淋是劳累后反复发作，多属虚中夹热。发作后，症状大体与热淋同，以上述方法治之。症状基本消失后，宜补肾清湿热，知柏地黄汤（常用量）加蒲公英 30g，石韦 30g，服 2~3 周可减少复发。

若小腹下坠、肢体倦怠者，用补中益气汤（常用量）加蒲公英 30g、猪苓 15g；若只有尿急尿频，尿色清白，而无热、痛，宜温补肾气，金匮肾气汤加乌药 9g，益智仁 9g。

3. 血淋

（1）膀胱湿热伤络

症状：尿急、频，尿道热、痛，尿血，脉沉缓或弦。

治法：清热凉血。

方药：八正散（方见前）加生地 30g，郁金 10g，黄柏 9g，水煎服。1 周左右可见效，服至 2 周，尿道热、痛已解。仍有尿血，或尿检查有潜血者，可更方用小蓟饮加白茅根。

小蓟 30g　栀子 15g　滑石 10g　淡竹叶 9g　当归 10g 藕节 10g　通草 6g　甘草 9g　炒蒲黄 9g　生地 20~30g 白茅根 30g　车前子 9g

若 3~5 剂不效，加连翘 30g，黄芩 20g。待肉眼血尿消失、尿常规有潜血者，再服 1~2 周，如潜血加号减少，可继续服至消失。

注意：淋血与尿血区别。尿血同出疼痛是淋血（也叫血淋）。尿与血分出无痛感是尿血。若先尿血一股后尿色变清者，多由尿道络伤出血。若尿终见血者，多由肾络损伤，或"三焦水道"输尿管络伤出血。若尿血有瘀块者，病在膀胱即膀胱络伤出血。并做理化检查如 B 超、尿常规、尿三杯试验及膀胱镜、膀胱逆行造影等检查确定病位及区分炎症、结核及肿瘤等。

4.膏淋

膏淋是尿道灼热疼痛，尿初似脓似膏，或尿终又有脓状物，是尿道湿热证（尿道炎）。治宜清湿热。八正散加蒲公英30g，连翘30g，双花30g、黄柏10g，水煎3遍，混合后分3次服，1日1剂。约1周可见效。疗程同热淋。

（三）急慢性肾盂肾炎

急性肾盂肾炎也称泌尿系感染，辨证治疗参照热淋、血淋治法。若出现恶寒发热，体温升高，可用八正散合小柴胡汤治之。

慢性肾盂肾炎证治参照劳淋及慢性肾炎。

（四）泌尿系结石

泌尿系结石包括肾、输尿管、膀胱及尿道等，"石淋"即泌尿系结石较轻者，故不单论。

形成结石原因有不同的认识，《诸病源候论》："石淋者，淋而出石也。肾主水，水结为石，故肾容砂石。"后医多宗华佗"湿热熬炼成石"说。但与临床所见不符。许多结石病人，无湿热见证，只是在结石较大移动过程中出现尿急、热、痛及尿血等湿热症状。故内因是肾虚，因至虚之处便是容邪之所。外因是与水质中含钙量高有关。输尿管即"三焦水道"。输尿管结石即《内经》三焦水道病证之一。

诊断：①疼痛，可有腰部剧痛，放散至阴囊及大腿内侧,继而尿急、频、疼、尿血。尿化验,蛋白,红白细胞(满),B超可示结石部位及大小。以往拍腹部平片,肾盂碘造影。②一部分于体检时B超发现。膀胱结石有尿中断。

辨证:膀胱湿热。

治法:通淋排石。

方药:通淋排石汤(自制方)。

萹蓄15g 瞿麦15g 滑石15g 车前子20~30g 金钱草30~50g 鸡内金10g 海金沙10g 石韦30g 枳壳20g 牛膝20g 赤芍30g

10~30剂。若药后恶心,于饭后2小时服,服药4小时后,尽量饮白开水1000毫升左右,使尿量增加,并可多活动,有利于结石移动排出。若出现小腹急痛,可肌注阿托品解痉止痛。

疗效因人而异,有数剂将石排出者,有1~2个月者,也有人服药时间较长溶石者。

若结石直径大于1厘米,不易排石。若结石日久反复发作疼痛,输尿管发生狭窄者不利于排石。

川牛膝、王不留行属下行药,可促进输尿管蠕动。枳壳、赤白芍有解痉止痛作用。软坚散结药如三棱、莪术等对结石较大者可试用。

【典型病例】

郝某某,男,62岁,1983年6月4日诊。

3天前突然右下腹痛,痛甚时欲尿。无尿道症,痛几次后出现右腰右季胁痛。拍肾区平片示:右输尿管近第四腰椎处有 9mm×4mm 结石影像。尿化验：红、白细胞少许。脉沉缓。诊断：输尿管（右）结石。治以通淋排石，方用通淋排石汤（自制方）。

萹蓄 15g　瞿麦 15g　滑石 15g　车前子 20g　金钱草 50g　鸡内金 9g　海金沙 10g　石韦 30g　枳壳 20g　川牛膝 20g　川楝子 15g

6 剂，水煎服。

拍肾区平片示，结石下段疼痛消失，原方去川楝子加赤芍 30g，服 14 剂，排出黄豆大小结石 3 块。复查肾区平片，右输尿管结石影消失，后做 CT 检查：未见异常。

（五）癃闭（尿闭）

癃，尿滴沥难出。闭，尿不出，即尿闭，多由膀胱不利气虚不化而致。尿闭小腹胀满，可先导尿 1 次再服药。

膀胱气化不利最常见，治以湿化膀胱之气，方用五苓合通关汤（茯苓 30g，泽泻 20g，猪苓 20g，肉桂 6g，知母 15g，黄柏 9g，白术 20g，木香 9g），水煎服，数剂可愈。

膀胱湿热，由尿急、频、尿道灼热痛，渐至尿滴沥难出而尿闭。治宜清热利尿，方用八正散加木香治之。

肾气虚不利，即先有尿滴沥不畅，渐及尿闭，而无尿道热痛等症（多由前列腺肥大所致）。治以温补肾与膀胱之气，济生肾气汤加木香、赤芍等治之。兼有尿痛者加知母、黄柏。

注意：询问平时若有尿滴沥不畅，年龄较大者，做 B

超检查，若有前列腺肥大（增生），可导尿与服药同治 1~2 周，多可见效。不效者，由泌尿外科治之。

（六）遗尿、尿失禁

遗尿是尿出无知，包括夜睡中尿床。尿失禁是尿出知道而不能控制。多由肾气虚膀胱不约而致。膀胱功能为约与括。约则紧束使尿液充盈；括则开放使尿液排出。即所谓气化则能出矣。

治法：补肾气，温化膀胱，方用温肾固尿汤（自制方）。

熟地 15g　山药 10g　丹皮 9g　山萸 9g　五味子 10g　益智仁 9g　桑螵蛸 9g　补骨脂 9g　肉桂 3g　制附子 3g　黄芪 20~30g

此方屡用多验，6~14 剂多可见效。

加减法：尿频而无尿道热、痛者，加乌药 9g；口渴，加麦冬 10~20g；腰困疼，加炒杜仲、川断。

本方对成年人尿失禁、遗尿及小儿夜间尿床均可用之，疗效显著。黄芪赤风汤加桑螵蛸、益智仁等治尿失禁也有效。

【典型病例】

武某某，男，14 岁，1982 年 8 月 11 日诊。

患者诉夜间尿床 4 年多，且口渴欲饮，每餐后可饮水 1000ml 左右，体质较壮，脉沉缓较有力。治法：补肾固尿，生津止渴。方药：补肾固尿汤加减。

熟地 15g　山药 10g　丹皮 9g　泽泻 8g　茯苓 9g　五

味子 10g　麦冬 10g　肉桂 3g　制附子 2g　益智仁 10g
桑螵蛸 6g　黄芪 20g　补骨脂 9g　赤芍 10g

进 9 剂，于 9 月 14 日告知，进 5 剂口渴欲饮消失，29
天未尿床。随访 2 年未复发。

（七）尿浊

尿浊，是尿液混浊，有两种须区分。一是尿液有时混
浊似面汤，或尿盆底有混浊物沉淀。宜化验尿，若是矿物质，
只需平时多喝水以防形成结石。也可服六味地黄丸或金匮
肾气丸 1~2 月，多有益处。二是尿混浊似油膏，尿入盆中
上面一层似浮游状物，是乳糜尿，可用萆薢分清饮加减。

萆薢 20g　菖蒲 10g　益智仁 15g　知母 15g　黄柏 9g
猪苓 10g　泽泻 10g　白术 15g

6~20 剂，部分有效。

（八）睾丸肿痛（睾丸炎）

睾丸肿痛多见于一侧，又叫偏子坠。睾丸坠胀疼痛，
触之痛块，肿大。多由湿热郁结睾丸而致。

治以清热解毒，方用加味黄连解毒汤。

黄连 10~15g　黄芩 10~15g　黄柏 10~15g　栀子 20g
连翘 30g　金银花 30g

2~3 剂见效，5~10 剂可愈。

单方：川大黄 9g，捣成细面，鸡蛋 1 个，打一小口去
清后，将大黄面放入后，外包两层麻纸（白纸可用 4 层），

外面用净黄土混包好，放炉火旁煨之（即慢慢烤干）。鸡蛋煨熟，去泥纸及蛋壳，将药与蛋黄一次吞服。每日1个，一般服3个可见显效，6~7个可愈。

（九）遗精

遗精分有梦而遗与不梦而遗。多由肾虚精关不固，或相火盛而致。治以补肾固精，方用固精丸（汤）为主方。

莲须30g　芡实10g　沙苑子10g　菟丝子10g　金樱子10g　生龙牡各30g　五味子10g

一般1~3周可愈。

若有梦而遗，加知母、黄柏。若病程长经年不愈者，服药时间要长，1月左右，见效后再以本方将生龙牡改煅龙牡，配6剂或10剂，以法制成蜜丸9克重。每次1丸，一日2~3次，白开水送服。

【典型病例】

原某某，男，23岁，1978年10月10日诊。

患者诉不梦遗精每周2~3次，病程一年多，并失眠、疲倦、腰疼困，经多法治之不效。近来滑精，脉沉细。证属心肾两虚，精关不固。治以补肾固精、养心安神。

莲须30g　芡实10g　生龙牡各30g　沙苑子10g　菟丝子10g　金樱子15g　远志10g　党参10g　菖蒲10g　炒枣仁20g　鸡内金10g　琥珀粉（冲服）2g　朱砂（冲服）0.5g

进18剂，遗精次数少大半，睡眠好转5小时左右，脉沉缓较前有力。以上方去朱砂加石莲子 30g，又服 40 剂而愈。并以原方 6 剂，以法制蜜丸 9g 重，早晚各 1 丸巩固。随访 5 年未复发。

（十）阳痿、早泄

早泄是阳痿前期症状，多数阳痿病人有这样经过。因而出现早泄时即应及时治疗，可不发生阳痿。

阳痿原因多方面，有禀赋偏虚者，有因房事过者，有因惊吓者，有因手淫者，然而临床所见，以肾气虚为多见。

肾气虚：早泄阳痿、疲倦，尤以同房后更疲倦，腰酸困或痛，或腿膝酸软，脉多沉缓而力。治以湿补肾气，方用补肾起痿汤（自制方）。

熟地 15g　山萸 9g　丹皮 9g　菟丝子 10g　车前子 9g　枸杞子 10g　金樱子 10g　五味子 20g　补骨脂 9g　锁阳 9g　肉苁蓉 9g　巴戟天 10g　仙灵脾 20g　仙茅 15g　公丁香 6g　人参 9g（捣细）

轻者 1 个月左右见效，重者 2~3 个月见效，最快 1~2 周见效。

加减法：失眠，加炒枣仁、远志或柏子仁、夜交藤；腰痛甚者，加炒杜仲、川断；手足心烧，加丹皮、龟板（醋制）；午后身热者，去人参、公丁香，加太子参、知母、黄柏；年龄为 50 岁左右者，加川芎、赤芍、丹参等活血之品，有益于恢复。

若服 1 月左右汤剂见效后，可将该方剂 6 剂，另加蛤蚧一对，鹿茸 15g，共焙干为细面，过 80 目筛，粗渣再焙干再研，再过筛，最后将药面和匀，以法制蜜丸 9 克重。每次 1 丸，一日 2~3 次，白开水送下。

午后夜间身热，不宜用鹿茸。

注意：本病服药期间忌房事。

【典型病例】

例 1　李某某，男，26 岁，1981 年 2 月 10 日初诊。

患者失眠（3~4 小时）6 年多，腰疼困，阳痿半年多，无尿疼、尿白浊史。疲倦乏力，脉沉小。辨证属心肾俱虚，治以补肾气养心神，方用补肾起痿汤加减。

菟丝子 60g　补骨脂 60g　五味子 70g　枸杞子 60g　车前子 60g　金樱子 60g　熟地 60g　山萸肉 6g　丹皮 50g　茯苓 60g　淫羊藿 80g　仙茅 50g　巴戟天 50g　肉苁蓉 50g　锁阳 50g　柏子仁 60g　炒枣仁 50g　红人参 60g　蛤蚧一对

共为细面，以法制蜜丸 9g 重，每次 1 丸，一日 3 次。

同年 6 月 20 日复诊，阳痿、失眠均痊愈，又以原方配制丸药一个疗程巩固。

例 2　王某某，男，32 岁，1969 年 3 月 25 日初诊。

患早泄后阳痿，有时腰困、疲乏，婚后一年女方提出离婚，精神苦闷，脉沉缓。辨证属阳痿肾气虚，治以补肾气助阳，方用补肾起痿汤加减。

熟地 60g　山萸 60g　丹皮 50g　菟丝子 60g　车前子 50g　五味子 80g　枸杞子 60g　金樱子 60g　补骨脂 60g

覆盆子 60g　淫羊藿 60g　红人参 15g　鹿茸 15g　巴戟天 50g　肉苁蓉 50g　锁阳 50g　蛤蚧一对

共研细面，以法制蜜丸 9g 重，早晚各 1 丸，白开水服。

一个疗程服完后痊愈。1 年后又结婚，生 1 女 2 男。

例 3　李某某，男，37 岁，1982 年 10 月 19 日初诊。

阳痿 7 年，初起较轻为早泄，完全性阳痿 5 年。28 岁结婚，已有男孩子一个。曾服中药（不详）3 个多月不效，现其妻提出离婚，经调解后再等一年（就诊时已有 9 个月，精神压力较大）。脉缓软无力，证属肾气虚阳痿。治以补肾气助阳，方用补肾起痿汤加减。

熟地 12g　山萸肉 9g　菟丝子 10g　枸杞子 10g　覆盆子 10g　五味子 20g　金樱子 15g　芡实 10g　淫羊藿 15g　仙茅 15g　公丁香 6g　车前子 10g　肉苁蓉 15g　锁阳 10g　巴戟天 15g　蛇床子 10g　煅龙牡各 15g

每日 1 剂，煎 3 次，服 3 次。连服 40 剂基本恢复，又服 10 剂。

同年 12 月 10 日复诊，阳痿愈。自恐反复，故以原方 6 剂，共焙干为细面，以法制成蜜丸 9 克重，早晚各 1 丸，以巩固疗效。

按语：因距离婚期限只 4 个月，服丸药效较缓，故用汤剂，一日服 3 次，2 月治愈。

（十一）前列腺炎

前列腺炎大体属于中医学的膀胱尿道湿热、会阴痛、阴囊痛等症。多由肾虚湿热、嗜酒、房事过度等引起。须理化检查确诊。

1. 尿道湿热

症状：尿频、尿急、尿道热痛，脉多沉缓，苔白薄。

治法：清湿热。

方药：八正散加知母、黄柏、蒲公英等治之（方见热淋）。

轻者，尿道灼热，排尿不舒畅，尿终末或大便时尿道有白色分泌物排出，治法仍宜清湿热，方用八正散加减。

萹蓄 15g　瞿麦 15g　栀子 15g　车前子 10g　大黄 6g
甘草 9g　蒲公英 30g　败酱草 30g　赤芍 10g　黄芩 20g

2. 湿热夹瘀

症状：尿道不舒，会阴痛或不舒，或阴囊及小腹疼或腰骶疼，脉弦或沉缓。

治法：清热祛湿，化瘀通络。

方药：茴楝五苓散加味。

川楝子 20g　小茴香 9g　白术 15g　猪苓 20g　泽泻
15g　桂枝 9g　茯苓 15g　赤芍 20g　王不留行 15g　蒲公
英 30g　地丁 15g　石韦 30g

一般 1~2 周症状减轻后，须服 1~2 个月或更长，直至症状消失后再服 2 周左右巩固以防转为慢性。服药期间，宜忌房事。

注意：患前列腺炎后，可出现性功能减退、早泄，甚至阳痿。此时可不用助阳药。此病治愈，阳痿多可自复。

若仍未恢复可用补肾助阳药。

【典型病例】

张某某，男，65岁，1970年4月17日因发烧、尿闭收住院治疗。

患者发烧3天，体温38℃~39℃，出现排尿困难，此日尿闭。查白细胞$18 \times 10^9/L$，即请外科检查前列腺约$3cm \times 3cm \times 2cm$，诊断为前列腺肥大合并感染。输红霉素，口服乙烯雌酚、呋喃旦丁等治疗，留置导尿管导尿。查舌红，苔黄燥，脉弦数。中医诊断：癃闭。辨证属膀胱湿热，治以清利湿热，方用八正散加减。

萹蓄12g　瞿麦12g　滑石15g　大黄5g　车前子12g
甘草9g　木通9g　黄柏9g　知母15g　木香6g　莪术15g
麦冬10g

4剂，水煎服。

4月21日体温正常，试拔去导尿管，能尿出，但痛甚。以原方去木香改黄柏15g，加连翘30g，4剂，尿痛减轻，但尿出脓状物及血丝，并出现胃痛不能进食，停用乙烯雌酚、呋喃旦丁及红霉素。考虑胃痛乃药物刺激所致。

4月26日以和胃止痛兼利尿，方用芍草汤加味。

白芍30g　甘草30g　玉竹15g　藿香10g　车前子
15g　泽泻15g

4剂，水煎服。

进1剂胃痛减轻，3剂胃痛止，能进食。但排尿仍不畅，以本方加石韦20g、滑石18g，7剂。黄舌苔转白薄，脉弦，尿痛消失，但有尿等待（站几分钟尿排出），以第一方（即八正散加减）加赤芍9g，8剂，排尿通畅尿等待基本消失，继以第一方14剂，能即刻尿出，临床治愈。又服12剂巩固治疗。

（十二）阴囊潮湿

阴囊潮湿多由脾肾气虚，湿邪下注羁留阴囊而致。

1.脾肾气虚

症状：阴囊潮湿，疲倦，腰困或腰膝酸软，脉缓软、沉细。

治法：健脾补肾。

方药：四君子与青娥丸加减。

党参10~20g　白术20g　茯苓15g　苍术15g　甘草6g　炒杜仲15g　黄芪20g　川断20g　补骨脂9g

2.脾肾阳虚

症状：阴囊潮湿发凉，腰困或下肢发凉，脉沉迟或沉缓。

治法：温肾健脾。

方药：甘姜苓术汤加味。

干姜6g　白术20g　茯苓15g　苍术20g　炙甘草9g　肉桂6g　制附子5g　炒杜仲20g　葫芦巴15g

一般1周左右可见效。

六、妇科病证治

导师妇科临床经验颇多，对调经、止带及治疗习惯性流产等都有独到的经验。兹将有导师特点的证治类型选介如下。

月经病有月经先期、月经后期或先后无定期；经量可见过多（进而可成崩漏）、过少（可发展为闭经）以及痛经等多种临床表现。导师在长期临床实践中形成了独到的选方用药习惯，现将有典型特色的证型分述于下。

（一）月经病

1. 月经先期

（1）肝气郁结

症状：月经提前7天来潮，月经来潮前伴有乳房胀痛，烦躁易怒，舌淡苔白，脉弦。

治法：疏肝解郁，方用逍遥散加减。

柴胡 10g　茯苓 10g　香附 10g　当归 15g　白芍 15g　泽兰叶 15g　熟地 15g　藁本 15g　栀子 15g　白术 9g　青皮 9g　甘草 6g　川断 20g

（2）月经先期，气虚血热

症状：月经先期，量多色深，质稠，伴心烦，口干渴，乏力，便秘，舌质红，苔薄少津，脉数。

治法：益气养血，泻热调经，方用芩连四物汤加味。

黄芩 12g　黄连 9g　生地 20g　白芍 15g　当归 6g 川芎 6g　黄芪 30g　党参 10g　地榆 15g

若手足心热加麦冬 15g，知母 10g，黄柏 6g。

2. 月经后期

（1）月经后期，胞宫虚寒

症状：月经后期，量少色暗有血块，小腹冷痛，畏寒肢冷，腰困、乏力，苔白，脉沉紧。

治法：暖宫散寒，调经补虚，方用当归四逆汤加味。

当归 15g　桂枝 15g　白芍 20g　细辛 5g　甘草 10g 木通 10g　吴茱萸 6g　生姜 6 片

加减：若寒甚桂枝可用官桂，并加仙灵脾 10g；若寒凝血滞，酌加莪术 9g，牛膝 12g；若腰困、乏力甚，加黄芪 30g，川断 9g。

（2）脾虚

症状：月经延后 7 天以上，腰背酸困，纳差乏力，舌淡苔白，脉细弱。

治法：补气健脾，充养胞宫，方用补中益气汤加味。

黄芪 15g　当归 10g　焦白术 10g　陈皮 10g　党参 10g　阿胶 10g　何首乌 10g　杜仲 10g　川芎 6g　柴胡 6g 升麻 6g

3. 痛经

（1）气滞

症状：经期腹胀痛，经行不畅，或胸胁双乳憋胀，舌淡苔白，脉弦等。

治法：行气止痛，方用加味乌沉汤加减。

乌药 10g　砂仁 6g（后下）　元胡 10g　木香 9g　香附 9g　甘草 6g　槟榔 9g　赤芍 10g

（2）血瘀

症状：经期腹痛甚，有血块，经行不畅，舌质暗或有瘀点，脉弦涩。

治法：化瘀止痛，方用琥珀散加减。

琥珀 1g（冲）　三棱 10g　莪术 10g　丹皮 9g　官桂 9g　元胡 6g　乌药 6g　刘寄奴 9g　当归 9g　赤芍 6g　生地 12g

（3）寒凝

症状：经期腹痛甚，喜温，有血块，行经不畅，舌质暗，脉弦涩。

治法：温经止痛，方用血府逐瘀汤加减。

熟地 15g　桃仁 20g　红花 20g　赤芍 10g　白芍 10g　柴胡 10g　川芎 20g　牛膝 10g　香附 15g

4.闭经

闭经可由多种原因引起。一般常用以下方剂治之。肝肾不足者可用归肾丸加味，气血亏虚者宜人参养荣汤，阴虚血燥多选加减一阴煎，气滞血瘀者当用血府逐瘀汤，痰湿阻滞者宜苍术导痰丸合佛手散。而寒热虚实不明显者，导师常用两首方剂治之。一曰过期饮（《济阴纲目》），由当归、白芍、熟地、香附、川芎、红花、桃仁、莪术、木通、甘草、肉桂组成。其中当归、红花 20~30g，川芎 20g，香附 15g，其余用常量；二曰"双柏四物汤"（导师经验方），由当归 30g，熟地 15g，白芍 10g，川芎 10g，柏子仁 15g，黄柏 10g，川断 10g，牛膝 10g，泽兰叶 15g 组成。均作水煎服。

（二）带下病

带下病是妇科常见病。导师临床主要以黄、白、黏、稀、赤五点辨证论治。常用二妙散加味、补中益气汤加减、升阳除湿汤加减以及完带汤等治之多效。其加减特点是：带下色白质黏而无明显脾虚者，用二妙散加双花、连翘、蒲公英各 30g，乌贼骨 15g（打碎），水煎服；若带下质稀而白兼脾虚者，用补中益气汤，酌加山药 30g、茯苓 30g、乌贼骨 15g（打碎）；若黄带质黏，味臭，属湿热者，用二妙散加双花、连翘、公英、紫花地丁各 30g，苦参 20g，乌贼骨 10g；若黄带质黏无臭者，用完带汤加减；若带下清晰如水，脾虚湿盛用升阳除湿汤加减；若带下兼赤，酌加黄芩炭、黑芥穗、椿皮、地榆等。

1. 脾虚

症状：带下量多，质稀，色白，精神不振，疲倦乏力，面色萎黄，舌淡有齿痕苔白，脉缓。

治法：健脾利湿，方用补中益气汤加减。

党参 10g　白术 10g　当归 9g　升麻 6g　柴胡 6g　陈皮 10g　甘草 9g　黄芪 20g　苍术 10g　白芍 10g　山药 10g　生姜 6片　大枣 2个

2. 肾虚夹湿

症状：带下量多如水样，腰部困重，疲乏无力，怕冷，舌淡苔白，脉沉缓。

治法：补肾除湿，方用升阳除湿汤加减。

升麻 9g　柴胡 10g　防风 10g　猪苓 20g　泽泻 10g 陈皮 9g　苍术 15g　甘草 9g

3. 肝郁证

症状：带下色黄，质稠有异味，情绪不畅，两胁胀痛，舌红苔白薄，脉沉缓。

治法：疏肝解郁，方用四逆汤加减。

柴胡 10g　白芍 10g　香附 10g　枳壳 10g　甘草 6g 元参 20g　浙贝母 15g

【典型病例】

例 1　陈某某，女，50 岁，1997 年 7 月 28 日初诊。

带下量多，质稀兼黄已 3 月余。疲倦、精神不振，面色偏黄，苔薄，脉缓小。诊断为带下，辨证属脾虚兼热，治以益气健脾，清热止带，方用补中益气汤加味。

党参 10g　白术 10g　当归 9g　升麻 6g　柴胡 6g　陈皮 10g　甘草 9g　黄芪 20g　蒲公英 40g　乌贼骨 15g（打碎）生姜 6 片　大枣 2 个

8 月 1 日二诊：带下量减半，疲乏好转，余症同前，脉沉缓。继用上方 6 剂。

8 月 8 日三诊：带下量未再减，疲乏消失。舌脉同前，首诊方去公英，加连翘、金银花各 30g，黄柏 9g，水煎服 6 剂。

8月18日四诊：服此方觉效果好，又自服2剂，共8剂,现带下基本消失。问可否停药？嘱用补中益气丸20丸，连翘败毒丸10丸，2：1合服巩固之。

例2 刘某某，女，36岁，1990年3月14日初诊。

左侧少腹及腰骶困疼十余年。初则轻微，时隐时现，近一年多来加重，偶有流水样白带，有臭味，同房后加重并带血，疲乏，小腹内有热感，尿色深黄，但无尿痛，有时左背冷。B超示：①子宫偏大；②左侧附件囊肿物4.0cm×2.7cm。舌尖红苔薄黄，脉沉小略弦。诊断为带下病，辨证属肾虚，胞宫湿热，治以升阳化湿热，方用升阳化湿汤加减。

升麻9g 柴胡10g 防风10g 猪苓20g 泽泻10g 陈皮9g 苍术15g 甘草9g 蒲公英30g 紫花地丁15g 川断15g 赤芍10g

6剂，水煎服。

3月21日二诊：腰骶疼基本消失，流水样带下减大半，臭味消失，尿色转清，有时口干，脉沉缓。继服前方6剂，临床效果明显。

按语：肾主骨，腰为肾之腑，肾虚则腰骶疼痛，小腹痛是气血瘀阻，湿热内阻之象。湿热下注则白带水样，有异味。肾虚加重，脾不统血则带下见血。本方中柴胡、升麻升提阳气，防风祛风除湿治湿，取风能胜湿之效，猪苓、陈皮、苍术祛湿化痰，蒲公英、紫花地丁清热解毒，川断补肾，赤芍凉血活血。

例 3 郝某某，女，30 岁，1999 年 1 月 28 日初诊。

头隐痛 1 年，头两侧不适，隐痛及胸隐痛，情绪不好时加重，月经提前 10 天左右，黄带较多，眠差，舌红苔白薄，脉沉缓。诊断为郁证、带下病，辨证属肝郁、肝经郁热，治用疏肝养心、清利湿热，方用四逆汤合消瘰丸加减。

柴胡 10g　白芍 10g　香附 10g　枳壳 10g　甘草 6g　元参 20g　浙贝母 15g　牡蛎 30g　炒枣仁 30g　远志 9g　柏子仁 15g　五味子 20g　黄柏 9g　蒲公英 40g　紫花地丁 15g

4 剂，水煎服。

2 月 4 日二诊：黄带止，颈胸疼基本消失，仍睡眠差，左髋疼，舌红苔白薄，脉缓小。前方加夜交藤 15g，秦艽 15g，元胡 15g，4 剂，水煎服。临床效果明显。

2 月 8 日三诊：睡眠好转，夜间右髋痛醒，外阴痒，小腹不适，黄带基本消失，舌红苔黄白薄，脉缓小。2 月 4 日方加桂枝 10g，6 剂，患者痊愈。

按语：患者肝气郁结，日久不化，气机不利，肝经行头之两侧，故两侧头痛不适。肝气郁结，气机不通故隐痛。胸隐痛，多于情绪不佳时加重，肝气郁结日久化热，与湿合流于下焦，故黄带较多。肝郁心神失养故失眠。用四逆散疏肝解郁，消瘰丸散结消肿，带多色黄为肝经湿热，重用蒲公英 40g，佐黄柏清热解毒，燥湿而起效。

原老治疗卵巢囊肿常用《金匮要略》之当归芍药散（当归、川芎、白芍补益胞宫，白术、茯苓、泽泻健脾燥湿）

加三棱、莪术、王不留行等（软坚散结），治疗 2cm 以内囊肿 4 例，均于 4 周左右治愈。

（三）滑胎

滑胎也称"习惯性流产"，多由肝肾冲任不足所致。

症状：妊娠后阴道少量出血，伴腰酸、腹痛、小腹下坠感，舌淡苔白，脉滑。

治法：补肝肾，安胎固元，方用安胎验方或补肾固冲丸加减。

【典型病例】

例 孔某，30 岁，8 月 25 日初诊。

患者妊娠 3 月余，7 周前（7 月 3 日）曾因小腹痛（预示流产）而入院，用黄体酮治疗后诸症消失而出院。5 天后，又因少量出血而再入院。继用黄体酮保胎治疗。1 周后再次出血，量较多，约 60ml。继用前法尤效。遂请中医会诊，持续少量出血已 1 旬，伴有腰疼痛，小腹坠感。去年春季曾于孕 3 个月时流产。

诊查：面色黄白，精神欠佳，语声低弱，苔白薄，脉沉滑，右脉较左脉力。

诊断为滑胎，辨证属肝肾亏虚、冲任不固，治用温补肝肾、安胎固元，方用安胎验方。

当归 10g 川芎 10g 白芍 20g 炙甘草 9g 熟地 12g 菟丝子 15g 川断 15g 炒杜仲 10g 鹿角胶 6g（烊化）补骨脂 9g

15 剂，水煎服。

服此方 3 剂出血止，腰酸痛、小腹坠痛均减轻，又 6 剂腰痛、腹痛基本消失，更 6 剂诸症悉除。遂嘱当每月服药 3 ~ 5 剂，以防流产。

患者本人为医生，因顾虑服药会影响胎儿发育，故未遵医嘱，但仍于次年早春足月产一男婴。随访 2 年，幼儿发育良好。

按语：滑苔多由肝肾两虚、命门火衰所致。故以补肝肾、益元阳之法而能取效。凡类此症者，余常以此方治之，多得效。而所治诸病，每遵医嘱而按月服药。但本例患者因顾忌药物可能会对胎儿产生不良影响而未再服药。然其结果亦令人满意。患者虽未遵医嘱，但却从另一个角度说明中药安胎作用之持久。

编者评注：本例滑胎先以西药激素治疗，起初效果尚好，但后来用之全无疗效，而中医治之一次收功，未见复发，且婴儿发育良好，足见中医药不但能安固胎元，预防流产，且对胎儿无副作用。从本例验方中，亦可看到原老临证治验之丰富。

（四）难产

关某某，女，29 岁。怀孕足月，因胞衣破水于 1982 年 3 月 4 日入某医院产科病房。5 日阴道下血至 6 日下午血自止。自觉无胎动。8 日产科医生会诊检查发现骨盆偏小，胎儿心音遥远，拟剖宫产。因产妇对麻药及抗生素均过敏而不能手术。产科作催产素试验亦过敏。故邀中医会诊。

诊查：面色黄白，神情紧张，额汗阵出，舌质偏红，苔白薄，脉沉而略滑数。

辨证：难产重症，交骨不开。

治法：开骨催生。

方药：开骨散加减。

当归 30g　川芎 24g　炙龟板 30g　益母草 30g

水煎 2 遍，分 2 次空心服。并嘱家属悉心守护，并详记服药反应，及时通报病情，以便调整方药。

8 日下午 2 时许服第一煎，4 时出现腹痛欲大便，如厕 2 次，晚 8 时许服第 2 煎，药后又腹痛一次，较下午轻。9 日上午服药约 2 小时后腹痛较重，欲大便，如厕 3 次。晚上服药后腹痛较轻。10 日上午服药后反应同前。每次服药 2 小时左右出现腹痛（子宫收缩），但间隔时间长，妇科查宫口仍未开。故于 10 日下午决定 1 日服药 2 剂（即 1 日 4 次）。每次服药后出现腹部阵痛数分钟，约半小时 1 次，并欲大小便，腹痛紧，则又欲便不出。至 11 日服药后腹痛加剧并有下坠感，阵阵紧迫。至 12 日下午 3 时腹痛仍半小时 1 次，自 4 时起腹痛变频，约 12 分钟 1 次，至 5 时许半分钟腹痛 1 次，每次疼 4~5 分钟。此时查宫口开 3cm；入夜 10 时宫口开 10cm，零点安全产一健康男婴。

因产妇骨盆偏小，生产后耻骨联合出现裂隙约 2cm。影响步履，又用六味地黄加川断、骨碎补、补骨脂、自然铜、木瓜为方，水煎服 9 剂而恢复。

按语：难产一症，目前几乎均行剖宫产。本例患者因对西药过敏，不能手术而用中药催生，疗效满意，为我们验证中药催生这一古老而有效的方法提供了有力的实证。倘若无此方法，本例产妇及胎儿可能会遇不测。随着现代医学的高度发展，中药催生这种方法极有可能失传，故需特别予以抢救。

开骨散，方出《证治准绳》，组成："当归、川芎、龟板和梳发一团（《医宗金鉴》则用妇发灰）"。导师在此用益母草，并以汤剂投之，即宗前人之法，又有个人心得，已不全是验证古方，而又自己独到之处，值得借鉴。此开骨之力可从耻骨联合出现裂缝 2cm 可见一斑。故古代医学但从测量孕妇骨盆而对胎儿能否娩出直下断言似需商榷。若能中西医结合催生，或许会有更多难产之妇免受剖腹之痛，而于那些对西药过敏之难产者来说更是福音。

七、五官病证治

五官是指耳目鼻口舌，为五脏之外候。《灵枢·五使篇》：鼻者肺之官也，目者肝之官也，舌者心之官也，口唇者脾之官也，耳者肾之官也。故五官之病与五脏密切相关。

（一）耳病

肾开窍于耳，肾气通于耳，肝胆胃肾之经络又络属于耳，故耳病与相关之脏腑甚为密切。

1. 耳鸣

耳鸣，是病人自觉耳内有响声的病症，多由肝火及肾阴虚相火盛所致。

（1）肝火盛

症状：耳鸣多伴有心烦易怒，或口舌干燥，口苦，舌偏红，脉弦等。

治法：清肝泻火，龙胆泻肝汤。

生地 20g　木通 6g　甘草 9g　泽泻 10g　黄芩 10g　栀子 15g　车前子 9g　当归 10g　柴胡 9g　龙胆草 10g

一般 3~6 剂可见效，治愈时间因人而异，若服 1 周不见效，宜重新辨证审视。轻者服龙胆泻肝丸 1 日 3 次，1 周左右可见效。

（2）肾阴虚

症状：耳鸣多伴手足心烧，腰酸困等，脉多沉弦或沉缓，中老年人多见。

治法：滋阴补肾泻火，滋肾聪耳汤（自制方）。

生地 20~30g　知母 15g　黄柏 6~9g　路路通 30g

2. 耳暴聋

耳暴聋是指突然发生耳聋，一般无其他症状。多由肾虚夹瘀所致。

治法：滋肾活血，滋肾聪耳汤加减。

生地 20~30g　知母 15g　黄柏 6~9g　路路通 30g　葛根 30g　丹参 30g　磁石 30g（捣碎）　菖蒲 20g

水煎服，早服及时治疗，一般 3 周左右可见效。若病

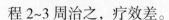

程 2~3 周治之，疗效差。

3. 耳渐聋

耳渐聋是指听力逐渐下降，发展缓慢之耳聋。多由肾气虚夹瘀而致，较难治，疗效差，中老年多见。

治法：补肾活血通窍，耳聋左慈丸加减。

熟地 15g　山萸肉 9g　山药 10g　菖蒲 20g　磁石 30g（捣碎）葛根 30g　路路通 30g　丹参 30g

水煎服 2~3 周,若见效可继服,或制丸剂。不效则停服。

4. 耳流脓（中耳炎）

初起耳内痛或痒，1~2 天后耳内流脓，主因肝胆蕴热而致。

治法：清肝泻火，龙胆泻肝汤加减。

生地 20g　木通 6g　甘草 9g　泽泻 10g　黄芩 10g　栀子 15g　车前子 9g　当归 10g　柴胡 9g　龙胆草 10g　连翘 30g　双花 30g

水煎，日服 3 次，连服 1 周左右。

并外用，煅龙骨 10g，黄柏 10g，共研细面，每用少许撒耳内，先用酒精棉球拭净耳内脓汁。

反复发作者，方用连翘、双花各 60g，水煎服，连服 1~2 周。

【典型病例】

例 1　耳鸣例

王某,女,60 岁,1989 年 7 月 14 日初诊。右耳鸣 3 年余，多法治疗效不显，近来加重，并口干咽干，烧心，欲呕，苔白薄，脉沉细。诊断为耳鸣（右），辨证属肾阴虚相火旺，治以滋肾阴、泻相火，方用滋肾聪耳汤（自制方）。

生地 20g　知母 20g　黄柏 10g　路路通 30g　丹皮 10g　山药 10g　葛根 30g　丹参 30g　磁石 20g　菖蒲 20g

6 剂，水煎服。

9 月 13 日因咳嗽来诊告知，服 3 剂耳鸣减轻大半，尽剂而愈。

例 2　耳暴聋

1978 年 7 月 15 日，某男左耳突发性耳聋在某医院治疗半月多，效不显，身体较好，左耳不能听电话，脉弦，舌质红。诊断为暴聋，辨证属肝经火盛、壅塞耳窍，治以清肝火、通耳窍，方用龙胆泻肝汤加减。

生地 10g　木通 9g　车前子 9g　泽泻 9g　黄芩 10g　当归 10g　龙胆草 10g　栀子 6g　路路通 30g　葛根 30g　甘草 9g

6 剂，水煎服。

7 月 22 日复诊：左耳聋减轻，但出现耳鸣，脉弦，以原方加知母 10g，黄柏 10g（泻相火治耳鸣），又开 12 剂，耳聋耳鸣好转，能听电话。以 7 月 22 日方又进 12 剂，耳鸣聋继好转，能听清长途电话。以 7 月 22 日方又 12 剂，耳鸣基本消失，耳聋基本恢复，一般交谈均可听清。以 7 月 22 日方 6 剂共焙干，碾细面制蜜丸 9g 重，早晚各 1 丸服完后，听力恢复正常。

（二）眼病

脏腑之精华皆上注于目，肝开窍于目。黑睛属肝，瞳仁属肾，络脉属心，故眼与内脏关系密切。

1. 红眼病

红眼病中医称暴发火眼，起病急，传染性强，由时行疫毒传染而致。

症状：突然眼球发红，疼痛轻重不一，重者痛较甚，影响入睡，结膜滤泡较多，脉弦或沉缓。

治法：清热解毒，清目解毒汤（自制）。

生地 30g　黄连 15g　元参 20g　麦冬 10g　木贼草 15g　白蒺藜 15g　连翘 30g　草决明 10g　菊花 20g　板蓝根 30g

水煎服，一般 4 剂见效，7~10 剂可愈。

加减：大便干燥，加大黄 10~15g（后下）；眼球发痒加防风 10g。

【典型病例】

高某某，男，68 岁，1997 年 7 月 7 日初诊。

两眼发红 8 天，住眼科治疗用病毒唑 1 周，效不显，两眼滤泡较多，仍发红，疼痛较甚，夜难入眠，曾用硝酸银点滤泡不效，脉弦，苔白薄。诊断为暴发火眼（红眼病），辨证属心肺经热甚，治以清热解毒，方用明目解毒汤（自制）。

生地 30g　黄连 15g　元参 30g　连翘 30g　麦冬 10g

木贼草 15g　白蒺藜 10g　板蓝根 30g　菊花 20g　草决明 10g

3 剂，水煎服。

7 月 10 日二诊：疼痛减轻，两眼滤泡减少，原方又进 3 剂，原方加防风 10g，3 剂，诸症消失而愈。按此方疗效颇佳。

2. 视物不清

人视物模糊，查无眼底病变及白内障，晶体浑浊等，多由肝血不足而致，因肝开窍于目，目得血而视。

治法：补肝明目，补肝汤加味。

当归 10g　川芎 9g。白芍 10g　熟地 10g　炒枣仁 15g 木瓜 9g　炙甘草 6g　密蒙花 9g　菊花 15g　枸杞子 9g 草决明 9g　菟丝子 9g

水煎服，服 6~15 剂可见显效。

3. 眼底出血

病人视物有发红感，视物不清，可发于一眼或双眼，脉多弦。须眼科查眼底确诊，多由肝火血热而致。

治法：清肝凉血止血，龙胆泻肝汤加减。

生地 20g　木通 6g　甘草 9g　泽泻 10g　黄芩 10g　栀 子 15g　车前子 9g　当归 10g　柴胡 9g　龙胆草 10g　连 翘 20g　槐花 15g

服 1~2 周多可见效。

简易方：连翘 30g、槐花 15g、栀子 15g，也有较好疗效

4. 迎风流泪

病人一见风眼流泪，别无他症，由肝虚所致。

治法：补肝止泪，止泪补肝汤。

当归 15g　川芎 9g　白芍 10g　熟地 10g　草决明 10g　菟丝子 10g　枸杞子 10g　白蒺藜 10g

一般 1~2 周可见效。

5. 视歧症

视歧症，即复视。病人视一物，多由卫气虚夹瘀，双目运动失调而致。

治法：益气活血，黄芪蚕蝎汤。

黄芪 30g　当归 15g　川芎 15g　赤芍 15g　红花 10g　僵蚕 10g　全蝎 6g　白附子 6g　荆芥 15g

一般 1 周左右可见效，1 日左右可愈。

6. 眼痒症

眼痒原因有多种，其中以受风邪致痒者多。

治法：养血祛风，荆防蒺藜汤。

荆芥 15g　防风 15g　白蒺藜 10g　当归 10g　川芎 10g　生地 10g　牛蒡子 10g　菊花 15g

【典型病例】

曲某某，女，68 岁。左眼视物不清 1 个月余，检查眼底出血，并有头晕，心烦易怒，血压 190/100mmHg，脉弦硬，苔黄、口干。辨证属肝阳上亢，目络损伤出血，治以平肝潜阳，凉血止血，龙胆泻肝汤加减。

生地 20g　木通 9g　车前子 9g　黄芩 15g　栀子 9g

龙胆草 10g 泽泻 10g 连翘 30g 菊花 10g 丹皮 10g

6 剂，水煎服。

左眼视较前清楚，后又反复，以原方改生地 30g，9 剂，左眼视物较前好转，血压 170/100mmHg，原方又 6 剂，左眼视物继续好转，以原方加槐花 10g，改菊花 20g，9 剂，头晕、心烦等消失。以原方又 9 剂，左眼视物清，复查眼底出血大部分吸收。以原方又 18 剂，左眼视物清楚，但视野内有小黑点可移动，复查眼底出血基本吸收，晶体内有小瘀点，以原方又 6 剂巩固。

（三）鼻病

肺开窍于鼻，阳明经脉起于鼻交额中（额、鼻根也），故鼻病多与肺及阳明经络有关。

1. 鼻鼽

鼻鼽乃鼻流清涕之症，即过敏性鼻炎，遇冷空气刺激则鼻流涕、喷嚏，短暂可止，反复发作，由肺卫气虚，对寒冷适应性下降而致。

治法：补气固表，玉屏风合苍耳子散加减。

炙黄芪 30g 白术 10g 防风 10g 苍耳子 15g 辛夷 10g 麻黄 6~9g

一般 1~2 周可见效，少数病人 3~5 剂即可见效。

2. 鼻渊

鼻流浊涕之症。大体包括慢性鼻炎、鼻窦炎等。由热邪蕴于鼻腔，留而不去，鼻腔流出黄浊稠涕（《内经》有"胆移热于脑，则辛頞鼻渊"之语，多宗之。从临床观察，既非胆热更非脑热）。

治法：清热解毒通窍，解毒苍耳散。

苍耳子 15g　辛夷 10g　白芷 15g　连翘 30g　双花 30g　桔梗 15g　麻黄 6g　薄荷 15g

病程短者 3~5 剂可见效，2~3 周可愈。待症状消失后，再服 1 周左右巩固之。若病人数年或更长，约 2 周可见效，一月可望治愈。

热敷法：在服药同时，每晚用开水将毛巾浸湿后将水大部挤去，以不烫皮肤为度，热敷鼻部 40~50 分钟，每晚 1 次，10 次为 1 疗程。停 3~5 天，每敷 1 疗程，可提高疗效。

加减：见效后，继服 5~7 剂，若疗效停滞，去薄荷加蒲公英 30g，板蓝根 30g 继服之。有极少数病人，蕴热较重。连服 15 剂左右已好转。再服则疗效停滞，去薄荷、桔梗，加黄连 10g，黄芩 20g，栀子 15g，黄柏 9g。应视病情久暂、疗效快慢酌情应用可收效。

3. 鼻渊倒流

鼻渊倒流是鼻渊病的另一种临床表现，由于热邪蕴结于后鼻道，分泌出的稠黄浊涕，经由后鼻道流入咽部而唾出，病人误认是痰，仍属鼻渊病。

4. 酒糟鼻

酒糟鼻是鼻准发红，甚则鼻子大部发红（毛细管充血）之病症，治疗见效较易，治愈较难。一般初发不久，早治多可治愈。若已病多年颇难治愈。鼻准属脾，多由脾经郁

各脏腑病证治

173

热致细小络脉弩张而发病。

治法：清热凉血收缩络脉，凉膈散加减。

栀子 20g　黄芩 10g　连翘 30g　薄荷 10g（后下）　甘草 9g　大黄 6~10g　黄连 6~10g（打碎）　苏木 6~9g

一般疗程 4 周，一般 1~2 个疗程。

注意：忌食辛辣，勿饮酒。

选用方药，活血化瘀药慎用。苏木少量使用有缩小血管作用，不宜用大量。栀子、连翘也有凉血收缩微血管作用。

【典型病例】

例 1　孙某某，女，41 岁，1981 年 4 月 16 日初诊。

鼻流浊涕，额痛，口干苦，半月，夜间鼻塞，抗生素无效。耳鼻喉拍片诊断"慢性鼻窦炎急性发作"，由感冒引起。苔白中心黄，少津，脉沉缓。诊断为鼻渊病，辨证属风热蕴于鼻额，治以清热解毒通鼻，苍耳银翘散加味。

苍耳子 15g　辛夷 10g　黄芩 10g　连翘 30g　双花 30g　板蓝根 30g　薄荷 10g（后下）　元参 30g　射干 15g　白芷 15g　桔梗 15g

3 剂，诸症均消失，但半月后因感冒又发作，症状较轻，以原方去元参加荆芥 15g，防风 15g，6 剂，诸症消失，继以原方加生地 15g，黄芪 20g，18 剂巩固疗效。

例 2　王某某，女，40 岁，1996 年 8 月 16 日初诊。

鼻准头发红，前额部起粉刺（痤疮）1 年余，近 2 月加重，口发涩，脉沉缓。诊断为酒糟鼻，面部粉刺，辨证为肺脾蕴热，治以清肺脾蕴热，凉膈散加减。

栀子 20g　黄芩 15g　连翘 30g　甘草 9g　大黄 10（后下）　元明粉 10g（冲）　蒲公英 40g　皂角刺 15g　白芷 15g　双花 30g

6 剂，大便稀一日 2~3 次，鼻准头发红及粉刺均明显好转。原方又 4 剂，鼻准头颜色基本恢复正常，又以原方 6 剂巩固。

5. 鼻孔干燥症

鼻孔经常干燥无涕，多由燥热损伤阴液而致。

治法：滋阴润燥，养阴清肺汤为主。

生地 20~30g　元参 15g　麦冬 15g　丹皮 9g　浙贝 10g　白芍 10g　甘草 9g　薄荷 10g（后下）

加减：干燥甚，加知母 15g、天花粉 10g；鼻腔冒火（呼气热），加黄芩 15g、栀子 15g。

（四）口唇病

脾开窍于口，脾气通于口。口为脾所主，胃及大肠经脉所挟，又脾和能知五味，故口唇病变与脾胃肠关系密切。

1. 口腔溃疡

口腔溃疡即口舌生疮，由脾经蕴热而致溃疡多少不等，初发疼痛，有发热感。

治法：清泻脾热，凉膈散为主。

栀子 10g　黄芩 10g　连翘 20g　薄荷 10g（后下）　甘草 9g　大黄 9g（后下）

3~5 剂可收效。

加减：热甚,加黄连 9g、黄柏 9g；大便干燥,大黄加量。

2. 复发性口腔溃疡

即反复发作,可一月数发,或数月一发,缠绵难愈。由脾经蕴热伤阴,阴虚水亏,水不制火,而反复发作,为难愈之症。

治法：滋阴泻火,清补并施,一部分可减少复发,一部分可治愈。增液凉膈散即凉膈散去大黄、薄荷,加生地 30g,元参 20g,玉竹 15g,水煎服。一般服 2~4 周后,不发作时期,用生地、元参、麦冬等分,每日各 10g,开水泡后当茶饮,可连服,2~3 个月,大多数发作减少或不发作。忌食辛辣食物。

3. 唇燥裂

唇燥裂是口唇干燥皲裂,病人一笑唇裂出血、疼痛。有燥热损伤脾阴,脾之阴液不能滋润口唇而致。

治法：清热滋阴,增液凉膈散。凉膈散方见前,增液汤即：生地 20g,元参 20g,麦冬 15g。初病疗程 1 周左右可收效,若病久,病程要长,约须 2 周或更长。

4. 唇肿痛

口唇或上或下出现肿痛、红热,多由脾胃积热而致。

治法：泻脾胃之热,黄连解毒合凉膈散,即凉膈散加黄连、黄柏数剂可愈。

注意：若唇肿发生缓慢,偶有隐痛,不红不热数月后有溃破者,流出血水,无脓,多属唇疽（阴疽）不易愈合。若流血水腐臭,可能是唇癌,宜进一步做病理检验确诊,上述解毒凉膈方药不宜用之，用之无效。

5. 口中异味

口中异味是病人觉口苦、口甜、口咸、口酸、口发辣及口臭等。《素问》中五脏与五味关系是：心热口苦，脾热口甘（甜），肾热口咸，肝热口酸，肺热口辛（辣），统称五热淫脾。《灵枢》又有胆液泄则口苦，至于口臭多属胃热。

（1）口苦，有胆热、心火、消化功能减弱等多方原因，治法也当区别。

若口苦，咽干，食欲差，宜利胆清火，用小柴胡汤治之。若口苦不饮食，食后胃胀，午夜尤甚，属胆胃不和之证。治宜利胆和胃，方用柴平汤，即小柴胡汤合平胃散，加焦三仙、大腹皮。若每晨口苦，别无他症，治宜泻心火，黄连解毒汤（方见前）。

（2）口甜，病人口中有甜味，轻者早上明显，重者终日皆有。

治法：清脾泻火，芩连甘草汤。

黄芩10g　黄连10g　生甘草9g　竹叶10g

（3）口发酸，别无他症，乃肝热淫脾。

治法：清泻肝火，左金丸加味。

黄连9g　黄芩10g　栀子10g　吴茱萸3g

（4）口发辣味，口干舌燥，别无他症，乃肺热淫脾之证。

治法：清肺益阴，泻白增液加减。

黄芩15g　桑皮10g　栀子15g　生地15g　元参20g

麦冬 10g

（5）口发咸，别无他症，乃肾热淫脾之证。

治法：清泄肾火，知柏地黄汤加减。

知母 15g　黄柏 9g　生地 15g　山药 10g　丹皮 10g
栀子 10g

（6）口臭，一种是自觉口有臭味，另一种是别人闻到口臭味，均属胃火。

治法：清泻胃火，清胃散合黄连解毒汤。

黄连 10g　石膏 30g　丹皮 10g　甘草 9g　黄芩 10g
栀子 15g　黄柏 9g

上述口中异味，一般 3~5 剂可见效，1~2 周可愈。

6.口干渴，口舌干燥，思饮，饮而不减，而查血糖、尿糖无异常。舌苔白薄，乃属胃燥热伤津所致。

治法：清胃生津，增液白虎汤。

生地 30g　麦冬 30g　元参 20g　石膏 30g　知母 20g
甘草 9g

水煎服，3 剂不见效（不减轻）加天花粉 15g，葛根 15g，太子参 10g。见效后，再服 1~2 周。

【典型病例】

例 1　李某某，男，49 岁，1996 年 10 月 24 日初诊。

上唇肿痛时有溃破流水 6 年余，经若干大医院治疗不效，并有口苦，鼻干，胸天突内烧热似火，苔白薄，脉沉缓，下肢发凉。诊断为唇肿症。辨证属脾胃蕴热伤津，治以清脾胃燥热，凉膈散加减。

栀子 20g　黄芩 15g　连翘 20g　当归 10g　元参 15g
麦冬 15g　大黄 5g　首乌 20g　黄柏 9g　丹参 15g　双花
30g　射干 20g

　　3 剂，胸中烧热消失，大便稀一日 3~5 次，口苦减轻。
以原方改栀子 30g，加生地 20g，桔梗 20g，6 剂，上唇肿
溃破愈合，鼻干减轻，大便一日 3 次。

　　11 月 4 日：胸中天突内烧灼难忍，脉略弦。以 10 月
24 日方去当归、元参、丹参，加甘草 10g，知母 20g，桔
梗 10g，改麦冬 30g（养阴利咽），3 剂，胸中天突内烧灼、
唇肿、鼻干等均消失。再服 6 剂，上唇又有麦粒大发红，
不痛，继以 11 月 4 日方 10 剂。并用吴茱萸 30g。捣细面，
醋调糊状，分 3 份，每晚敷涌泉穴，外敷以塑料薄膜，周
边以胶布固定，次日早晨将醋调吴茱萸取下，收存，晚上
再加醋调糊状再敷涌泉，1 份用 3 次，共敷 9 晚。12 月 20
日诊痊愈，又以 11 月 4 日方 6 剂，巩固疗效。

　　按语：上唇肿痛溃破 6 年多治疗不愈，是较为难治之
症。口唇属脾，因脾胃蕴热，伤津而致，故以大剂量清热
解毒生津剂为主，考虑病久不愈，兼有络脉不畅故加丹参、
当归活血通络，胸中天突内烧灼消失后又反复，加甘桔以
利咽，知母清热生津而消失，唇肿消失 1 周后又出现麦粒
大发红，又并用引热下行的吴茱萸敷涌泉，而告痊愈。本
例用药剂量较大，是收效较快的因素之一。

　　例 2　张某某，女，42 岁，1978 年 6 月 2 日初诊。

　　5 天前发现外阴部溃疡，昨天则口腔、舌咽溃疡，脉

沉细。诊断为白塞氏病,辨证属脾胃湿热,治以清脾胃湿热,泻心火。

黄芩12g　黄柏10g　黄连3g　苍术8g　陈皮10g
甘草10g　山豆根10g　桔梗10g　滑石15g　板蓝根20g

3剂,水煎服。

另槟榔15g,生石膏15g,冰片1g(另研兑入),煎水300ml,漱口每日数次。

6月5日,症已好转,原方又3剂,诸症消失而愈。

(五)舌病

心开窍于舌,舌为心之苗,心、肝、脾、肾、胃之经络循行络属于舌,故舌病与相关之脏腑甚为密切。

1.舌肿痛

起病多急,妨碍语言,由心火上炎而致。

治法:清泻心火,方用黄连解毒合凉膈散(方见前),一般数剂可收效。

2.舌生疮即舌溃疡

舌灼热疼痛,治法方药同时上。若反复发作,缠绵日久,发作时泻心火,用上述方药。未发期宜滋补肾阴,肾属水,心属火,肾阴足,则水能制火,水火相济,则心火不上炎。

治法:滋补肾阴,方用知柏地黄丸早晚各1丸,连服1~3个月,多可治愈。

3.舌碎裂

舌体有密集裂纹,色红,热痛,由心肾火炎,肾阴不足所致。

治法：清心肾泻火为主，凉膈散加生地、元参、麦冬、黄连，水煎服，疗程 1~2 周。

4. 舌裂纹

若属陈旧性即裂纹不红不痛，不需治疗；若属新裂纹，治法同舌碎裂。

5. 舌根抽缩

舌根抽缩是病人舌根有抽缩感，说话不流利，进食稍有不利。脉多缓软，较罕见。肝肾之脉络舌本，有肝肾阴血不足，舌本失养而致。

治法：滋补肝肾，六味四物汤加减。

熟地 15g 山萸 9g 山药 10g 当归 15g 川芎 9g 白芍 10g 木瓜 10g 钩藤 15g

水煎服，2~4 周可愈。

【典型病例】

例 1 舌抽缩症

刘某某，女，36 岁，1976 年 11 月 15 日初诊。

舌体抽缩、语言不流利半月余，视其伸舌稍向右歪，舌颤抖，苔白薄，脉缓软左弱，神经科检查无阳性征，X 线颅片示未见异常，脑电图示，轻度不正常。神经科诊断为神经官能症。辨证属肝血虚、肝风内动，治以养血柔肝息风，四物加减。

当归 9g 川芎 9g 赤白芍 12g 生地 12g 天竺黄 9g 蝉衣 9g

5 剂，并用针刺地仓、颊车、廉泉，平补平泻，隔日 1 次。

11 月 22 日，舌抽缩好转，但出现左偏头痛，脉缓略浮，上方去天竺黄加荆芥 9g，防风 9g，僵蚕 6g，白芷 15g，5 剂，共针 10 次，诸症消失而愈。

例 2　张某某，男，50 岁，1982 年 11 月 26 日初诊。

1 月前，患感冒后，出现舌痛，妨碍饮食及说话，视其舌红赤，自舌尖中部糜烂，无苔，脉弦，已服 10 余剂泻火药（具体不详）不效。诊断为舌糜，辨证属心火炎上，治以清火通腑，凉膈散加减。

栀子 10g　黄芩 10g　连翘 20g　薄荷 10g（后下）　大黄 10g（后下）　甘草 9g　元明粉 10g（冲）　黄连 6g（打碎）生地 30g

3 剂，进药后每天泻 3 次；进 2 剂，舌痛明显减轻，尽剂舌痛消失；又进 3 剂，舌糜烂消失而愈。

（六）口咽鼻干燥综合征

口咽鼻干燥综合征，是病人口舌干燥、鼻孔干燥、眼干涩三者并见，缠绵难遇。病人陈述不出起因，颇为痛苦。乃因脾肺肝三脏阴液不足，气机运化不利，阴液不能上承，不得滋润口眼鼻而致。

治法：滋补阴液，方用滋阴润燥汤。

生地 15g　元参 15g　麦冬 15g　白芍 10g　玉竹 15g石斛 15g　知母 10g　甘草 6g　太子参 15g　山药 10g

一般 1~3 周可见效，2~3 个月可治愈。要注意保护脾胃，若影响消化，难以持续服药，故服药时间于饭后 1~2 小时。

若出现消化减弱，或食后胃胀满，宜加白术 9g、川朴 10g 或苍术、砂仁等；若疲乏多汗，加黄芪 25g、党参 10g；若只有口鼻干燥，或口眼干燥，治法同上。

（七）咽喉病

十二经络多循行或络属于咽喉，《素问》有一阴一阳结谓喉痹。突出君相二火之为病。咽喉病变的主要原因乃风火热毒结于咽喉而发病。若反复发作或缠绵，主因是阴虚。

1. 咽喉肿痛

症状：轻者疼痛轻微，重者痛甚而吞咽困难，视咽部红肿，乃风热结于咽喉而致。

治法：清热解毒，利咽祛风，方用清毒凉膈散加味。

栀子 15g 黄芩 20g 薄荷 15g（后下） 连翘 3g 大黄 10~15g 甘草 10g 桔梗 20g 荆芥 10g 防风 10g 黄连 10g

一般数剂可愈。

2. 乳蛾（即扁桃体炎）

症状：咽喉疼痛，视扁桃体红肿，或有脓点，多伴发热恶寒，肢体卷困等，脉数，舌质红，苔黄。

治法：清热解毒，方用黄连解毒合凉膈散（方见口唇病，唇肿痛）加射干 20g、桔梗 15g、双花 30g。

2~3 剂见效，1 周左右可愈。

若咽痛、乳蛾皆反复发作的，多责阴虚，治宜养阴清咽，方用养阴利咽汤。

生地20g 元参20g 白芍10g 丹皮9g 薄荷10g(后下) 麦冬15g 桔梗15g 射干20g 甘草9g

于急性发作愈后，服1周左右，再加平时多注意饮水，适寒温，多可不复发或减少发作，屡用多验。

3.慢性咽炎

经常咽干，咽部不适，与感冒上火加重，经一年乃至多年难愈。咽部暗红，是较为难愈之症。

治法：养阴清咽，方用养阴利咽饮。

生地15g 元参20g 桔梗15g 麦冬15g 双花15g 甘草10g 射干15g 赤芍15g 胖大海2个

水煎服，一般2~4周见效，3~4个月可愈。如不能坚持服药，可先2~3周见效后，将本方药各30g，6剂，每剂和匀后分5份，每日1份，分饮3次，连服3月。

【典型病例】

例1 党某，男，43岁，1980年11月15日初诊。

今年9月末患咽喉疼痛，经检查为咽炎，用青链霉素半月减轻。之后遇外感即反复，现仍咽干疼，视咽峡部发红（充血），口干，脉沉缓较有力。诊断为慢性咽炎，辨证属风热客于咽喉，以清热养阴利咽法。

生地20g 元参30g 麦冬15g 桔梗15g 射干15g 牛蒡子10g 黄连须9g 甘草10g 赤芍10g

3剂，水煎服。

另珠黄散5瓶，含服每次少许。

11 月 18 日，咽疼减轻，午后腹胀，脉沉缓，以 11 月 15 日方加大腹皮 10g，川朴 10g，3 剂。

11 月 21 日，咽部充血明显好转即大部消退，咽疼减轻，11 月 18 日方 3 剂。

11 月 27 日，咽疼消失，仍干，咽峡部略红，眠差，头昏，脉略弦，以 11 月 8 日方加柏子仁 10g，远志 10g，龙齿 20g（打碎），首乌 19g。

12 月 6 日，咽疼消失 2 周，咽干夜甚，咽峡发红（充血）缩小，脉沉缓，睡好转，腹胀消失，以 11 月 27 日方，6 剂。

12 月 15 日，咽喉夜间干，口含珠黄散即不干，视咽峡发红（充血）消退。脉沉缓有力，睡眠较佳，以 11 月 27 方，6 剂。

1981 年 1 月 27 日，咽干不痛，视咽峡稍红，脉略弦，头晕。

生地 30g，元参 30g，麦冬 50g，桔梗 10g，甘草 10g，菊花 10g，3 剂，每剂分 4 份泡饮，尽剂而愈。

例 3　高某某，男，46 岁，1964 年 6 月 18 日初诊。

咽喉壁左侧溃疡 3 个月余，约蚕豆大 2 处，呈灰白色，隐疼，以清热解毒法治之。

川连、生黄柏、薄荷叶、飞雄黄、元明粉、硼砂、大梅片、牛黄，共为细末，研至无声为度，每用少许吹咽喉，一日 4~5 次。

连用 2 周后疼止，溃疡缩小大半，又用 10 天溃疡愈合，后又治 3 例均效。

（八）梅核气

梅核气，由情志郁结生痰，气痰结于咽喉，似有物梗，吐之不出，咽之不下，而进饮食无碍为特点。年龄较大，症状明显者，宜行食道钡剂造影等，排除早期食道癌。

1.痰气郁结

具有上述症候特点，无口咽干燥等，治宜解郁化痰，方用加味厚朴半夏汤。

川朴10g　半夏10g　苏梗10g　茯苓10g　橘皮15g甘草9g　香附10g　桔梗15g　射干10g　生姜6片

一般4~7剂见效，2~3周多可治愈。

2.痰郁阴虚

咽似物梗，吐之不出，咽之不下，咽喉干，口干，咽部暗红，西医叫咽炎。治宜养阴利咽，解郁化痰，用养阴射桔汤。

生地20g　元参20g　麦冬10g　射干20g　桔梗15g甘草9g　双花20g　半夏9g　苏梗10g　赤芍10g

本证型见效慢，一般2周左右见效，1~2个月可治愈。见效后可用养阴利咽饮，泡饮1~2个月（方见慢性咽炎）。

3.咽息肉，咽囊肿

上述两证型中发现有咽息肉者，原方加丹参20g，莪术15g，郁金15g（软坚散结）。有咽囊肿者，加王不留行15g，皂角刺20g，白术10g（散结燥湿）。治疗1~2个月，部分有效。

（九）牙痛

牙乃骨之余，属肾，胃大肠经络循行于牙龈与齿龈，故牙痛多与胃火风热蛀蚀及肾虚有关。

1. 胃火牙痛

症状：牙根牙龈肿痛，灼热，得冷可减。

治法：清泻胃火，方用黄连石膏汤。

石膏 30g　黄连 10g　黄柏 10g　白芷 20g　生地 20g 甘草 9g　大黄 15g

2. 风火牙痛

症状：牙根牙龈肿痛，连腮颊具肿者，甚者同侧头痛。

治法：清火祛风止痛，方用荆防膏地汤。

荆芥 15g　防风 15g　石膏 30g　生地 20g　熟地 20g 甘草 9g　黄连 9g

大便干燥加大黄 10~15g。

3. 阴虚牙痛

牙痛反复发作，多属肾阴不足。生地 30g，水煎服或新开水泡饮也可。初感隐隐痛即时服之 2~3 日可愈。若 3 日仍痛，加黄连 15g，服 3~4 剂即可。

4. 龋齿

由牙齿腐蚀，非虫所蛀，多与过食甜食，不注意口腔卫生以及牙齿坚固性有关，疼痛时上述生地、黄连如法服之多效，应由齿科处理。

5.牙龈化脓

牙龈肿痛化脓,仍不愈。

治宜清热解毒,黄连解毒汤加银花、连翘等。

黄连 10g　黄芩 20g　黄柏 9g　栀子 15g　连翘 40g
双花 40g　白芷 20g

并用大黄 10g、黄芩 20g、冰片少许(研细兑入)漱口,一日数次,1 周左右可见效,2 周左右可治愈。

【典型病例】

李某,1996 年 8 月 30 日初诊。

左上牙牙龈疼痛,流脓半月余,伴满口牙痛,苔白厚,脉弦小。诊为牙龈化脓症,辨证属胃经蕴热,治以清胃热解毒,清胃散加减。

生地 30g　丹皮 15g　黄连 9g(打碎)　甘草 10g　双花 40g　连翘 20g

4 剂,水煎服。

二诊:牙痛消失,左上牙龈流脓无变化,以原方 6 剂。

三诊:左上牙龈流脓基本流失,以原方又 7 剂,诸症消失而愈。

八、内伤发热

(一)气虚发热

东垣谓:饮食劳倦皆伤其气,气衰则火旺,火旺则乘其脾土。火与元气势不两立,元气虚一分,火势盛一分,补其气则火热自退。

症状：低热,恶寒得温则减,头时痛,气短,疲乏,自汗,脉虚,手足心热。

治法：甘温除热,补中益气汤加味。

党参10g　白术9g　黄芪20g　当归9g　升麻6g　柴胡6g　陈皮9g　甘草6g　地骨皮2g　秦艽15g　生姜3片　大枣2个

水煎服,1~2周。

注意：要排除外感发热外感,低烧较少,恶寒得温不减,头痛持续,脉浮数较有力。

若午后热盛,加知母15g,黄柏9g,龟板10g,心烦加栀子15g。

【典型病例】

王某某,女,48岁,1998年10月5日就诊。

自诉发烧3个多月,住山西省某医院及北京某大医院各1次,经多种理化检查未见内脏病变,体温上午37℃,夜里38℃以上,发热前先恶寒后出汗,肢体疲困,疲乏,脉弦略数98次/分,口干,苔薄黄,不饮食,恶心,心电图示ST段V2~6下移≤0.05mV,但无胸憋闷痛。2次住院期间用过多种抗生素及退热剂,均无效。辨证属气虚发热,治宜甘温除热,补中益气汤加味。

党参10g　白术9g　当归9g　黄芪15g　升麻6g　柴胡6g　陈皮9g　甘草9g　地骨皮20g　秦艽20g　生姜3片　大枣2个

4剂，水煎服。

10月8日二诊：体温37℃，食欲好转，发热恶寒消失，肢体疲困，疲乏减大半，脉缓软，效不更方，原方又4剂，疲乏基本消失，体温早37℃，中午36.8℃，脉缓较前有力，以原方加丹皮20g，6剂。

10月19日三诊：体温一周内早、午、晚在36.5℃左右，食欲差，腰困，以原方加焦三仙各10g、山萸肉12g、丹皮20g，4剂。

11月6日四诊：食欲转佳，腰困消失，至此告愈，以最后方10剂，巩固之。

（二）血虚发热

血虚发热乃由阴血不足而致。

症状：手足心烧，夜间周身发热，平旦而解，舌质偏红，或正常，脉多缓软，但无盗汗及体温升高，此与阴虚发热不同。

治法：凉血清热，地骨皮饮加味。

地骨皮20~30g　丹皮20~30g　当归10g　川芎9g　白芍10g　生地15g　青蒿30g　龟板10g（醋炙）

一般以1周为1疗程。

（三）阴虚发热

阴虚发热，是由阴阳失衡，阴虚不能制阳而发热。

症状：午后发热，夜间热甚，凌晨热解，盗汗，手足心烧，舌偏红，脉数无力（体温多偏高）。

治法：滋阴清热，地骨皮饮加味。

当归 20~30g　秦艽 15g　青蒿 30g　川芎 9g　白芍 15g　生地 15g　地骨皮 30g

1 周左右可见效。

注意：结核病多见阴虚发热，理化检查若有结核，宜与抗结核药并用。若无结核此方多可奏效。

（四）骨蒸内热

骨蒸内热也由阴虚所致，其症候表现与阴虚发热相似。

症状：午夜病人感觉骨头里发烧，难盖衣被，而体温不高，脉沉缓，理化检查无阳性表现。

治法：滋阴清热，清骨散加减。

秦艽 15g　知母 20g　黄柏 9g　甘草 6g　胡黄连 9g　丹皮 30g　地骨皮 30g

1 周左右可见效。

注意：骨蒸潮热，于午夜发热而体温也随之升高，兼有盗汗或咳嗽，脉数等。肺结核病人多有此证，宜与抗结核药并用，而骨蒸内热是病人午夜感觉骨头里发热，测体温正常。

（五）火郁营卫

火郁营卫，乃由营卫虚弱，少阳相火乘之，郁而不解而为病。

症状：周身烧热如火，恶寒，肢体疲困或疼痛，时有汗出，体温略升高，夜间不加重，脉多缓软，多有口干口苦，舌象多正常，可持续数月或延年不愈。

特点：①发热与体温不一致，即病人发热如火难支，体温38℃以上，或正常范围。②服治感冒药可暂解，数日症候如初。③午夜发热不加重。

治法：清火解郁和营，柴胡丹桂汤。

柴胡15g　地骨皮30g　丹皮30g　生地15g　栀子15g　黄芩9g　甘草9g　白芍15g　桂枝10g　白薇15g　太子参10g　生姜三片　大枣2个

1周为1疗程，一般1~2疗程。

本方旨在火郁者发之。柴胡、栀子、黄芩清相火而解郁热，桂枝、白芍、丹皮、地骨皮和营卫除寒热，解肢体困痛，太子参益阴补气，生地、白薇佐柴胡、栀子以除热，生姜、大枣助桂枝、白芍而和营卫，诸药配伍切中病机，使火清郁解营卫和，诸症可除。

火郁营卫证，是多年临床体验而新设。身热如火而恶寒，且时有汗出，即不同于少阳证之往来寒热，又不同于午夜热甚之阴虚发热，与营卫不和之乍寒乍热异也。与寒邪伤营，风邪伤卫之表证更是大相径庭，因表证失治，便很快向内里传变。而火郁营卫证，多是持续数月甚或延年不愈而症候不演变为他证。因此它属内伤发热范畴，且与内伤的气虚发热、血虚发热、阴虚发热、骨蒸内热等症候均不相同。而临证较为多见，故通过症候表现对其病因病机病性分析判断，乃因营卫虚弱相火乘之而为病。身热如火而恶寒时汗出，肢体疲困或疼痛为火郁营卫之征象，由相火盛营卫虚弱而不去，故持续数月乃至延年不解。所遇病人均经多次解表、滋阴、清热，输抗生素等多法治而不解，故缠绵数月，均以火郁营卫证之而愈。临证若有其他兼症，可随症加减。

【典型病例】

范某某，女，56岁，1993年11月13日初诊。

周身发烧如火，微恶寒，口苦干，心烦，肢体困倦一年余。兼有不饮食，时有汗出而热如故。经用发汗疏表、滋阴降火等法之不效。面色稍黄，苔白薄，舌质偏暗，脉弦小略数，查体温37.8℃左右，拍胸片、B超肝胆、血常规、风湿等检查均为阴性。症候分析，口苦心烦，不欲食是少阳相火之象，周身烧，热如火，微恶寒，肢体困倦，乃相火乘虚入营卫羁留不去之故。因其既非少阳证又非阴虚证，故判定为火郁营卫之证。

治法：火郁发之，营卫郁热清之，用柴胡丹骨汤。

柴胡15g　黄芩10g　桂枝9g　半夏6g　党参10g　生地20g　丹皮20g　栀子10g　地骨皮30g　秦艽15g　白薇10g　甘草9g　生姜6片　大枣4个

6剂，诸症减轻大半，原方又进6剂，诸症消失，又进6剂巩固疗效。

按语：此类症候病人遇到较多，均按此法治之而愈。

原明忠经验选粹

典型医案

一、心系疾病典型案例

（一）心悸（房性室性早搏）

赵某某，男，72岁。

初诊（1997年11月27日）：患者心慌，夜间12时左右出汗1周多，在铁路医院住院2月治疗，用心律平控制。但近一周又加重，有时胸痛，苔黄厚，脉弦大。心电图示：房性室性早搏。辨证为心气阴虚。治宜益气养阴，活血复脉，方用炙甘草汤：太子参20g，麦冬20g，丹参20g，生地30，炒枣仁20g，炙甘草9g，黄柏6g，知母15g，五味子30g，柏子仁15g，炙黄芪10g，合欢花10g，丹皮20g，生龙骨30g，生牡蛎30g。7剂，水煎服。

二诊（1997年12月4日）：夜间汗出减少，睡眠初服改善，继用则不效，胸中腹中跳动，以胸中为主，食欲可，苔转白薄，脉弦数100次/分，原方去丹皮加首乌20g，朱砂1g，琥珀1g，当归20g，8剂，水煎服。

三诊（1997年12月11日）：心跳、出汗、睡眠均好转，口干夜甚，苔黄稍厚，脉弦，88次/分，但有时下腹部跳动。原方加减：党参20g，麦冬30g，丹参20g，生地30g，炙甘草9g，桂枝6g，炒枣仁30g，柏子仁15g，五味子20g，天冬10g，生龙骨30g，生牡蛎30g，首乌20g，知母15g，黄柏6g，琥珀粉1g（冲服），朱砂1g（冲服），6剂，水煎服，痊愈。

按语：患者心阴不足，心气亏虚，则心慌；气机阻滞，则胸痛；汗为心液，心气虚，不能敛汗，夜间汗出多于子时，阴气尽阳始生时，阴阳不相交接，阴虚不能敛阳，虚阳外越而汗出。气虚无力推动血液运行，则见早搏。治以益气养阴活血复脉。用生脉饮益气养阴为君，生地、丹参养阴活血，柏子仁、炒枣仁养心安神，生龙骨、生牡蛎潜镇安神、止汗，黄芪益气固表止汗，黄柏、丹皮清热凉血，合欢花解郁安神，共奏益气养阴、活血复脉兼清湿热之功。

（二）胸痹（房早）

王某，男，64岁。

初诊（1998年7月10日）：自2月份以来出现胸憋闷隐痛，3~4次/日，活动后较好，情绪不佳时加重，住某医院70天，注射生脉注射液等治疗，已出院2月。现时有胸隐痛憋闷，气短不明显，口干欲饮，睡眠差，每天4小时，苔白薄，脉弦偶结。心电图示：房早，短阵房速，偶发室早。辨证为心血虚，心脉瘀。治宜益气养血、活血复脉，方用天王补心丹：党参20g，麦冬20g，天冬20g，五味子20g，丹参20g，川芎15g，赤芍15g，桂枝9g，栀子15g，生地20g，远志9g，炙甘草9g，柏子仁15g，炒枣仁20g，生龙骨30g，生牡蛎30g，琥珀粉1g。4剂，水煎服。

二诊（1998年7月17日）：胸隐痛、憋闷、疲乏等明显好转，偶仍寐少，苔微黄薄，脉弦结止，1 次 / 分，再以原方加朱砂 0.5g，6 剂，水煎服。

三诊（1998 年 7 月 24 日）：前诸症均缓解，睡眠差，脉弦未结止。以原方去栀子加首乌 20g，朱砂 0.5g，6 剂，水煎服。

四诊（1998 年 7 月 31 日）：前诸症均消失，睡眠好转，安定减为半片，脉弦，以原方去栀子加首乌 20g，朱砂 0.5g，4 剂，水煎服，痊愈。

按语：年老体虚，心气亏虚，心血瘀阻，胸阳受阻，故胸痛。睡眠差乃心血虚，心主神明，血虚不能安神，神无所主，虚阳外浮，神志不宁则睡眠差。桂枝、甘草温经、牡蛎、龙骨安神，栀子清肝火，泻其母减缓心气过亢，使子气得平，后加朱砂取朱珀散重镇安神，朱砂色红入心经，共奏养心安神之功。

（三）心悸（房早）

闫某某，男，48 岁。

初诊（2005 年 4 月 4 日）：胸部憋闷，咽部发紧 3 天，心悸，心电图示大致正常；24 小时动态心电图示：房早。各瓣膜听诊区未闻及杂音，心律齐。治宜益气活血复脉，方用益气复脉汤：党参 30g，麦冬 20g，五味子 20g，丹参 20g，川芎 15g，赤芍 20g，苦参 30g，甘草 10g，炒枣仁 20g，生姜 6 片，大枣 2 个，4 剂，水煎服。

二诊（2005 年 4 月 8 日）：鼻塞涕浊，胸憋闷发紧均减大半，多于午后发作，晨面部发紧，治以益气养心复脉，清热解毒利湿。方用：党参30g，麦冬20g，五味子20g，丹参20g，连翘30g，银花30g，川芎15g，赤芍30g，苦参30g，炙甘草10g，元参20g，茯苓30g，苍耳子15g，炒枣仁20g，3剂，水煎服。

三诊（2005年4月14日）：胸憋闷，咽部发紧消失，口干，前额发蒙，鼻流黄涕，治以清热解毒利湿，方用苍耳子散：苍耳子15g，辛夷10g，白芷30g，连翘40g，银花30g，黄芩30g，元参15g，麦冬20g，生地15g，苦参30g，栀子15g，4剂，水煎服。

四诊（2005年4月25日）：鼻塞减轻，鼻孔干，头发紧发晕，治以清热解毒。方用苍耳子散：苍耳子15g，辛夷10g，白芷30g，连翘40g，菊花20g，板蓝根30g，黄芩30g，黄连10g，黄柏10g，元参20g，4剂，水煎服，痊愈。

按语：本患者心气虚，心脉瘀阻，气行血行，气虚血瘀，无力推动血之运行，方用生脉饮益气养阴；丹参、川芎、赤芍活血通脉；苦参清热燥湿，强心，现代医学研究有治疗心律不齐作用；炙甘草益气复脉；炒枣仁养心安神复脉。三诊时鼻渊复发，肺热壅盛，热毒内结，重用连翘、银花清热解毒；黄芩清热；麦冬、元参、生地滋阴清热；苍耳子、辛夷宣肺通窍；白芷疏风清眩排脓；苦参、栀子清热解毒、清心复脉。

（四）头晕

乔某某，男，58岁。

初诊（1997年9月12日）：患者头晕，步履不稳欲仆1个月，伴后枕部发僵发紧，口苦。平素血压100/50mmHg，脉弦细，服华佗再造丸有效，即测血压140/90mmHg。辨证属血虚风扰，治以养血祛风清头，用方天菊四物汤加味：天麻15g，菊花15g，当归15g，川芎15g，白芍15g，生地15g，葛根15g，藁本15g，半夏9g，怀牛膝10g，生姜6片。

二诊（1997年9月15日）：诸症减轻，血压120/85mmHg，原方再服3剂。

三诊（1997年9月19日）：头晕欲仆明显好转，口苦消失，后枕部发僵发紧基本消失，口干，精神好转，苔微黄，脉沉略弦，以原方加麦冬15g，6剂，水煎服。

四诊（1997年9月26日）：初服上方头晕，午前明显，午后头重，今头晕轻微，脉左弦小，原方再服6剂后痊愈。

按语：患者年高血虚，虚风内生，上扰清窍故头晕，风甚内动则步履不稳欲仆，肝血不足，不能滋养筋脉则后枕部发僵发紧。天麻、菊花平肝息风止眩晕；四物汤养血以息风；葛根、藁本疏风解痉；半夏降逆化痰；牛膝引血下行；生姜温中和胃。

（五）胸痹

韩某某，女，60 岁。

初诊（1998 年 3 月 6 日）：胸痛痛引左背左腋 10 多天，与生气有关，气短，咽干发红，苔白薄，脉沉左小。心电图示：ST 段 V4~6 下移 0.05 mV, T 波低平缺血改变。辨证为胸痹（气虚血瘀），治以益气活血复脉，方用益气通脉汤：党参 15g，麦冬 20g，丹参 30g，川芎 15g，赤芍 20g，郁金 10g，木香 10g，炒枣仁 15g，元参 20g，五味子 15g，生蒲黄 9g，柏子仁 15g，元胡 15g，6 剂，水煎服。

二诊（1998 年 3 月 16 日）：前胸疼、腋下疼减轻，吐泻之后复发如初，疲乏，嗳气，不知饥，眠差，上唇跳动，吐泻之后气虚更甚，故治以益气养心活血，健脾：党参 15g，麦冬 20g，五味子 20g，丹参 20g，川芎 15g，赤芍 20g，炒枣仁 20g，郁金 10g，木香 9g，元胡 10g，苍术 15g，川朴 10g，黄芪 15g，焦三仙各 10g，生龙骨 10g，生牡蛎 10g，6 剂，水煎服。

三诊（1998 年 4 月 13 日）：前诸症均好转，但有时头晕，脉沉缓，再以上方加天麻 10g，另麦冬 30g，元参 30g，双花 20g，桔梗 30g，2 剂和匀，分 8 份泡水饮。

按语：年老体虚，心气亏虚，心血瘀阻，胸阳受阻，故胸痛痛引左背左腋；生气之后气机郁滞，血流不畅，瘀滞加重，不通则疼痛加重。方用益气通脉汤：生脉饮益气养阴，丹参、赤芍、生蒲黄、川芎、元胡养血活血止痛，元参滋阴利咽，炒枣仁、柏子仁养心安神，共奏益气养血、活血通脉之力。吐泻乃胃失和降，脾失健运，吐泻之后气虚加重，平胃散和胃，黄芪补气升提，头晕加天麻平肝止晕。

（六）胸痹

梁某某，女，48岁。

初诊（1998年10月12日）：胸中上顶憋气1年，寐少，须服安定方可入睡，疲乏，食欲差，夜间心慌，舌偏暗，脉沉缓而结。心电图示：室性异行心律，室内差异传导。辨证为心脾气虚，治以益气健脾，养心安神，方用天王补心丹：党参20g，麦冬20g，丹参15g，川芎15g，赤芍15g，炒枣仁30g，石斛15g，玉竹15g，远志9g，五味子20g，柏子仁15g，山药15g，苍术9g，夜交藤15g，生龙骨30g，生牡蛎30g，砂仁6g，15剂，水煎服。再服益气通脉冲剂，每次1袋，每日3次。

二诊（1998年10月28日）：睡眠心慌好转，胃不适减轻，大便3~4天/次，舌偏暗红，苔白少，脉沉缓偶结止，原方加枳壳15g，6剂，水煎服。再服益气通脉冲剂，每次1袋，每日3次。

三诊（1998年11月5日）：睡眠少，每日6小时许，心慌明显好转，胸中上顶感消失，大便仍干燥，5~6天一次，口干苦，胃不适消失，舌偏红少苔，脉沉缓。原方加减：党参20g，麦冬30g，丹参20g，川芎15g，赤芍15g，炒枣仁30g，石斛15g，玉竹15g，远志9g，五味子10g，郁金 10g，枳实 20g，白术 6g，夜交藤 15g。

按语：患者心气亏虚，脾气不足，心主血，脾统血，气血亏虚，心阳被遏，神失所养，故胸中上顶憋气，寐少。心主血脉，心气不足，无力推动血之运行，故脉沉缓而结。用生脉饮益气养阴，丹参、赤芍、川芎活血止痛，炒枣仁、远志、柏子仁养心安神，使心血足，神有所安，石斛、玉竹、山药益胃健脾，苍术燥湿健脾，一润一燥，润而不寒，燥而不热，生龙骨、生牡蛎潜镇安神，砂仁和胃。

（七）滋阴潜阳治疗头晕

路某某，女，25 岁。

初诊（1998 年 3 月 26 日）：头昏蒙、手心烧 5~6 年，面稍红，苔白薄，脉沉略弦，血压高 5~6 年。辨证为阴虚阳亢的头晕，治以滋阴潜阳，方用滋潜通脉汤：豨莶草 15g，首乌 15g，女贞子 10g，生地 15g，丹参 20g，川芎 15g，菊花 20g，丹皮 20g，天麻 15g，黄芩 15g，夏枯草 20g，杜仲 10g，草决明 10g，3 剂，水煎服。

二诊（1998 年 5 月 7 日）：服 3 剂已愈，介绍别人就诊。

按语：患者肝肾阴虚，肝火上亢，故头失荣养。肝肾阴虚，髓海不足，清窍不利，故头昏蒙。阴虚不能抑阳，虚火上炎化热，故而手心烧、面红，血压高。豨莶草祛风除湿，首乌、女贞子、生地养肝血，丹参、川芎、丹皮养血活血凉血，天麻、夏枯草、草决明平肝潜阳，杜仲补肾，黄芩清热，共奏滋阴潜阳之力。

（八）心衰病（心包、胸腔积液合并肺部感染急性心衰）

李某，男，49岁。

初诊（2004年4月5日）：主因"间断心悸气短伴双下肢浮肿1年，加重10天"入院。患者出家多年，常年居于寺庙。近1年来反复出现心悸胸闷，双下肢浮肿，一直未予诊治。入院前10天症状加重，并出现喘憋腹胀，全身浮肿，纳差乏力，少尿，大便2～3天一行。下病危通知书，西医持续低流量吸氧，积极给予抗感染、解痉平喘、降压利尿治疗，中医诊断为喘证，辨证为心肺气衰，饮邪内停。西医诊断为肺部感染、胸腔积液、心包积液、心衰、肝淤血、腹水。中医治法：益气强心，泻肺平喘，利水活血。处方用中药益气强心汤加味，药用：党参30g，丹参30g，麦冬15g，五味子15g，猪苓20g，茯苓10g，泽泻15g，桂枝20g，红花10g，赤芍10g，川芎20g，葶苈子15g。水煎300mL，分2次空腹口服。西医常规抗感染，利尿强心。

二诊（2004年4月8日）：用药次日患者神智转清，3剂后全身浮肿明显减轻，心悸气短及腹胀缓解。效不更方，原方治疗10天。

三诊（2004年4月19日）：心悸气短消失，饮食大小便正常，全身浮肿消退，精神好转，可自行室内活动，复查胸腔少量积液，移动性浊音（－）。调整处方如下，带药出院：党参30g，麦冬15g，五味子15g，猪苓10g，茯苓

10g，泽泻 15g，桂枝 20g，丹参 30g，川芎 20g，炒白术 10g，瓜蒌 10g，薤白 15g。6 剂。随访半年，患者病情稳定，未再出现类似症状。

按语：患者中年，常年素食，营养不足，又感心悸气短伴双下肢浮肿 1 年，不予治疗，病情加重，属中医喘证心阳虚衰，水气凌心。B 超检查示：双侧大量胸腔积液，心包积液，肝淤血，大量腹水。可视为中医望诊延伸。原老认为，临床要把四诊和理化检查相结合。本病也可认为中医饮证范畴，饮停胸腔、心包。党参、麦冬、五味子益气养阴，复脉，猪苓、茯苓、泽泻淡渗利湿，桂枝、葶苈子温阳化湿，红花、赤芍、川芎活血通络血行气行，气血化生，生机无穷。调理加用瓜蒌薤白化痰宽中，方中用桂枝 20g 易肉桂，取其温通透达之力。

（九）心悸（心房颤动）

杨某某，男，59 岁，初诊。

初诊（1989 年 5 月 4 日）：心悸、气短 20 余年，右半身不遂 7 个月，伴恶心呕吐 2 个月。患者阵发性气短，呼吸急促，每分钟可达 40~49 次，夜间甚，不能平卧，精神萎靡，恶液质状，恶心呕吐。舌质红、苔薄白，脉沉细结。诊为风心病、房颤、心衰。方用生脉饮合温胆汤：党参 40g，麦冬、茯苓、五味子、葶苈子各 20g，陈皮、竹茹、半夏各 10g，枳实、人参各 6g，甘草 3g。5 剂，每日 1 剂，水煎服。

二诊（1989 年 5 月 9 日）：患者进药 5 剂后，呕吐已止，气喘发作时静注西地兰 0.2mg 可缓解。气喘阵作，肢冷汗出，面无光泽，舌质红、苔薄白，脉沉细结乱。方用生脉散合参附汤：党参 40g，麦冬、五味子各 20g，附子、人参（另炖）各 15g。2 剂，每日 1 剂，水煎服。

三诊（1989 年 5 月 11 日）：药后气喘发作次数、程度均减轻，手足转温，面色较前有光泽，该天下午气喘又加重，心前区疼痛，巅顶头痛。舌质红、无苔，脉细结。方用四逆汤合生脉饮：党参 50g，麦冬、五味子各 30g，人参、石斛各 15g，附子 10g，炙甘草、半夏、干姜 6g。9 剂，每日 1 剂，水煎服。

四诊（1989 年 5 月 23 日）：患者服药后无其他不适。方用生脉、参附、叶氏养胃汤合方：太子参、丹参、黄精、炒枣仁各 20g，五味子、玉竹、石斛、山药、人参（另炖）、附子各 15g，山茱萸 12g。2 剂，每日 1 剂，水煎服。

五诊（1989 年 5 月 25 日）：患者精神好转，气喘减轻大半，夜间可平卧，偶有轻微发作时吸氧缓解，未再用西地兰，纳食增多，大便干，舌质红、苔少津，脉细结乱。上方加黄芪、砂仁各 10g，代赭石 30g，麦冬 15g，白术、茯苓各 20g。60 剂，每日 1 剂，水煎服。

六诊（1989 年 7 月 31 日）：患者病情明显好转且稳定，精神亦佳，偶有轻微气喘，夜间可平卧，面有光泽，前额青黯消退，面部退皮一层，手足转温，纳食增多。舌质红、少苔，脉沉弱结。继用上方 60 剂以巩固疗效。

按语：该患者辨证以心肺阳气虚衰为主，兼脾肾两虚，故以益气温阳强心为治疗大法，兼补脾肾。在温阳时，应予养阴，以防阳盛伤阴，特别是治疗中出现胃阴虚之象，未减温阳之药，而是加重养阴之品，以求阴阳平衡。治疗始终坚持以生脉饮、参附汤为主，重用党参、附子、人参益气温阳强心为君药。现代中药药理研究证明这些药均有强心作用，附子用量15g强心作用较强，量小强心作用不明显，量大又易致房室传导阻滞。即使炎热夏月，党参、人参、附子如此量大而未见燥势，与方中配伍麦冬、五味子、石斛、玉竹、山茱萸、山药养阴之品有关；山萸补肾养阴纳气，药理研究发现也有强心作用，与参附相配伍增强了强心之力；黄芪、五味子益气固表强心以补肺虚；喘证日久，累及脾脏，白术、茯苓、山药健脾除湿，以助后天。

二、肝胆疾病典型案例

（一）头痛

宋某某，男，78岁。

初诊（1998年4月17日）：患者头顶重疼热10天，食眠佳，苔微黄，脉略弦，辨证为风热内侵的头痛，方用芎芷石膏汤加味：川芎20g，白芷20g，石膏30g，菊花20g，羌活9g，藁本15g，黄芩15g，栀子20g，丹参20g，赤芍20g，生地20g，3剂，水煎服。

二诊（1998 年 4 月 23 日）：头顶重疼热明显减轻，但左半身麻木，脉弦，苔微黄，原方加丹皮 20g，天麻 10g，6 剂，水煎服。

三诊（1998 年 5 月 15 日）：前诸症减轻，但上午 10 时又出现前症，苔白薄，脉沉弦，晕时心烦，恶心。方用天菊四物汤：当归 15g，川芎 15g，赤芍 20g，生地 20g，菊花 15g，天麻 15g，栀子 20g，竹茹 12g，丹参 20g，黄芩 10g，怀牛膝 10g，荆芥 10g，6 剂，水煎服。痊愈。

按语：头为诸阳之会，高巅之上，唯风可致，外感风热，头顶疼痛，发热，痛有定处多为内有瘀血之征。羌活、白芷、藁本、菊花疏风清热，黄芩、石膏、栀子清热解毒，丹参、赤芍、生地养血清热、活血止痛、开窍。

（二）脑鸣

宋某某，男，78 岁。

初诊（1998 年 12 月 14 日）：左侧脑响沙沙声 5 天，口干。苔白少津，脉弦左硬。血压 140/98mmHg，辨证为血虚的脑鸣，方用天菊四物汤养血清脑：当归 15g，川芎 15g，白芍 15g，生地 15g，天麻 20g，菊花 15g，丹参 20g，胆南星 9g，陈皮 10g，葛根 20g，黄柏 9g，生龙骨 10g，生牡蛎 10g，4 剂，水煎服。

二诊（1998 年 12 月 18 日）：脑鸣减轻，但睡眠差，夜尿 8~9 次，脉沉弦，以原方去陈皮，加炒枣仁 20g，益智仁 10g，乌药 9g，远志 9g，6 剂，水煎服。痊愈。

按语：年老血虚，虚风内生，上扰清窍则见脑响"沙沙"声。口干、苔白少津、脉弦均为血虚生内风之象。用四物汤养血息风通络，天麻、菊花镇肝息风，胆南星、陈皮化痰开窍，葛根祛风解痉养阴，黄柏清热燥湿，龙骨、牡蛎重镇平肝。

（三）胃癌、黄疸

霍某某，男，56岁。

初诊（1998年11月30日）：全身皮肤黄染1个月。患者有胃癌病史2年余，近1个月全身皮肤色黄，左侧头痛，胃痛不欲食，大便色白，有时恶心，口干苦，舌质黯滞、苔黄腻，脉沉滑。B超检查示：胰头转移癌。辨证为肝胆湿热夹瘀。治以和解少阳，清热利湿退黄。方用小柴胡汤合茵陈蒿汤加味。药用：柴胡、黄芩、半夏、党参、大黄（后下）、莪术各10g，茵陈40g，郁金20g，栀子、白花蛇舌草、赤芍各15g，甘草9g。6剂，每日1剂，水煎服。嘱其避风寒，少食肥腻之品。

二诊（1998年12月10日）：恶心减轻，食欲好转，脉沉缓，苔白厚，颜面皮肤及巩膜黄染、尿黄变浅，大便每日2次。上方改茵陈60g，大黄15g，泽泻、猪苓各20g。6剂，每日1剂，水煎服。嘱注意饮食起居。

三诊(1998年12月7日)：黄疸消退，皮肤痒，纳食仍差，恶心减，以11月30日方改茵陈60g，大黄（后下）15g，加泽泻、半枝莲各20g，猪苓30g。6剂，水煎服，叮嘱如前。

四诊（1998 年 12 月 25 日）：食欲好转，黄疸消退，精神稍好转，大便每日 1 次，以 12 月 17 日方加元明粉（冲服）6g。6 剂，水煎服。

五诊（1999 年 1 月 4 日）：精神好转，黄疸减轻，轻微恶心，偶有左侧头痛（服药后一直未痛），舌苔薄白，皮肤较前润泽，能打喷嚏，继用 12 月 25 日方调理巩固。

按语：患者患胃癌 2 年余，B 超又提示胰头转移癌，其病久气血亏虚，瘀湿内停，阻滞肝胆，湿热瘀毒互结，溢于皮肤则为黄疸，胃失和降，则见口干苦、恶心。但在治疗上，原老并未为因 B 超结果而改变中医治疗思路，坚持湿热黄疸为急，用药仍从肝胆论治，主方选小柴胡汤合茵陈蒿汤加味；但考虑原发病为肿瘤，故在具体用药上使用了活血散结止痛的莪术和清热解毒散结的白花蛇舌草，既符合湿热黄疸的治则治法，还具有抗肿瘤的作用。

（四）胁痛（胆源性胰腺炎）

李某，男性，44 岁。

初诊（1996 年 3 月 11 日）：胆囊切除后 33 天出现腹胀、疲乏、食欲减少，右上腹近右肋下隐痛，CT 检查示胆管炎引起胰腺炎（胰头、体、尾分别为 24、25、23cm，胰腺肿大），输注抗生素 1 周不效，而转中医诊治。刻诊：症状同上，苔白厚，脉虚。应用中医病因病机理论和辨证分析方法，右上腹近肋缘下痛为胆气郁滞；腹胀、纳少、疲乏、苔白厚、脉虚均为脾虚证候；胰腺肿大血行不畅属血瘀。胰主消化，脾亦主消化，二者功能相近似。辨明胆源性胰腺炎与胆郁脾虚夹瘀证有内在联系性。治拟利胆健脾为主，兼以活血，方用：柴胡、白芍、川楝子、郁金各15g（利胆），白术、枳壳、甘草各9g，肉桂6g（健脾温中），赤芍15g（活血）。7剂后诸症明显好转，原方又7剂后诸症消失。

二诊（1996年5月5日）：自行停药40天B超检查示胰腺炎，与前次CT结果比较明显好转（胰头、体、尾分别为23、22、20cm），无自觉症状，苔白薄，脉沉缓。治拟健脾为主，兼利胆活血，方用党参、白术、苍术、甘草各9g，丹参、赤芍、败酱草各15g。连进24剂，因无症状自行停药2月余。

三诊（1996年9月2日）：近因工作劳累而出现不欲食，消化差，脐下胀痛，睡眠差，脉弦，苔白薄。复查B超示胰腺炎（胰头体与上次比无变化，胰尾看不清）。仍属脾虚夹瘀证为主，治拟健脾兼健脑安神、利胆活血，方用：党参、白术、木香、砂仁各9g，焦山楂30g，厚朴、槟榔、延胡索各15g，何首乌、枸杞、酸枣仁、远志各10g，丹参、赤芍、茵陈、郁金各15g，败酱草30g。3剂后诸症好转；原方又18剂后脐下痛胀消失，消化、睡眠转佳。唯食欲稍差，以上方去何首乌、枸杞、酸枣仁、远志、延胡索，加藿香、炒蒺藜、白蔻仁各9g。6剂后食欲转佳，效不更方，原方又18剂。于10月6日复查B超示胰腺炎显著好转（胰头、体、尾分别为22、18、17），继以原方24剂，于10月22日复查B超示胰头、体、尾分别为16、17、15，属正常范围，至此治愈。以原方 28 剂巩固。随访 2 年一切安好。

按语：胆源性胰腺炎与胆郁脾虚夹瘀证有内在联系性，用健脾为主兼利胆活血方药治愈，而未予清胰汤之类清热消炎，此时若不"融入"，至少脾虚证消失后必用之（此点与辨病辨证结合不同）。患者因症状消失自行停药 2 次，脾虚证又再次再现。若不停药定可缩短疗程。

三、脾胃系统疾病典型案例

（一）直肠炎

王某，男，33 岁。

初诊（1998 年 8 月 27 日）：患者食后活动走路时胃部不适，小腹两侧疼痛，大便带黏液，1~2 次 / 日，脉略弦，辨证为寒湿痢，治以温中散寒止痢，方用温中汤合平胃散：党参 10g，白术 10g，干姜 6g，炙甘草 9g，苍术 10g，川朴 10g，陈皮 10g，川椒 6g，赤芍 20g，乌贼骨 10g，生姜 3 片，3 剂，水煎服。

二诊（1998 年 8 月 31 日）：胃部不适减轻，两侧腹痛止，大便 1 次 / 日，疲乏欲眠，苔白薄，脉弦小，再以原方加黄芪 15g，马齿苋 30g，5 剂，水煎服。

三诊（1998 年 9 月 10 日）：诸症均明显好转，停药数日又觉不适，苔微黄，口干，脉略弦，再以原方加黄芪 15g，马齿苋 30g，砂仁 6g，6 剂，水煎服。

四诊（1998 年 9 月 17 日）：食后胃部不适明显好转，小腹痛消失，大便带黏液减少，脉弦，再以原方加黄连 6g，砂仁 6g，6 剂，水煎服。

五诊（1998 年 9 月 24 日）：大便 1~2 次 / 日，较前明显好转，有时带黏液，脉弦，以原方加黄连 9g，椿根皮 9g，6 剂，水煎服。

六诊（1998 年 10 月 24 日）：停药近 1 月，近来胃部又不适，隐痛作酸，大便 1~2 次 / 日，带黏液少许，脉弦小，以原方加吴茱萸 5g，黄连 9g，6 剂，水煎服。

七诊（1998 年 11 月 2 日）：胃作酸止，大便 1~2 次 / 日，带黏液，脉弦，以原方加槐花 15g，马齿苋 30g，6 剂，水煎服，痊愈。

按语：患者久病，脾胃虚寒，寒湿停滞，下走肠间，则大便黏液，寒湿内停，间歇发作，为寒湿痢。用温中汤温中散寒，平胃散健脾燥湿，川椒辛香走窜化湿，赤芍凉血活血以化瘀，乌贼骨固涩止泻，生姜调和诸症，共奏温中散寒、止痢之功。

（二）贲门癌术后胃瘫

王某，男性，57 岁。

初诊（2007 年 8 月 29 日）：患者贲门癌术后 10 天，进食不下，胃憋胀，大便稀，舌红苔厚腻，脉滑。西医诊断：贲门癌术后胃瘫。中医诊断：胃瘫。辨证为湿热内阻，脾虚胃呆，治以宣化湿热、健脾启胃，方用三仁汤合四君子汤加味：杏仁10g，白蔻仁10g，薏苡仁15g，厚朴10g，半夏10g，通草10g，滑石6g，竹叶3g，枳实30g，苍术10g，白术10g，党参10g，茯苓10g，栀子15g，佩兰10g，甘草6g。4剂，水煎服。服药后胃瘫消失，蠕动正常，又服4剂巩固。

按语：胃乃六腑之一，主受纳腐熟饮食，以和降为主，与脾互为表里。胃瘫乃胃失蠕动，饮食胃不能下传而降。脾主升，脾气不升，不能助胃消化，不能为胃行津液，水湿内停酿湿生痰。即"诸湿肿满，皆属于脾"，脾虚则湿盛，湿性黏滞，沉重，蕴久可化热，湿热盛则胃萎软而致胃瘫。本患者贲门癌术后，胃受外伤，三焦气化不利，脾胃湿热壅积，阻滞气道而胃瘫。用三仁汤清化湿邪，栀子清化湿热，加四君子汤补脾益气，防止湿邪困脾，脾气被郁，也防止枳实过多损伤正气。重用枳实30g破气促进胃蠕动，枳实与白术乃有枳术丸之意。苍术、佩兰健脾化湿。诸药合用，共奏化湿清热、健脾醒胃之效。

（三）腹痛（十二指肠球部溃疡）

王某某，男，60岁。

初诊（2003年3月8日）：上腹疼痛史10余年，于餐前及午夜胃脘部疼痛，喜温喜按。2周前疼痛加重，痛时喜暖喜按，得食痛减，嘈杂泛酸，舌苔薄白，脉沉缓。纤维胃镜检查示：十二指肠球部溃疡。原老认为，该患者以脾胃虚寒为本，气滞血瘀为标。治宜补益中气，温运脾阳，行瘀通络，药用：白芍 30g，甘草 10g，肉桂、乳香各 6g，乌贼骨、黄芪、元胡各 20g，茯苓 15g。7 剂，每日 1 剂，水煎服。

二诊时，胃脘部疼痛减轻，微感嘈杂，泛酸，按原方连服 7 周后，自觉症状消失。X 线钡餐造影示：十二指肠球部充盈良好，未见明显器质性病变。

按语：消化性溃疡属中医胃脘痛范畴，其病程长，反复发作，符合中医"久病必虚""久病必郁""久病必瘀"之说。原老认为，脾胃虚弱是消化性溃疡的发病基础，初起在气，久病入络，气滞血瘀是其基本病理变化，故采取健脾温中、理气化瘀治法。以黄芪建中汤加减，白芍、甘草缓急止痛，黄芪、肉桂补中益气，温中健脾，元胡、乳香理气活血化瘀止痛，乌贼骨除湿制酸，止血收敛。综观全方，诸药相互协同，以达温中健脾之效。

四、肺系疾病典型案例

（一）支气管肺炎

刘某某，女，65 岁。

初诊（1998 年 1 月 8 日）：患者气短咳喘，吐白痰不利，黏且量较多，午后重 3~4 月，口干苦，舌光红苔白中心稍厚，脉沉缓左较无力。治宜益肺化痰，方用生脉饮合止咳汤：太子参 30g，麦冬 20g，五味子 20g，丹参 20g，浙贝

20g，紫菀 10g，桑白皮 10g，冬花 10g，黄芩 15g，双花 20g，瓜蒌 30g，白前 10g，3 剂，水煎服。

二诊（1998 年 1 月 15 日）：痰量明显减少，气短略减，口干，苔微黄，脉弦，治以益肺化痰，以原方加知母 15g，山萸 20g，4 剂，水煎服。

三诊（1998 年 2 月 5 日）：咳痰明显减少，气喘减轻，口苦，苔白薄，脉沉缓小，再以原方加丹参 25g，赤芍 15g，川芎 15g，葛根 20g，7 剂，水煎服。

四诊（1998 年 2 月 16 日）：咳痰基本消失，气喘明显好转，口干苦，脉沉缓有力，苔白薄，再以原方去双花，加赤芍 20g，葛根 20g，知母 15g，7 剂，水煎服后痊愈。

按语：患者年老心肺气虚，气虚则肺气呼吸受阻，气短；气虚，脾失健运，生痰，痰多阻肺，阻塞气道则喘。郁久化热则痰多不利而黏，治以生脉饮益气养阴；丹参凉血活血通络；冬花、浙贝、紫菀清化热痰；桑白皮、黄芩、双花清热泻肺化痰；瓜蒌、白前止咳化痰通便，使肺热从肠道而下，釜底抽薪。口干加知母、山萸滋阴清热，补肾纳气。急则治标，缓则治本。咳痰减轻后加赤芍、川芎、葛根活血止痛通络，改善心肌供血。

（二）子宫肌瘤术后咳嗽

朱某，女性，53 岁，2007 年 4 月 15 日初诊。

患者子宫肌瘤术后咳嗽 5 天。术前已咳嗽 4 个月，用中西药治疗效不显，干咳咽痒，尿频尿黄，舌红苔黄腻，脉弦滑左寸弱，右尺弱，有高血压病史。中医诊断咳嗽（寒燥），淋证（膀胱湿热）。治拟散寒宣肺、养阴润燥、清化湿热，方用麻黄汤合二冬汤加减：麻黄 9g，桂枝 6g，杏仁 12g，知母 10g，天冬 10g，麦冬 15g，沙参 15g，紫菀 20g，款冬花 20g，桔梗 15g，芦根 20g，山茱萸肉 10g，石韦 20g，桑白皮 10g，瞿麦 10g，甘草 10g，蝉蜕 10g。4 剂，水煎服。

二诊咳嗽大减，腹胀减仍尿频，舌红苔黄腻，脉弦滑，右尺弱。上方去瞿麦、芦根，加升麻 3g，五味子 15g，再进 4 剂咳嗽止。

按语：患者久病，起于冬季。肺阴不足，寒邪客肺，干咳无痰，咽痒非单纯散寒宣肺。或养阴止咳所能中病，需散寒养阴同用方能奏效。故方中选用麻黄汤宣肺散寒：二冬、知母、沙参滋阴养肺达到散寒而不伤阴，滋阴而不留邪；紫菀、款冬花、桔梗化痰止咳，患者虽无痰，但脉滑可知有无形之痰，用之助麻黄汤止咳；芦根、蝉蜕利咽止痒；桑白皮清肺以防麻桂过热；石韦、瞿麦清利膀胱湿热；子宫肌瘤术后损伤元气，冲任不足恐生变证，用山茱萸肉补肝肾、益冲任。二诊加五味子防麻桂发散太过。夺血者无汗，子宫肌瘤术后损伤气血，而且春暖时节，麻黄 9g 是否量大，原老认为天冬 20g，麦冬 15g，沙参 15g，知母 10g 足以抑制其伤阴之弊，加五味子收敛也防其过开而汗，有斯证用斯药，中病即止。当肺气宣降，水道通调，下输膀胱而气机水液代谢正常，达到平衡。

（三）喘证（过敏性哮喘）

苏某某，男，54岁。

初诊（1998年8月31日）：发作性鼻流清涕，咳嗽气喘5年，发作20天。患者自1993年秋季出现鼻流清涕，喷嚏，咳嗽，喉痒，两眼发红，约1周后哮喘不能平卧，1个月后缓解，以后每年立秋后发作，到南方可自行缓解，今年立秋前两天发作，现已20天，除上述症状外还见少量白痰不利。做过敏试验：未找到过敏原。舌红苔白薄，脉弦，寸尺较弱。西医诊断为过敏性哮喘。中医诊断为喘证。辨证为寒痰宿肺，治以宣肺平喘，方用华盖散：杏仁12g，麻黄9g，苏子10g，甘草9g，橘红15g，桑皮10g，黄芩10g，赤芍15g，射干10g，地龙15g，4剂，水煎服。

二诊（1998年9月4日）：服药后哮喘缓解，可持续6小时，洗澡时又发作，遇风寒后也发作，仍喉痒，口稍干，舌红苔薄白，脉弦。前方加大剂量：杏仁12g，麻黄15g，苏子10g，甘草9g，橘红15g，桑皮10g，黄芩10g，赤芍15g，射干20g，地龙25g，白芍15g，黄芪15g，桑叶15g，4剂，水煎服。

三诊（1998年9月7日）：夜间9时许咳一阵，未喘，但喉间有痰鸣，遇风喷嚏减轻。舌红苔灰黄，脉弦缓。继服9月4日方6剂。随访痊愈。

按语：患者禀赋不足，卫气虚弱，易感风寒，外束肌肤，肺气不宣，而生宿痰。肺开窍于鼻，立秋寒邪肺，见鼻流清涕，喷嚏，咳嗽，喉痒。肾主纳气，主先天之精，肾虚冬秋阴寒甚，故寒邪引动宿痰而发作，寸尺肺肾虚则较弱。麻黄、杏仁、桑叶解表宣肺平喘，苏子降气平喘，桑皮、射干、橘红化痰平喘，黄芪益气固表，赤芍、地龙防止血瘀，甘草调和诸药。

五、肾系疾病典型案例

（一）浮肿

李某某，女，39岁。

初诊（2005年6月22日）：手足面部轻微浮肿1个月，腰困疼酸，小便痛，尿常规示：白细胞3~5个，脉沉缓软无力。辨证属肾气亏虚，治以补肾利水，方用六味地黄丸加减：生地15g，山萸肉10g，山药10g，丹皮9g，泽泻20g，茯苓25g，猪苓20g，川芎15g，黄柏9g，车前子10g，肉桂3g，30剂，水煎服。

二诊（2005年11月20日）：腰困消失，脉沉缓，尿蛋白（＋），潜血（＋＋），食欲稍差，停知柏地汤，激素减为30mg顿服，雷公藤多苷随之减量。采用益气活血降蛋白，黄芪30g，丹参30g，桑寄生20g，石韦30g，白术15g，芡实10g，每日1剂，服30剂。

三诊（2006年1月27日）：食欲好转，泼尼松减为20mg，尿蛋白（－）~（＋）。

四诊（2006年11月23日）：又服30剂，泼尼松减为10mg，连续3周查尿常规蛋白（－）~（＋），潜血（＋），原方再进30剂。以后每周查尿1次，连续4周蛋白转为阴性，又服15剂后停药。

（二）胃癌术后肝转移癌腰痛

姜某，男，65岁。

初诊（1999年11月22日）：腰困腰痛、疲倦乏力10天。患者胃癌术后2年，近10天来腰困明显，倦怠乏力，食纳尚可。苔薄白，脉沉弱缓。MRI检查示：肝转移癌。辨证为肝血不足，瘀血阻滞，治以养肝活血软坚，方用四物汤加味：当归、延胡索、莪术、白术各15g，白芍、川芎、生地、山萸、丹参、白花蛇舌草、川断各10g，生姜6片，大枣4个。4剂，每日1剂，水煎服。嘱其避免劳累。

二诊（1999年11月29日）：腰困疼减轻，仍疲倦，口干，舌偏红，脉沉缓，以11月22日方加黄芪20g，薏苡仁30g，6剂，每日1剂，水煎服。叮嘱若前。

三诊（1999年12月6日）：疲倦好转，腰困解，但右背困，舌淡苔白少，脉沉略弦，以11月22日方加黄芪20g，薏苡仁30g，仙鹤草15g，6剂，每日1剂，水煎服。

四诊（1999年12月13日）：疲倦、腰困明显减轻，左背困减轻，纳食佳，舌苔薄白、左中稍厚，脉弦，继用12月6日方，6剂，每日1剂，水煎服。

五诊（1999年12月20日）：右背困，疲倦，腰困基本缓解，口干，舌质黯、苔薄白。宗前法，补肝肾，软坚活血解毒。药用：黄芪 30g，白花蛇舌草、半枝莲、五味子各 20g，当归、白芍、生地、莪术、炒杜仲、仙鹤草各 15g，川芎、山萸肉、炙鳖甲各 10g，乳香 5g。6 剂，每日1 剂，水煎服。仍嘱其避免劳累。

按语：该患者为胃癌术后肝转移癌，主症为腰痛，但原老从肝论治，乃因肝肾同源，肝为罢极之本，而患者疲倦是其主证之一，故治疗宜养血活血软坚。方选四物汤为主方，酌加川断补肾健腰；而莪术、白花蛇舌草、半枝莲的运用，是据辨病与辨证相结合的法则选药，具有抗肿瘤作用。

六、气血津液病案

张某某，女，50 岁，2002 年 12 月 5 日初诊。

自诉类风湿性关节炎 5 年，反复发作，曾服用非甾体类抗炎药。现症：晨僵，手指小关节胀痛变形，双膝关节疼痛发凉，舌苔薄白，脉沉缓，尺弱。X 线摄片示：双手远端指关节间隙变窄，双膝关节退行性改变。原老认为该患者为风寒湿邪侵袭痹阻关节，病久肝肾亏损，气血不足，痰瘀交阻，筋骨失养。辨证属痰瘀互结，肝肾亏虚，治当温经散寒，通痹止痛。药用：桂枝 20g，赤芍、白芍、白术、羌活、防己、当归、青风藤、骨碎补、炒杜仲各 15g，知母、防风、川芎、制天南星各 10g，生姜 6 片，甘草 9g，麻黄

6g，制附子 4g，7 剂，每日 1 剂，水煎服。

二诊：手指关节胀痛，双膝关节疼痛均减轻。原方连服 30 剂，关节疼痛消失，病情趋于稳定。

按语：类风湿关节炎属于中医痹证范畴。初起以风寒湿热痹阻为主，日久则肝肾气血亏虚，痰瘀互结，易受外邪诱发。本例患者既有关节肿大变形之痰瘀阻络之征，又有膝痛，尺脉弱等肝肾亏虚之象，治宜调补肝肾，化痰祛瘀以治本，祛风利湿，温经散寒以治标。原老选桂枝芍药知母汤为基础方，方中以桂枝、麻黄、防风通阳祛风于表，芍药、知母和阴于里，白术、羌活、防己能除表里之湿，附子温经以复阳，当归、赤芍、川芎养血活血，取"治风先治血，血行风自灭"之意，天南星能散经络中之寒邪，配生姜以解附子、天南星之毒性。原老根据中医学取类比象的理论，认为"肢"与"枝"同。枝藤类药物善走四肢而利关节，兼有引经作用，故治疗四肢关节痹痛，常在辨证基础上选用青风藤、鸡血藤、桑枝、桂枝等。

七、外科案例

（一）蜂窝组织炎

宋某某，男，78 岁。

初诊（1998 年 8 月 17 日）：项部肿红约 10cm×20cm 大小十余天，打针输液十余天不效，局部发红无脓，不疼不热但发痒，咳白痰不利，口干，足凉，舌质暗，苔微黄，脉沉缓，辨证为热毒内壅的丹毒，方用银翘散加味：双花30g，连翘30g，赤芍15g，丹参15g，牛蒡子10g，丹皮10g，当归10g，天花粉10g，防风10g，浙贝30g，3剂，水煎服。

二诊（1998年8月21日）：项部红肿减轻，色淡红，大便干燥，1次/日，咳痰不爽，色白，脉沉略弦，苔白薄质略暗，原方加大黄6g，麦冬20g，3剂，水煎服。

三诊（1998年8月27日）：项部红肿减大半，咳痰利但咳嗽，大便干，口干足冷，脉沉弦，苔白少。原方去防风加麦冬20g，百部10g，黄芩20g，元明粉10g，红花15g，3剂，水煎服。痊愈。

按语：热毒内壅则见项部红肿发痒，热毒壅肺则咳嗽咳痰不利，口干。重用双花、连翘清热解毒；丹皮、牛蒡子、防风疏风利咽；当归、赤芍、丹参养血清热，活血止痛；天花粉清热消肿；加大黄、麦冬滋阴通便。

（二）毛囊炎

李某，女，22岁。

初诊（1998年2月5日）：额头部起红痤疮如黄豆大小1年多，有脓点呈散在型，疼，平时便燥，现通畅，苔白薄，脉缓小。诊断：面部痤疮。辨证为肺胃热毒，治以清肺胃解毒，方用凉膈散加减：连翘30g，黄芩15g，栀子15g，薄荷10g，蒲公英30g，赤芍10g，大黄6g，白芷15g，金银花 20g，甘草 6g，紫草 10g，黄连 9g，3 剂，水煎服。

二诊（1998 年 8 月 7 日）：上药 3 剂后，减轻十之八九，偶起 1~2 个，现额角、颊部各起一个，额头角有脓点，大便正常，阳光晒后皮肤发痒，脉沉缓，以原方加黄柏 4g，当归 10g，白蒺藜 10g，川芎 10g，治愈。

按语：肺胃热炽盛，化毒而溢皮肤，额头起红痤疮，化腐成脓而疼，肺与大肠相表里，肺热下移大肠肠燥，故便秘。黄连、黄芩、栀子、大黄清热解毒，黄芩清肺，黄连清胃，大黄通腑泄热，栀子清三焦之火；连翘、蒲公英、金银花清热解毒；紫草、赤芍清热凉血、活血软坚；白芷祛风排脓；甘草解毒，调和诸药，以防寒凉太过伤脾胃；阳光晒后皮肤发痒乃血虚有风之象，加当归、川芎养血；黄柏、白蒺藜清肺胃之热、祛风。

（三）肠痈（阑尾周围脓肿）

刘某，男，75 岁。

初诊（1998 年 9 月 7 日）：阑尾穿孔 2 月余，经大量使用抗生素治疗，病情已基本控制，无自觉症状，B 超检查示阑尾穿孔后右下腹脓肿形成，约 3.7cm×2.5cm，舌暗，脉弦。中医诊断为肠痈。辨证属热毒内陷证，化腐成脓，治以活血解毒排脓，方用薏苡附子败酱散合大黄牡丹皮汤加减：败酱草 40g，薏苡仁 15g，附子 5g，连翘 30g，金银花 20g，冬瓜仁 10g，大黄 9g，黄芪 15g，赤芍 10g，皂角刺 10g，4 剂，每日 1 剂，水煎服。忌辛辣食物。

二诊（1998 年 9 月 11 日）：大便较前通畅，但右下腹时有隐痛，活动时气喘，脉弦，上方加黄芪至 25g，增强益气扶正托里排毒之力。

三诊（1998 年 9 月 14 日）：食后胃脘不适，脉沉弦，9 月 11 日方加乌贼骨 15g。

四诊（1998 年 9 月 21 日）：B 超检查示阑尾脓肿约 2.3cm×1.3cm，较初诊明显缩小，大便干，苔微黄，脉弦硬，以 9 月 11 日方加元明粉 6g（冲服），4 剂，水煎服。

五诊（1998 年 9 月 25 日）：大便通畅，脉弦硬，9 月 11 日方继服。

六诊（1998 年 9 月 28 日）：B 超检查示阑尾脓肿缩小，苔微黄，脉弦硬，9 月 11 日方再进 6 剂。1 周后行 B 超复查示阑尾及周围未见异常，疾病痊愈。

按语：本患者阑尾炎穿孔后经大量抗生素治疗，症状消失，但 B 超检查示有脓肿形成，从四诊合参辨证，则"无证可辨"，原老运用"类比法"（即参照有症状的阑尾脓肿辨证方法）辨证施治。方中重用败酱草 40g，连翘、金银花清热解毒为君；冬瓜仁、薏苡仁、赤芍、皂角刺活血散结为臣；大黄通腑消肿活血，附子温化散痞以防寒甚而凝共为反佐；黄芪益气扶正、消肿排脓为使。守方治疗，随症加减，食后胃脘不适加乌贼骨制酸和胃，大便干加元明粉，助大黄通腑排毒，治疗 3 周而痊愈。

（四）乳痛

赵某某，女，27岁。

初诊（1983年2月1日）：患者产后17天出现两乳头疼痛溃烂。继而出现白色脓点，尤以左乳头严重。患者面色萎黄，痛苦病容，乳头溃烂处凹陷，脓点较多，乳头发红，已停止哺乳10余日，每日用吸奶器挤奶数次，大便干燥，3日一行。曾用青霉素等不效。左乳房红肿处触之较硬，有触痛。舌偏红、苔薄白，脉沉缓。方用连翘败毒汤加减，药用：蒲公英50g，连翘、金银花各30g，黄连9g，大黄6g，白芷15g。3剂，每日1剂，水煎服。外用鹿草散（生甘草、鹿角霜各9g，共研极细面，过80目筛后，共混匀备用），每次用鸡子黄1个，置于容器中，加入适量鹿草散，调成稀糊状，用消毒棉棒蘸涂乳头溃烂处。涂药前先用消毒棉棒拭去脓汁，每日涂3～4次，外覆以纱布，纱布边缘用胶布粘贴。

二诊（1983年2月5日）：患者乳头疼痛明显减轻，脓汁减去少。舌偏红、苔薄白，脉沉缓。继以上法治疗1周而愈。

按语：《医宗金鉴》云：乳房属胃，乳头属肝，热毒蕴结，其邪壅盛则腐肌化脓，乳头发红溃烂。方中重用蒲公英、连翘、金银花清热解毒；黄连清胃火，大黄通腑泻火，使毒从下泄；白芷疏风排脓。外用鹿角霜、生甘草温经解毒，取温化痰饮之义，起反佐作用。

（五）皮疹（过敏性紫癜）

高某，男，18 岁。

初诊（1998 年 11 月 6 日）：双下肢皮肤起较密集红色疹子，如高粱米大已 1 个多月，用抗生素及脱敏药治疗 10 天好转，但时反复，诊为"过敏性紫癜（皮肤型）"。现双下肢仍有散在高粱大小红色疹子，不痒。舌淡、苔白，脉弦。辨为风热伤络，血溢肌肤的肌衄，治以清热凉血疏风，方用麻黄连翘赤小豆合凉膈散加减：连翘 30g，栀子、黄芩、赤芍、生地黄各 15g，甘草、麻黄各 9g，当归、荆芥、防风、牛蒡子各 10g，3 剂，水煎服。

二诊（1998 年 12 月 18 日）：上方服 3 剂后疹基本消失，因考试未来就诊，现有小量出血点，舌淡苔白脉沉，原方 4 剂水煎服，药尽而愈。

按语：患者风热伤络，血溢肌肤，麻黄辛温、连翘辛凉，重用连翘以取疏风清热解毒之力；栀子、黄芩清热解毒；赤芍、生地黄、当归养血活血，凉血以和营；荆芥、防风、牛蒡子均疏风利咽，使邪从皮肤外达而解。

八、妇科病案

（一）痛经

李某某，女，30 岁。

初诊（1999 年 3 月 17 日）：经行腹痛 2 年多，于经行第一二天痛甚，伴恶心，需服止痛片，经量少有瘀块，两天后经量增多而痛减。既往月经史：13，4～5／28～30天，末次月经 2 月 17 日。B 超检查示：子宫及附件未见异常。舌质淡、苔薄白，脉沉弦。治法为活血祛瘀止痛，方用琥珀散加减，药用：三棱、莪术、丹皮、乌药、生地各 10g，延胡索（醋制）、赤芍各 20g，肉桂 6g，当归、香附各 15g，生姜 6 片。3 剂，每日 1 剂，水煎服。

二诊（1999 年 3 月 22 日）：患者经行前腹痛减轻，未恶心。舌淡、苔薄白，脉沉弦。继用上方 3 剂，水煎服。嘱于下次月经前 5 天来诊。

三诊（1999 年 4 月 13 日）：患者行经前无不适，舌淡、苔薄白，脉略弦。继服 5 剂。

四诊（1999 年 4 月 23 日）：患者此次月经腹痛轻微，血色黯红，基本无瘀块。舌淡、苔薄白，脉略弦。嘱于下月经前 2 天开始服药，继用上方 5 剂。

按语：瘀血阻滞，经行不畅，不通则痛，故经行有血块而腹痛；冲脉之气失和，夹肝气上逆犯胃，故恶心；经量增多，瘀血下行故痛减；脉沉弦是里证痛证的表现。本方中三棱、莪术破血行气，消积止痛；丹皮活血祛瘀；延胡索活血行气止痛；肉桂温经通脉，散寒止痛；乌药行气止痛；当归补血活血，调经止痛；赤芍散瘀止痛；生地清热凉血，养阴生津；香附理气调经止痛；生姜解表散寒。诸药配伍，共奏活血散瘀止痛之效。

（二）月经先期

赵某某，女，38岁。

初诊（1998年5月4日）：月经每月提前7~12天而行已1年，量少，1天净，经行时头痛，头晕，颜面浮肿，双乳憋痛，腰背困，入睡差，睡眠不稳，烦躁不安。既往月经史：14，5~6/28~30天，末次月经4月29日。方用逍遥散加减，药用：柴胡、茯苓、香附各10g，当归、白芍、泽兰叶、熟地、藁本、栀子各15g，白术、青皮各9g，甘草6g，川断20g。10剂，每日1剂，水煎服。

二诊（1998年5月15日）：患者于经前1周即头痛肢体困，少腹憋胀，胸憋，口干，睡眠差。舌红、苔黄薄，脉弦小。方用四物汤加味，药用：当归、川芎、白芍、熟地、藁本、防风、荆芥、泽兰叶各15g，香附、红花各10g，白芷20g，山萸肉9g。6剂，水煎服。

三诊（1998年5月22日）：患者经行第一天，色红，头痛较前轻，月经提前4天，心烦。不吐酸，烧心，饮热水可缓解。舌红、苔微黄，脉略弦。方用四物汤加味：当归、川芎、白芍、熟地、藁本、泽兰叶、炒枣仁、焦栀子、柏子仁各15g，香附、红花各10g，白芷20g，山萸肉9g。6剂，水煎服。

四诊（1998年5月29日）：患者经行4天净，量较前稍多，睡眠好转，遇事紧张即头痛，上午烧心，口苦涩，大便稀。舌红、苔微黄，脉缓少。方用四物汤加味：当归、川芎、白芍、熟地、藁本、柏子仁、炒枣仁、五味子各15g，制首乌20g，香附、黄芩各10g。30剂，水煎服。药尽，月经周期复常。

按语：血虚肝气郁结，冲任失调，故月经提前而量少。肝郁气滞，肝阳上亢故头痛头晕；气郁水湿不行而浮肿；郁久化热，内扰心神，故睡眠差，烦躁不安。初诊方用逍遥散疏肝解郁，加藁本散寒行气，栀子清郁热，泽兰叶活血，川断补肾。继用四物汤加味调理而安。

（三）月经后期

高某某，女，41岁。

初诊（1999年1月13日）：患者已3个月月经未至，伴有肢体颤抖，腰背酸困。舌略淡、苔薄白，脉沉小无力。即往月经史：14，3～5/28～30天，末次月经1998年10月1日。方用补中益气汤，药用：黄芪15g，当归、焦白术、陈皮、党参、阿胶、何首乌、杜仲各10g，川芎、柴胡、升麻各6g。4剂，每日1剂，水煎服。嘱避免受寒。

二诊（1999年1月18日）：患者腰背困好转，仍未行经，小腹疼痛明显，纳可，小腹胀。舌体胖大边有齿痕、苔白，脉沉细无力。方用过期饮，药用：当归30g，川芎、赤芍、生地各15g，香附、莪术、红花各10g，肉桂、桃仁、木香各9g，甘草、通草各6g。3剂，每日1剂，水煎服。

三诊（1999年1月21日）：患者今日经行，月经量不多无血块，4～5天干净，小腹隐痛。舌红、苔白，脉沉缓左小。方用四物汤加味,药用:当归20g,生地15g,川芎、白芍、香附各10g,炙甘草3g。4剂,每日1剂,水煎服。

四诊(1999年4月26日):患者上月月经周期28天,量多有血块,现月经36天未行,小腹疼痛,腰困。舌淡、苔白,脉沉缓。仍用过期饮,3剂,每日1剂,水煎服。

五诊(1999年5月7日):患者月经45天未行,小腹疼痛消失,仍腰困,疲乏。舌淡、苔白,脉沉软。继用过期饮加减:当归、红花30g,生地25g,川芎、太子参各20g,赤芍、炒杜仲各15g,香附、莪术、桃仁各10g,三棱、木香各9g,甘草、通草各6g,肉桂4g。4剂,每日1剂,水煎服。

六诊(1999年5月27日):患者服上方经行,腰困,手心热,疲乏。舌淡、苔白边有齿痕,脉沉尺弱。方用知柏地黄加减:丹皮、太子参、当归各20g,生地、知母各15g,山药、茯苓、泽泻各10g,山萸肉9g,黄柏6g。4剂。

按语:脾统血,肾藏精,精血可互生。脾肾两虚,血精不足,不能充盈血海而入胞宫,故月经推后,舌质淡;脾虚血虚,四肢肌肉失养,虚风内动,故肢体颤抖;肾居腰中,带脉绕腰,肾气不足则腰背困;脉沉小无力主里虚。先用补中益气汤加阿胶、何首乌、杜仲养血健脾补肾,继用过期饮养血活血,后用知柏地黄汤补肾滋阴清热,益气养血。

（四）滑胎

李某某，女，30岁。

初诊（1993年7月21日）：患者怀孕3个月，无明显原因出现阴道出血已9天。卧床则无血，起坐有少量鲜红出血，无小腹痛及腰痛，食纳、二便均好，焦虑不寐。舌淡、苔薄白，脉沉小左关兼滑。前年3月人工流产1次，去年11月自然流产1次。方用补肾固冲丸加减，药用：当归、熟地、鹿角胶、补骨脂、阿胶、炒杜仲、砂仁各9g，白芍12g，炒枣仁、菟丝子各20g，醋炒艾叶10g，续断15g，炒地榆6g，生姜3片。3剂，每日1剂，水煎服。

二诊（1993年7月26日）：患者出血已停止3天，前方服后曾呕吐，昨天好转，舌淡、苔薄白，脉沉小。继予前方3剂。

三诊（1993年7月29日）：患者出血停止1周，无腰腹痛，不恶心，能进食，舌淡、苔薄白，脉沉小。停药观察。

按语：该病例属肝肾不足，冲任失固，胎失所养，故而妊娠3月而阴道出血。治用鹿角胶、续断、杜仲、菟丝子补益肝肾，当归、白芍、熟地、阿胶补血养阴，补骨脂补肾助阳，艾叶温经止血，砂仁、杜仲、菟丝子、艾叶、续断安胎，炒枣仁养心安神，地榆凉血止血，生姜和胃止呕。诸药配伍，共奏补肝肾、固冲任、止血安胎之效。

九、骨科案例

（一）颈椎病

赵某某，男，65 岁。

初诊（1998 年 7 月 16 日）：双前臂发麻 2 年多，服颈复康冲剂半年，尿失控，大便干燥 20~30 年，脉沉缓，辨证为肾虚，气血不足，治以补肾气活血舒筋，方用右归丸合黄芪桂枝五物汤：熟地 15g，山萸 10g，山药 10g，补骨脂 9g，川断 15g，丹参 20g，川芎 15g，当归 20g，桂枝 10g，赤芍 15g，薏苡仁 15g，黄芪 20g，秦艽 10g，3 剂，水煎服。

二诊（1998 年 7 月 23 日）：无改变，左臂重，麻疼，尿失控好转，脉弦，再以原方加鸡血藤 15g，元胡 10g，6 剂，水煎服。

三诊（1998 年 7 月 30 日）：右臂麻疼消失，左臂减轻，尿失控消失，大便干燥明显好转，阴茎萎缩 5 年，再以上方 6 剂水煎服，痊愈。

按语：肾主骨生髓，肾虚髓海不足，二便失司，小便不能自控。肾精不足，肠道干燥，故大便干。肾虚，气血不足，脉络遇阻，故双前臂发麻。久病肾虚，用山萸、补骨脂补肾填精，熟地、川芎、当归、赤芍、丹参养血活血通络，山药、薏苡仁健脾燥湿，黄芪补气以活血，秦艽祛风除痹，桂枝温经通络，共奏补肾活血舒筋之功。

十、五官科案例

（一）产后咽喉发紧症

患者某，女，20岁。

初诊（1996年9月9日）：产后75天，咽喉发紧不适，背及头部走窜痛，疲乏，食少，嗳气，苔白稍厚，脉沉细。中医诊断：产后咽喉发紧症。辨证为肝郁血虚脾虚，治以疏肝理气兼益气，方用逍遥散合半夏厚朴汤：柴胡、苏梗、白芍、党参各10g，白术、当归、茯苓、木香、甘草、半夏、陈皮、厚朴各9g，生姜3片。3剂，水煎服。

二诊（1996年9月16日）：咽喉发紧消失，背及头痛减轻，脉沉细，上方加葛根20g，3剂，水煎服。

三诊（1996年9月19日）：头及背疼消失，有点嗳气，恶心，有时胃胀，食后则舒，苔微黄两边厚腻。上方加苍术、藿香各10g，8剂，水煎服。

按语：肝藏血主疏泄，体阴而用阳，患者产后75天，气血虚弱，使肝木不能条达，疏泄失常，肝郁气滞，又因足厥阴肝经"别络布胸胁，循喉咙之后"，又"与督脉会于巅"，故而咽喉发紧不适，背及头部走窜痛；肝气乘脾，气机不畅则嗳气；脾虚则见疲乏、食少；苔白稍厚，脉沉细皆为肝郁脾虚之象。方用逍遥散疏肝解郁、健脾养血，半夏厚朴汤行气降逆。柴胡疏肝解郁，使肝气得以条达，气机舒畅；白芍养血敛阴，柔肝缓急；当归养血和血与芍药合用，共补肝体，二者再与柴胡同用，补肝体而助肝用，血和则肝血和，血充则肝血柔；白术、茯苓健脾益气，非但实土以抑木，且使营血生化有源；木香行气调中止痛；党参益气养血；半夏化痰降逆；厚朴下气除满，助半夏散结降逆；生姜辛温和胃止呕；苏梗疏肝行气；陈皮理气健脾，燥湿化痰；甘草调和诸药且合芍药缓急止痛。诸药合用，共奏疏肝理气兼益气之功。

（二）喉痹（喉肌痉挛性窒息症）

张某某，男，12岁。

初诊（1998年7月28日）：20天前因乘空调车赴北京，途中着凉，感觉咽喉发紧，继之喉痒咳嗽，吐泡沫状白痰，持续10余天不减，继而出现阵发性窒息，每日4次，每次持续约1分钟，发作时间为中午12时至凌晨4时，睡眠将醒时突然发生窒息，坐卧不宁，欲喊不能，口唇青紫，1分钟后喉中吱吱几声缓解。住喉科病房经补钙（血钙正常），肌注维生素 B_1，维生素 B_2 等营养神经药物治疗10天，程度略有减轻，持续时间为30秒~1分钟，喉镜检查确诊为喉肌痉挛性窒息症。原老会诊查患者形体较壮，舌苔薄白、湿润，咽部无红肿，脉略弦。中医诊断为喉痹，辨证分析为寒邪侵袭肺系，气道挛缩，喉闭气息不通。治以温肺散寒。方用射干麻黄汤加减：射干9g，麻黄9g，半夏

9g，紫菀 9g，赤芍 15g，款冬花 9g，细辛 3g，五味子 6g，甘草 9g，地龙 1 条，生姜 6 片。3 剂，每日 1 剂，水煎服。

二诊（1998 年 8 月 1 日）：发作次数减少，7 月 30 日发作 2 次，31 日发作 1 次，且数秒即缓解，原方再进 4 剂。

三诊（1998 年 8 月 5 日）：除 8 月 3 日发作 2 次外，未再发作，痰咯不出，长呼气，汗多，尤以夜间明显，口干，苔灰褐，脉弦兼滑。以原方加白芍 15g，益营敛汗解痉，麻黄根 15g，收敛止汗。

四诊（1998 年 8 月 10 日）：窒息未发，咳嗽吐痰均消失，随访半年未复发。

按语：本例喉痹，证属寒邪侵袭肺系，气道挛缩而导致气息不通，与风热郁结咽喉而致的喉痹、缠喉风等迥异。原老认为，此喉痹重点在夏日炎热，皮肤腠理疏泄，能否用麻黄是关键。因病本为寒邪侵袭肺系所致，温肺散寒，解除喉肌痉挛乃属正治，故采用射干麻黄汤治疗。其中麻黄辛温入肺散寒，射干辛苦微温主喉痹二药为君；生姜、细辛助麻黄增强散寒之力；半夏、款冬花之辛以温肺降逆共为臣药；赤芍、地龙以解痉为佐；五味子酸敛肺气，紫菀苦降肺气，甘草调和诸药。药证合拍，故收良效。

（三）咽喉发紧症（痰气郁结）

王某，女，57 岁。

初诊（1999 年 11 月 4 日）：咽喉部发紧、隐痛、咽干十多天，多梦，查咽两侧略红，舌红苔白薄脉沉缓。中医诊断：咽喉发紧症。辨证属痰气郁结，治以燥湿化痰，理气和中。方用二陈汤加味：陈皮、射干、香附、枳壳、赤芍、桔梗各15g，茯苓、苏梗、甘草各10g，玄参20g，半夏9g，生姜6片，6剂，水煎服。

二诊（1999年11月11日）：咽部发紧不适减轻，但睡眠差，头昏胀，有时心慌，舌红苔白厚，脉沉缓软。方用理中汤加味：党参、红花、薏苡仁各10g，赤芍、延胡索、败酱草、炒枣仁、生龙骨、生牡蛎各20g，附子6g，白术、炮姜、远志各9g，6剂，水煎服，疾病痊愈。

按语：足阳明胃经"其支者，循喉咙，入缺盆"，足太阴脾经"上膈，夹咽，连舌本，散舌下"。患者脾气虚弱，运化无力，气机阻滞，脾虚生痰，痰气郁结则咽喉发紧，治法燥湿化痰，理气和中。用陈皮、香附理气健脾，赤芍活血凉血，枳壳行气宽中消胀，苏梗、桔梗、射干行气利咽，玄参、半夏利咽化痰，共奏燥湿化痰、理气和中利咽之效。二诊咽喉发紧症状减轻，再用理中汤加味，党参、白术补气健脾，脾气健，痰湿化生减少，以治其本；炮姜、附子温经散寒，温化寒饮，取"病痰饮者，当以温药和之"之义；炒枣仁、生龙骨、生牡蛎养心安神；败酱草、薏苡仁清热止带。诸药合用，共奏健脾化痰温中、安神清热利湿之效。

（四）咽喉发紧症（慢性咽炎）

王某，男，34岁。

初诊（1999年11月11日）：咽部憋胀发紧4个多月，

疲乏，右足跟痛，身热，苔黄薄润脉弦。中医诊断：咽喉发紧症；西医诊断：慢性咽炎。辨证为肾阴亏虚，治以滋阴补肾利咽，方用六味地黄丸合增液汤：生地黄、牡丹皮、五味子各20g，山茱萸、山药、赤芍、泽泻、麦冬、射干、桔梗各10g，茯苓9g，玄参15g，太子参30g。6剂，水煎服。

二诊（1999年11月18日）：咽痛基本消失，乏力、右跟疼痛减，脉弦左无力。上方加黄芪30g，6剂，水煎服而愈。

按语：足少阴肾经别络循咽喉，肾阴亏虚，一则津液不能上承于咽，二则阴虚火旺上炎于咽，故见咽部憋胀发紧。患者咽部憋胀发紧日久，气阴两虚则见疲乏；肾主骨，其经别入跟中，肾虚故而足跟痛；肾阴虚，虚火内生则见身热。苔黄薄润、脉弦皆为肾阴亏虚之象。方用六味地黄丸滋阴补肾，增液汤增液润燥。生地黄养阴生津、清热凉血；山茱萸补养肝肾；山药益气养阴、补脾肺肾，三药共补肾阴；牡丹皮、赤芍清热凉血，清退虚热；泽泻利湿泄浊，以防补阴药之滋腻，且又能泻热；茯苓淡渗脾湿，既助山药之健运以充养后天之本，又与泽泻共利湿泄浊；玄参、麦冬滋阴润燥；五味子敛肺滋肾、生津润燥；太子参补气生津；射干、桔梗利咽，且桔梗又有引药上行之力。诸药合用，共奏滋阴补肾利咽之功。

原明忠经验选粹

原明忠经验方

一、益气复脉汤（三参复脉汤）

处方来源：自拟方益气复脉汤（三参复脉汤），源于生脉饮（《内外伤辨惑论》）、炙甘草汤（《伤寒论》）。

组成：党参 20~30g　麦冬 20~30g　五味子 20~30g　丹参 20~30g　苦参 20g~30g　炙甘草 9g　炒枣仁 20g　桂枝 10g　生姜 6 片　大枣 2 个　天冬 20g

功能：益气阴，强心力，复心脉。

主治：胸痹心痛，冠心病心绞痛，心梗恢复期及陈旧心梗，病毒性心肌炎致心律失常房性、室性早搏。

方解：党参、麦冬、五味子益气阴强心力，丹参活血祛瘀药能增强疏通心之脉络作用，有减轻动脉粥样硬化斑块的作用。苦参性寒，味苦，清热燥湿。药理有扩张血管作用，对急性心肌缺血有保护作用，可增加心房收缩力，对大鼠心律失常有明显的治疗作用。与党参相伍以防温热太过。炒枣仁养心安神，桂枝、生姜温经通阳，鼓动心脉，天冬滋阴以助麦冬养阴，炙甘草补脾益气，缓急止痛，大枣益气补脾养心，共奏益气阴、强心力、复心脉之功。

临床应用及加减化裁：（1）冠心病心绞痛：胸膺闷痛或刺痛，或左胸（心前区）刺痛或隐痛，其痛或作或止。（2）心气虚：心慌、气短，动则益甚，或神疲倦怠乏力，活动稍多则加重。或夜睡中憋气而醒，坐起或稍活动渐渐减轻乃至缓解。（3）阴虚：或两膝酸软，或手足心烧，或咽干口干、舌质偏红或有瘀点，苔白薄或白厚少津，脉结代。（4）常用加减法：方中若有与治疗主证不利的药味时，应酌情减量或减味，而随症加味药物为：心烦易怒加龙胆草 9~15g，栀子 9~12g，心慌失眠加重炒枣仁 10~20g，夜交藤 15~30g，或加柏子仁 10~15g，远志 10g，或朱砂 2g，琥珀 2g（研细面分 2 次冲服）。头顶痛加藁本 10~20g，后头痛或项背不舒加葛根 15~20g，或乳香 10g、没药 9g。腰痛加川断 10~15g，补骨脂 9~12g。疗程一般 2~3 周。起效最快者 3 剂，最慢者 20 剂，治愈需一至几个疗程，因人而异。若属病者，见效后再服 1~2 疗程巩固。

【验案举例】

例 1：张某，女，52 岁，1991 年 1 月 15 日就诊。

1990 年 10 月突然出现胸憋、气紧，胸闷，查心电图示房颤，口服射西地兰缓解，复有出现心悸、胸闷，气紧神秘消失，查心电图示频发室早，改服心律平 0.1g，日 5 次，服 3 月余，完全控制，心律正常，停药后，3 月后又出现频发室早，一天十几次，每日持续数秒钟。发作时心悸、胸憋、闷、短气、寐少，舌淡苔白，脉结代。诊断为胸痹，辨证为心气虚血瘀，治以益气复脉，活血安神，方用益气复脉汤：党参 30g，麦冬 30g，五味子 30g，丹参 30g，赤芍 15g，天冬 20g，五加皮 12g，柏子仁 10g，炒枣仁 15g，青皮 6g，香附 6g，6 剂，水煎服。

1991 年 1 月 23 日复诊：心悸、胸憋、气短（早搏）明显减少，每日 1~2 次（原来十几次），舌淡苔白，脉结代，用党参 30g，麦冬 30g，五味子 30g，丹参 30g，赤芍 15g，天冬 20g，五加皮 12g，柏子仁 10g，炒枣仁 15g，青皮 6g，香附 6g，丹参 15g，6 剂，水煎服，显效。

例 2：李某，女，38 岁，1991 年 1 月 4 日就诊。

心悸、胸闷、短气 1 周余，服心律平 100mg，每日 3 次。舌淡苔白，脉结代。诊断为胸痹，辨证为心气虚血瘀。治以益气复脉，方用益气复脉汤：党参 30g，当归 30g，五味子 20g，丹参 20g，川芎 10g，赤芍 15g，香附 6g，五加皮 12g，天冬 20g，6 剂，水煎服。

1991 年 1 月 12 日复诊：服药平稳,4 天未发,停心律平,复发，舌淡苔白，脉结代，继续用益气复脉汤：党参 30g，当归 30g，五味子 20g，丹参 20g，川芎 10g，赤芍 15g，香附 6g，五加皮 12g，天冬 20g，3 剂，水煎服，痊愈。

二、益气强心汤

处方来源：自拟益气强心汤，源于生脉饮（《内外伤辨惑论》）、五苓散（《伤寒论》）、葶苈大枣泻肺汤（《金匮要略》）。

组成：党参 30~50g　麦冬 10~20g　丹参 30g　葶苈子 15~20g　茯苓 30g　泽泻 20~30g　猪苓 20~30g　黄芪 30g　白术 15~20g　肉桂 6g

功能：益气强心，活血利水。

方解：党参、麦冬益气阴强心力，丹参活血祛瘀，能增强疏通心之脉络作用，有减轻动脉粥样硬化斑块的作用。葶苈子化痰利水，通降肺气。茯苓、猪苓、泽泻、白术健脾利水，黄芪补气利水，肉桂温中化水，肉桂易桂枝，取其温肾阳以助心阳之力。

临床应用及加减化裁：（1）冠心病心绞痛：胸膺闷痛或刺痛，或左胸（心前区）刺痛或隐痛，其痛或作或止。（2）心气虚：心慌、气短，动则益甚，或神疲倦怠乏力，活动稍多则加重。或夜睡中憋气而醒，坐起或稍活动渐渐减轻乃至缓解。（3）阴虚：或两膝酸软，或手足心烧，或咽干口干、舌质偏红或有瘀点，苔白薄或白厚少津，脉结代。（4）常用加减法：方中若有与治疗主证不利的药味时，应酌情减量或减味，而随症加味药物为：心烦易怒加龙胆草9~15g，栀子9~12g，心慌失眠加重炒枣仁10~20g、夜交藤15~30g，或加柏子仁10~15g，远志10g，或朱砂2g，琥珀2g，研细面分2次冲服。头顶痛加藁本10~20g，后头痛或项背不舒加葛根15~20g，或乳香10g，没药9g。腰痛加川断10~15g，补骨脂9~12g。疗程一般2~3周。起效最快者3剂，最慢者20剂，治愈需一至几个疗程，因人而异。若属病者，见效后再服1~2疗程巩固。

【验案举例】

例1：杨某，男，80岁，1990年7月7日初诊。

患冠心病10余年，房颤1年余，近来气短而喘，动则益甚，不得平卧，全身浮肿，足膝尤甚，按之凹陷（重度），舌质紫暗，面唇爪甲紫暗，咳吐白痰，两肺底湿性啰音，肝肿大 4 厘米，心电图示心肌缺血，超声心动图示左室增大功能减弱，脉结乱，尿量 500~700 毫升。诊断心衰Ⅲ°。辨证为心肺气阳具衰，水邪泛溢，治宜益气强心，温阳利水，方用益气强心汤加桂附术参：党参 30g，麦冬 20g，丹参 30g，葶苈子 20g，茯苓 30g，泽泻 30g，猪苓 30g，五味子 20g，肉桂 6g，制附子 10g（先煎 1 小时），人参 10g（另包捣碎），白术 20g，3 剂，水泡 2 小时，煎半小时，二煎加水即煎半小时，早晚分服。尽剂后尿量增至 2500 毫升 /24 小时，气短浮肿均减轻，原方又 9 剂，气喘已平，能平卧，浮肿消退。两肺底啰音消失，肝肿大回缩，又进 26 剂，诸症消失，活动自如，基本愈。

例 2：樊某某，男，57 岁，1988 年 6 月 6 日初诊。

发现风心病二尖瓣狭窄 20 余年，四肢环形红斑 10 个月，多法治之不消退。近 2 月多来，心慌气喘，走路稍快加重，两膝以下浮肿，按之凹陷（中度），胃脘胀满，大便干燥，面色紫暗，苔舌发暗，听诊二尖瓣区轰轰样杂音，超声心动图示二尖瓣狭窄，诊断风心病心衰Ⅲ°。辨证为心气虚衰夹瘀，治宜益气强心，活血利湿，益气强心汤加减：太子参 30g，麦冬 20g，五味子 15g，丹参 20g，灵仙 15g，赤芍 15g，鸡血藤 15g，牛膝 15g，秦艽 15g，大腹皮 12g，防己 15g，葶苈子 20g，3 剂，水煎服。药后心慌、气喘浮肿减轻，原方又进 6 剂。

6 月 27 日复诊，心慌、气喘、足膝浮肿减轻大半，四肢环形红斑消失。以原方又进 20 剂，心慌、气短喘、足膝浮肿均消失，基本缓解。

三、益气通脉汤

处方来源：自拟方益气通脉汤，源于生脉饮（《内外伤辨惑论》）、膈下逐瘀汤（《医林改错》）。

组成：党参 10~30g　麦冬 10~20g　五味子 10~20g　生蒲黄 10~20g　红花 10~20g　川芎 15~20g　赤芍 15~20g　木香 9~12g　郁金 10~15g　首乌 10~15g　丹参 20~30g

功能：益气阴强心力，化瘀血通心脉。

主治：胸痹心痛，冠心病心绞痛，心梗恢复期及陈旧心梗，病毒性心肌炎。

方解：党参、麦冬、五味子益气阴强心力，与川芎、红花、蒲黄、丹参等活血祛瘀药同用，能增强疏通心之脉络作用。木香、郁金则有疏理气机，消散瘀血作用。郁金、蒲黄、川芎、丹参等有减轻动脉粥样硬化斑块的作用。

临床应用及加减化裁：（1）冠心病心绞痛：胸膺闷痛或刺痛，或左胸（心前区）刺痛或隐痛，其痛或作或止。（2）心气虚：心慌、气短，动则益甚，或神疲倦怠乏力，活动稍多则加重。或夜睡中憋气而醒，坐起或稍活动渐渐减轻乃至缓解。（3）阴虚：或两膝酸软，或手足心烧，或咽干口干，舌质偏红或有瘀点，苔白薄或白厚少津，脉沉细、缓软，或沉弱。（4）常用加减法：方中若有与治疗主证不利的药味时，应酌情减量或减味，而随症加味药物为：心

烦易怒加龙胆草 9~15g，栀子 9~12g，心慌失眠加炒枣仁
10~20g，夜交藤 15~30g，或加柏子仁 10~15g，远志 10g，
或朱砂 2g，琥珀 2g，研细面分 2 次冲服。头顶痛加藁本
10~20g，后头痛或项背不舒加葛根 15~20g，或乳香 10g，
没药 9g。腰痛加川断 10~15g，补骨脂 9~12g。此加减法可
用于各证型之患者。

【验案举例】

例 1：丁某某，男，52 岁，1976 年 2 月 10 日初诊。

患者 1975 年发现高血压（150/100mmHg），偶有心胸
痛，胆固醇 6.56mmol/L，三酸甘油酯 2mmol/L。近半月来，
胸膺刺痛及左胸刺痛加重，每日 2~3 次，硝酸甘油片可缓
解。胸闷气短，疲倦乏力，上 3 层楼即加重。舌红，苔隐黄，
脉弦小。血压 132/90mmHg，胆固醇 8.17mmol/L，三酸甘
油酯 1.5mmol/L。X 线胸片示：左心缘略增大，主动脉弓
突出，眼底动脉硬化Ⅱ度。心电图：T Ⅱ、Ⅲ、aVF 及 V5
低平，心肌轻度劳损，不正常心电图。

诊断：西医诊为高血压病动脉硬化、冠心病心绞痛（频
发型）。中医诊为胸痹心痛。辨证为心气阴虚，心脉瘀滞，
治宜益气阴强心力，化瘀血通心脉，方用益气通脉汤加当
归：党参、麦冬、五味子、当归、木香、郁金、蒲黄各
10g，川芎、赤芍、红花、丹参各 15g，水煎服。

患者每日服 1 剂，并服烟酸肌醇。服 21 剂后明显好转，
上 6 层楼不气短，胸膺刺痛（心绞痛）明显减轻，次数减少，
24 天发作 3 次。原方改丹参、川芎为 10g。

例2：陈某，女，25岁，1991年3月25日入院。

患者感冒3周后出现疲乏，心悸气短，胸闷隐痛。查心电图：Ⅱ、Ⅲ、avF、V3、V4导联ST水平型下降≥0.05mV。超声心动图示：左室缩功能减弱。谷草转氨酶、血清肌酸磷酸激均正常。舌质偏红，脉沉细。肝肾功能及血常规均正常。诊为病毒性心肌炎，急性期轻型，证属心气阴虚证。予益气通脉冲剂，每次1袋，每日3次，冲服。1周后心悸、气短、疲乏等症减轻。4周后诸症消失，舌转淡红，脉沉小，复查心电图大致正常，超声心动图示未见异常，肝肾功能及血尿常规正常而痊愈出院。

例3：杨某，男，52岁，1986年7月5日入院。

1986年1月初因情绪激动突然发生胸痛、胸憋闷伴心慌、出汗，持续十几分钟，硝酸甘油缓解，于1月上旬加重发生下壁心肌梗死，住当地医院治疗缓解。7月2日因神过度紧张与劳累，又出现胸痛、胸憋闷、心慌气短出汗，每日2~3次，含硝酸甘油缓解，第三天加重。7月5日查心电图示：前间壁心梗（V2，V3，呈QS型）及陈旧下壁心梗，收住院治疗。舌质暗，脉细弱。西医诊断：冠心病心绞痛，陈旧下壁心梗、前间壁心梗。中医诊断：胸痹心痛，属气虚血瘀，心脉不通证型。服益气通脉3剂后，胸痛、憋闷、心慌等症状减轻大半，6剂后基本控制，服2个疗程诸症消失，出院时已50天未发作。7月18日心电图示：V2、V3、QS波变为rS波，T波V2~V5段，由倒变直立。

例4：朱某，女，62岁，1987年4月28日入院。

胸闷、胸痛 4 个月伴心慌、疲乏无力，每日发作 3~4 次，持续 10 分钟左右，含硝酸甘油稍缓解。劳累生气加重，舌偏暗，脉弦细，心电图示：ST 改变，多源性室早、房早。诊断为冠心病，分型稳劳型心绞痛。辨证为心气虚，血瘀，心脉不通，予益气通脉汤 3 天后减轻，一疗程后，胸闷、胸痛消失，35 天出院。出院时有 2 周未发作，复查心电图示：大致正常。胸闷、胸痛消失。

四、滋潜通脉汤

处方来源：自拟方滋潜通脉汤，源于豨莶丸（《景岳全书》）膈下逐瘀汤（《医林改错》）。

组成：豨莶草 20~30g 何首乌 10~15g 女贞子 10~15g 生地 10~15g 菊花 20~30g 丹参 15~30g 红花 15~30g 川芎 10~15g 赤芍 20~30g 木香 10~15g 郁金 10~15g

功能：滋阴潜阳，行气活血，疏通脉络。

主治：冠心病心绞痛，脑梗死，脑出血后遗症，脑供血不足。

方解：豨莶草味苦入肝肾，清肝热抑肝阳，活血通脉络，使肝阳下降潜于肾阴，阴得阳助则阳施阴化为君；何首乌、女贞子、生地滋肾阴，使肾阴上升涵养肝木，阳得阴涵则不上亢；丹参、川芎、赤芍、红花活血通脉络共为臣药；木香、郁金行气化瘀，使气行则血行，为佐使。诸药配伍合理，共奏滋阴潜阳、行气活血、疏通脉络之功。

临床应用及加减化裁：加水蛭、地龙、牛膝以增强活血之力；加葛根、桂枝以增强温经通络作用；加白芍、地龙以平肝息风、养阴通络；加木瓜、茯苓以祛湿柔筋。

【验案举例】

例1：某某，女，56岁，1998年5月28日初诊。

头晕，胸憋闷，胸痛，1日2~3次，半年多，劳累则加重，腰腿乏力，口干，苔白薄，舌偏红，脉沉弦。血压150/90mmHg，查心电图示ST，V1、aAVF、V4~6下移0.075mV。诊断：高血压病、冠心病心绞痛。辨证：阴虚阳亢，心脉瘀滞。治法：滋阴潜阳，活血通脉。方用滋潜通脉汤：豨莶草20g，菊花20g，女贞子10g，生地10g，首乌15g，丹参30g，川芎15g，赤芍20g，郁金15g，木香9g，红花15g，水蛭10g。6剂，水煎服。二诊，头晕重消失。胸憋闷痛减轻大半，脉沉弦，测压120/80mmHg，继用原方32剂，诸症消失，复查心电图示ST，Ⅰ、aVF、V4~6均平基线，恢复正常，血压平稳，再以原方18剂巩固。

按语：本例是滋潜通脉汤原方加水蛭增强活血通脉之力，服4周后，症状消失，心电图恢复正常达到显效。

例2：某某，女，55岁，1996年3月7日初诊。

主因1995年11月15日突然头晕昏仆，语言不利，右半身不遂，来我院急诊做头颅CT示"脑干出血约20ml"，经抢救治疗好转。刻症：右腿麻木无力、发僵，手发麻，语言基本正常，舌质偏暗，脉沉缓。头颅CT示出血大部分吸收余约 20ml，血压 130/90mmHg。诊断：中风（脑出血）后遗症。辨证：阴虚阳亢，脑络瘀阻。治法：滋阴潜阳，活血通络。方用滋潜通脉汤加减：豨莶草 30g，何首乌 15g，女贞子 10g，生地 15g，菊花 15g，丹参 30g，赤芍 15g，川芎 15g，葛根 20g，地龙 15g，郁金 15`g，牛膝 15g，桂枝 l0g，6 剂，水煎服。进 3 剂好转，6 剂后右半身麻木加重，再服 1 周右半身麻木减轻，服至 3 周后右侧肢体麻木、发僵感均消失，右腿无力减轻，共服 45 剂后右腿无力消失，临床治愈。

按语：本例下肢麻木无力较重，滋潜通脉脉汤去木香，加葛根、地龙、牛膝、桂枝，以增强活血通络作用而收显效。

例 3：王某某，男，77 岁，1999 年 4 月 1 日入院。

主因语言不利，下肢无力，步履不稳 1 周入院。患者患高血压多年，入院前 1 周洗澡后突感不适，反应迟钝，语言不利，双下肢无力，活动受限，外院急诊就诊，头颅 CT 示："腔隙性脑梗死，脑萎缩，皮层下动脉硬化性脑病"。静点脑复康、脉络宁，口服尼莫地平、维脑路通、复丹参片、牛黄清心丸等，治疗 6 天症状未改善，转入我科治疗。刻症：语言不利，下肢无力不能自己行走，由人搀扶入院，脉弦硬。中医诊断：中风。辨证：阴虚阳亢，脑络瘀阻。方用滋潜通脉汤加减：豨莶草 15g，何首乌 10g，女贞子 15g，当归 12g，赤芍 15g，丹参 20g，白芍 5g，地龙 15g，天麻 12g，夏枯草 15g，牛膝 15g，木瓜 15g，茯苓 12g。水煎服，每日 1 剂。同时静点 20% 甘露醇 125ml 日 1 次，连用 5 天，

706 代血浆 500ml 加红花注射液 15ml，生理盐水 250ml 加胞二磷胆碱 0.75g，每日静点 1 次，连用 15 天。

入院 4 天后患者症状改善，1 周可自己行走但不平稳。治疗 1 月多，患者双下肢无力消失，步履平稳稳，反应灵活，语言较前流利，于 5 月 5 日痊愈出院。

五、加味金刚丸加减

处方来源：加味金刚丸是由《医宗金鉴·杂病心法要诀·痿病》而来。

组成：萆薢 10~20g　杜仲 15~30g　肉苁蓉 10~20g　菟丝子 10g~15g　牛膝 10~20g　木瓜 10~20g　川断 15~30g补骨脂 10~20g

功用：补肝肾，强筋骨，起痿软。

主治：肝肾亏虚，寒湿内停，症见腰腿困重疼痛，双下肢疼痛无力痿软，关节肿痛，脉弦滑。

方解：杜仲、续断补肝肾，强筋骨，安胎，用于肾虚腰痛，腰膝酸软，风湿痹痛，筋骨无力，为君。菟丝子滋补肝肾，固精缩尿，安胎，用于阳痿遗精，腰膝酸软，目昏耳鸣，胎动不安；肉苁蓉补肾阳，益精血，润肠通便，用于阳痿，不孕，腰膝酸软，筋骨无力，肠燥便秘；补骨脂温肾助阳，纳气，用于阳痿遗精，遗尿尿频，腰膝冷痛，肾虚作喘，五更泻共为臣药。萆薢利湿祛浊，木瓜舒筋活络，和胃化湿，主治风湿痹痛合为佐。牛膝化瘀血，通经筋，利关节，为使药，引药下行到于病所。全方共奏补肝肾、强筋骨、起痿软之效。

临床应用及加减化裁：肝肾虚致下肢痿软症，治疗脊髓及下肢多种病症，关节积液肿痛，髋关节痛，臀股风，腰骶神经根脊髓炎，脊髓胶质瘤。

关节肿痛，活动受限，不能步履，加防己、羌活、秦艽、茯苓以祛风胜湿、消肿止痛；关节，入夜则阴寒更甚，阳气被遏故疼痛加重，加羌活、秦艽祛风通络，桂枝、补骨脂、威灵仙通阳散寒止痛；血虚加当归以养血补血；双下肢无力，行走困难，重用黄芪40g；尿不畅加猪苓30g。

【验案举例】

例1：李某某，女，59岁，1994年5月20日初诊。右膝关节肿痛15天，不红不热，触之如囊状，不能行走，舌苔薄白，脉弦。右膝关节正侧位片示骨质未破坏，骨科穿刺后诊为关节积液，化验示无细菌生长。中医诊断：着痹。辨证为肝肾亏虚，湿邪侵袭，留滞关节。治宜补肝肾，除湿消肿，方用加味金刚丸加味：萆薢20g，牛膝15g，木瓜15g，杜仲15g，菟丝子10g，防己15g，羌活15g，秦艽15g，茯苓15g，每日1剂，水煎服。10剂后肿痛明显减轻，28剂后肿痛消失，行走自如而愈。随访5年未复发。

例2：王某某，男，29岁，1997年9月20日初诊。

左髋关节疼20天，不红不肿，夜间痛重，不能翻身，舌苔薄白，脉沉小。中医诊断：痹证。辨证属肝肾亏虚，风寒之邪侵袭，治以补肾、祛风散寒，方用加味金刚丸加味：

萆薢 10g，牛膝 15g，木瓜 10g，杜仲 15g，菟丝子 10g，补骨脂 10g，羌活 9g，桂枝 15g，威灵仙 10g，秦艽 15g，服 7 剂翻身时疼痛减轻，服 20 剂疼痛消失而愈。

例 3：王某某，男，43 岁，1991 年 9 月 29 日入院。

患者 1991 年 6 月无明显诱因出现双下肢后侧疼痛伴大小便不利，经中药治疗疼痛好转，但出现双下肢无力，行走困难、尿潴留，头颅 CT "未见异常"。肌电图查神经传导速度示 "周围神经损害"，用地塞米松、ATP 治疗 20 多天，又出现发热，体温 39 摄氏度，尿常规 RBC++，蛋白微量，反应迟钝，于 8 月 10 日收入院神内科。确诊腰骶神经根脊髓炎，有脊髓休克趋向，用烟酸、他巴唑、维生素 B_1、维生素 B_{12}、氢化可的松及加兰他敏等治疗 50 天，病情趋稳定，但仍双下肢痿软无力，不能活动。于 9 月 29 日转中医科治疗，患者除下肢无力不能行动外伴头晕、耳鸣、舌红苔白、脉弦。辨证脾肾虚，予脾肾两助汤 6 剂，无变化。10 月 8 日原老查房指示：患者是中医的痿证，辨证属肝肾不足，筋脉失养，治以补肝肾养血荣，益卫气，方用加味金刚丸加味：萆薢 15g，木瓜 15g，牛膝 15g，菟丝子 12g，杜仲 12g，肉苁蓉 12g，黄芪 40g，薏苡仁 30g，3 剂，水煎服。

3 剂后两腿痿软无力有好转，头晕消失后患者又头晕，面色潮红，舌暗苔薄白，脉弦数，上方去肉苁蓉，加桑寄生 15g，黄芪减为 24g，进 6 剂头晕面热消失。

11 月 8 日，患者下肢痿软无力明显好转，上方又连服

30 剂，可迈步行走 2 米左右，下蹲可自行站起。

12 月 9 日再进 10 月 8 日方 15 剂。患者觉下肢发冷。上方加附子 5g，以温经散寒并静点红花注射液，以活血通络，配合针灸、梅花针叩打膀胱经、脾经，于 1992 年 1 月 15 日痊愈出院。随访半年良好。

例 4：郭某，男，2 岁，1998 年 10 月 24 日初诊。

患者腰骶疼痛，不能站立行走，小便困难 1 月多。在我院做核磁共振示：胸 11~ 腰 2 椎，髓内占位性病变，胶质瘤可能（部分囊变），神经外科判定不能手术治疗，而就诊中医。中医诊为痿痹并证，辨证属肝肾亏虚，毒热结于骨髓，治以补肝，解毒散结，方用加味金刚丸加味：萆薢 15g，川牛膝 10g，木瓜 10g，菟丝子 9g，炒杜仲 10g，半枝莲 10g，白花蛇舌草 9g，山萸 6g。患儿家在农村，嘱每日 1 剂，煎 2 次分 4 次服。服 6~10 剂如见好，可服 30 剂后再来复诊。

1999 年 5 月 29 日复诊：服上方 10 剂后，小便正常，能走路，自由玩耍，认为病已好自停药 5 个月。近 20 天又出现腰骶疼痛，每隔数分钟疼 1 次，不能坐行，大小便不畅，上方加猪苓 25g，利水渗湿，6 剂，水煎服。

1999 年 6 月 4 日三诊：腰骶痛减轻，1 天发作 1 次，约 20 分钟，不能行走，大便不通，小便时带出大便，指纹紫。以初方加黄芪 15g，薏苡仁 30g，增强补气利湿之力，10~20 剂，水煎服。

1999 年 6 月 18 日四诊：服 6 月 4 日方 14 剂，腰骶疼痛减轻，但大小便时痛甚，可单独小便或大便，能自己翻身，爬行几下疼则止，食欲较平时少，指纹紫达气关，以6月4日方加骨碎补8g，补肾活血。

1999年7月9日五诊：服6月4日方18剂，腰骶疼痛明显减轻，持续3~5分钟即缓解，小便困难，大便尚可，能自己翻身，爬行距离较前增长，爬多时因疼而停爬，食欲增多，不能坐立，不能行走。以6月4日方改半枝莲20g，白花蛇舌草15g，加骨碎补9g，20剂，水煎服。

1999年9月13日六诊：患者间隔2个多月来诊，言上方服20剂疼痛好转，又用平消胶囊20天，近半月能走路，食纳佳，尿不畅，以1998年10月24日方加猪苓30g，牛蒡子9g，10剂，水煎服，以巩固疗效。

六、感冒宁颗粒剂（感冒清热冲剂）

处方来源：感冒宁颗粒剂是以明·陶华《伤寒六书》的柴葛解肌汤为基础方。

组成：北柴胡20g　板蓝根25g　葛根20g　羌活20g　连翘20g　白芷10g　黄芩10g　桔梗9g　石膏15g　甘草8g　白芍5g

主治：四时感冒。风热证及风寒化热证，症见头痛，鼻塞，喷嚏、鼻流清涕或浊涕，恶寒发热，肢体酸困，咽痛发红，轻咳，舌苔薄白或薄黄，脉浮数等。

方解：方中以柴胡、板蓝根为君药。柴胡祛风发汗，解表退热，板蓝根清热解毒退热。二味单用治感冒均有较好疗效（对流感病毒有抑制作用），合用则能祛风解表，发汗退热，符合"病邪往表者汗之，化热者清之"之理法。羌活、白芷、葛根、连翘、黄芩为臣药。羌活、白芷辛温，善能散寒发汗解表邪，治头痛及肢体疼痛。葛根气轻，善"解肌表出汗，开腠理，(《名医别录》)"连翘辛凉，辛以能散"能透肌解表，清热逐风，为治风热要药"(《医学衷中参西录》)。黄芩泻肺火，止咳而清热邪，又可助柴胡以透肌达表而解肌热。五味臣药共助君药以增强祛风散寒、发汗解表、清热解毒等作用。石膏、白芍、甘草、桔梗为佐使药。石膏解肌除热，既能助解肌药祛除表邪，又能清肺胃之热。白芍、甘草，酸甘化阴，和营泄热，助卫气驱逐表邪，甘草又能解毒，祛痰止咳，调和诸药，桔梗开宣肺气，祛痰止咳，疗咽喉肿痛，且能载诸药上行于肺，为使药。诸药配伍，切中邪犯肺卫，卫阳被遏，营卫失和，郁而化热之病机。故能祛风散寒，解表发汗，清热解毒，从而使表邪解营卫和，热邪清，而感冒愈。

临床应用及加减化裁：治疗表寒未解，入里化热，初犯阳明或三阳合病的常用方。治疗感冒、流行性感冒、牙龈炎、急性结膜炎等属表寒未解，入里化热者。

若无汗而恶寒者，可去黄芩，加麻黄增强发散之力，夏秋季可用苏叶代替麻黄；若口渴甚者，可加知母、天花粉清热生津；若兼烦躁，舌质偏红者，重用石膏，并酌加银花、连翘以增清热之功。

【验案举例】

案1：康某某，女，16岁，1989年11月12日就诊。

症见：头痛，肢体酸困，恶寒发热，苔薄微黄，脉浮数，体温：38.7℃，血象：白细胞 6.5×10^9/L，中性粒细胞60%，诊断为感冒，属风热证，治以疏风清热解肌。予以感冒宁颗粒剂，每次2袋，每日3次，36小时体温降至36.5℃，诸症消失而愈。

案2：付某某，女，18岁，于1992年11月28日就诊。

头痛，鼻塞，恶寒发热，肢体酸疼，咽部发红，苔白腻，脉浮数，体温38.6℃，诊断为感冒，属风热证。治以疏风清热解肌。予以感冒宁颗粒剂。每次1袋，一日3次，48小时体温降至36℃，诸症消失而愈。

案3：刘某某，男，43岁，于1993年3月16日就诊。

头痛，鼻塞流涕，恶寒发热，无汗，四肢酸痛，苔白薄，脉浮紧，体温39.2℃，诊断为感冒，属风寒证。治以疏风散寒解肌。予以感冒宁颗粒剂每次2袋，每日3次，嘱服药后多饮热水，覆被取微汗，若无汗4小时再服1次，服第三次后体温下降1℃，48小时后体温降至36.8℃，诸症消失而愈。

原明忠 经验选粹

原明忠养生保健经验

养生保健，健康长寿，提高生存质量是人类追求的目标，怎样才能到理想彼岸，原老用他自身经历诠释了这一过程。

养生包括两个内容：一指调养身体，另一为调养心神。调养身体：首先顺应自然环境，避免外邪侵袭；适度锻炼运动，增加机体抵抗力，减少疾病发生，即中医说的正气存内，邪不可干；其次减少各种不良卫生习惯对健康危害，虚邪贼风，避之有时。调养心神：属于神志意识，即人的修养对于情志的影响，达到恬淡虚无，精神内守。

一、阴平阳秘重体质

"一阴一阳之谓道"。人体与大自然息息相关，阴阳平和，人体平安。阴阳消长有一定限度，超过限度偏盛偏衰就生病。人体中阳邪致病，阳盛阴伤，热证；阴邪致病，阴盛阳衰，寒证。阳虚则虚寒，阴虚则虚热。人之养生首先要辨明所属体质，体质即人的素质，是人们的个体在其生长发育过程中形成的机能与结构上的特殊性，这种特殊性往往决定着机体的自我调节控制能力和对外界环境的适应能力，决定着机体对某些致病因素的易感性及其所产生病变类型的倾向性。体质决定是否发病，人体受邪之后，由于体质不同，发病亦不同。身体健壮，正气强盛，则难以发病，多体质衰弱，正气内虚，则易于发病，如脾阳素虚的人，稍进生冷油腻之物，便会发生泄泻；而脾胃素来强盛的人，虽食生冷油腻，仍不发病。养生也是根据自身体质选用不同的方法，切不可千篇一律。原老把体质归纳为以下几种：阳虚：平时怕凉易腹泻；阴虚：头晕手足发热；气虚：易感冒，内脏下垂；血虚：贫血，妇女月经少，色淡闭经；湿热：体胖，舌胖边有齿痕，苔黄腻，脉滑；实火：口干，目赤，大便干等。每个人根据不同体质选择适合自己的方式。

二、顺应四时及六气

除体质外，自然界正常的气候变化对人体养生非常重要。风、寒、暑、湿、燥、火六气，是大自然正常的气候变化，人要适应自然，顺应自然，适者生存，顺则调达。《素问·阴阳应象大论》：天有四时五行，以生长收藏，以生寒暑湿燥风，……寒暑伤形……寒暑过度，生乃不固……当六气太过与不及，就变成了致病的六淫之邪，伤于风者，上先受之；伤于湿者，下先受之。人要随自然变化调节，阴居以避暑，动作以避寒。夏季尤为注意，夏季属火，属暑，天气炎热，鼓动阳气升腾，人之腠理开泄，汗出排热，现代科技发展，带来了电风扇、空调、冰箱，若人暴晒汗出，突感寒凉，寒包内热，热邪无路外达，则生他变；夏天吃羊肉火锅，谁说不是春夏养阳，但饭后一个雪糕，使人的胃接受了大热大寒，寒热互结，易生他变。

三、七情亦可调气机

七情即喜、怒、忧、思、悲、恐、惊，是人的精神情志的变化，通常情况下，它是人体生理活动的一部分，是人体正常的情感表达。只有情感表达顺畅，人的气机才会通畅，阴阳调达，则人体健康。由于长期的精神刺激或突然的剧烈的精神创伤，超过了生理活动所能调节的范围，就会引起脏腑的功能失调而发病。《素问·举痛论》：百病生于气也，怒则气上，喜则气缓，悲则气消，恐则气下，惊则气乱，思则气结。过度的情志变化，导致人体气机紊乱，诱发疾病。生活中难免遇到诸多不开心的事，烦心事，要学会化解情绪，大事化小，小事化了，要有宣泄的方式，只有气机畅达，人就可减少疾病发生。

四、饮食调养辨寒热

民以食为天，人以五谷为养，五果为充。脾胃后天之本，气血生化之源，饮食维系人体正常生命活动。但饮食有两个致病因素，一是过饱，过食肥腻，饮食偏味可致病；二是过饥，后天失养致病。过饱损伤脾胃，运化失常；过食肥腻，湿热内生，气化受阻。阴之所生，本在五味，阴之五宫，伤在五味，因此不可饮食偏味。不洁食物损伤胃肠，过夜食物，要加热消毒。日常荤素要搭配，想吃就是需要，不可过于机械、教条，让本本所束缚。

饮食如药物，有寒热之分，寒可清火，热可去寒，体质不同，饮食偏好不同，体壮有火可食苦瓜、苦菊、莲心苦寒下火，脾胃虚寒、宫寒之人可食生姜、羊肉、桂圆等。切不可不论体质，一味温补，山西傅山先生发明的"头脑"阴虚火旺之人不可使用。随着生活节奏加快，快餐进入人们生活，但快餐文化带来饮食结构不合理，也当引起关注，偶尔品尝到无大妨碍，且不可多食。养生延年要注重传统饮食文化。

五、烟酒适量需谨记

酒，中华文化结晶，可温通血脉，驱散寒邪，增加胆气。白酒性烈，易助火伤阴，红葡萄酒有软化血管硬化之力，黄酒散寒，适量饮酒都有助健康，过量则损害身体，严重可危及生命。原老常饮小量葡萄酒，以助阳气升达，血脉流畅。而烟的危害不再赘述，但戒烟非一步就可以完成，烟不可骤然戒断。吸烟的人，少的几年，多的几十年，吸烟和人已达成一个动态平衡；而脾主肌肉，开窍于口，烟这一点燃的小火，起到温煦脾阳之功，突然戒掉，脾阳失去温煦，脾虚湿盛，人体发胖，内分泌失条调，出现血糖增高现象。

六、劳逸结合气血畅

一张一弛，文武之道。劳作与安逸相辅相成，人正常的运动，锻炼筋骨，疏通气血。生命在于适量运动，饭后散步、放风筝、太极拳有助于气血两通。人的运动以活动后清爽，微微汗出为佳。过量运动耗气伤阴，严重损伤筋骨，不同年龄有不同锻炼方法，动静结合，益寿年年。坚持常年散步，喜好旅游，到大自然中陶冶情操，呼吸清新空气。安逸过度，使人气血壅塞，筋骨疲软，脾胃失调，形态肥胖，变生他证。太阳万物生长的热动力，人接受太阳光芒，使人阳气升腾，气血畅达，减少疾病发生。如果长期处于阴冷环境，阳气被遏，气血凝滞，诸病乃生。

七、情趣高雅宁心神

人择清静清洁之地而居，清静使人宁静，少了烦恼。清洁使人卫生，少了被秽浊之气侵袭之场所。自己家中养一些花草，修剪，浇水，清洁了空气，调养了身心。原老有一个9平方米花房，培育了自己喜欢的花草，看书时间长了，观赏一下，思维敏捷，精力充沛。读书也使人心情舒畅，乐以忘忧，一本好书，可教育、感染人一辈子。起居有常，室雅宁静，虽没有豪华的家具、装饰品，但几堆书籍显得淡雅，虽为陋室，淡雅中透出瑞气，宁静中显出积淀，淡泊中映出高洁，良好的心态是修身养性的基础。和睦的家庭，是成就事业的保障。原老有一个温馨和睦的家庭，出门诊晚了，老伴儿把饭一热再热，回到家就能吃到可口热乎的饭菜，使脾胃健用不伤。孝敬善良的晚辈，工作安定，事业有成，使原老毫无后顾之忧。

八、养生睡眠精神旺

《素问·四气调神大论》：春三月，此谓发陈，天地俱生，万物以荣，夜卧早起，……夏三月，此谓蕃秀，天地气交，万物华实，夜卧早起，……秋三月，此谓容平，天气以急，地气以明，早卧早起，……冬三月，此谓闭藏，水冰地坼，无扰乎阳，早卧晚起。人的睡眠要随四时交替而变化，《灵枢·口问》将生理性睡眠归之为阴阳的变化："阳气尽，阴气盛，则目瞑；阴气尽而阳气盛则寤矣"，同时又把阴阳之气落实到营卫上："卫气昼行于阳"。睡眠在养生中非常重要，睡眠反应阴阳交替，日出而作，日落而息，睡眠阳入于阴，睡子午觉，夜间 11 点（子时）前睡眠，易睡实。子时后睡眠多不易睡实，不解疲乏，易耗气特别是心还气。午间睡 1 小时，有助精神恢复，午后阳气渐减，阴气渐生，有一短时的阳入阴，会使阳气有收敛，有利于恢复精气。

九、未病先防药物施

养生除了调身、调心，还需要有药物辅助。《素问·上古天真论》：上古之人，其知道者，法于阴阳，和于术数，食饮有节，起居有常，不妄作劳，故能形与神俱，而尽终其天年，度百岁乃去。……女之七岁，肾气盛，齿更发长……五七，阳明脉衰，面始焦，发始堕。……丈夫八岁，肾气实，发长齿更……五八，肾气衰，发堕齿槁……人随着年龄变化，生理也发生变化，顺应自然，无病早防。治未病，防衰老，配药物。女过了五七，男过了五八，衰老开始了，根据自己经验自拟生脉地黄丸，补气养阴，滋补肝肾制成丸药，每年服 3 个月，抗衰老，强筋骨，益脑髓，改善记忆，预防骨质疏松。

基本方：生地 80g，山萸 80g，山药 80g，丹皮 60g，茯苓 60g，泽泻 60g，人参 80g，麦冬 60g，五味子 100g，炒枣仁 80g，远志 60g，丹参 60g，川芎 60g，当归 60g，炒杜仲 80g，续断 80g

共为细面，制蜜丸 9g 重，早晚各 1 丸，温开水送下。服散剂，每服 4g。

也可用六味地黄丸早上服，补中益气丸晚上服，取阴中求阳、阳中求阴之意。

十、志闲少欲形神俱

良好、乐观、平和的心态，使人少了浮躁，形成君子爱财取之有道的正确人生观、价值观。正如《素问·上古天真论》：是以志闲而少欲，心安而不惧，……是以嗜欲不能劳其目，淫邪不能惑其心，愚、智、贤、不肖，不惧于物，故合于道。人要适应自然，顺应自然，恬淡内守，达到益寿延年。

原老养生九法：

饮食：低盐低动物脂肪，一日正餐勿过饱。食谱易广不偏食。出差旅游易分餐，严防疾病从口入。

起居：起居有常，按时作息。睡子午觉，夜间11点（子时）前睡眠，易睡实。子时后睡眠多不易睡实，不解疲乏。午间睡1小时，有助精神恢复。

运动：生命在于运动，适量运动有益于健康。运动过量反伤身体。在正常工作情况下，每日散步半小时至1小时，或打太极拳。二者交替，持之以恒，有益于健康。

心理：知足常乐不攀比，心静情逸养精神，心态平衡情志和，精神内守病不生。

正确对待钱财：君子爱财取之有道。无钱财则不能生存。话说钱财人人爱，社会生存离不开，劳动所得为生活，全由自己去安排。要牢记，不义之财切勿爱，若贪钱财惹祸灾，身败名裂紧跟来。要谨记，终身警惕莫懈怠。

正确对待不公事件：如遇不测事件，首先谦恭自省，若问心无愧，宜沉着应对，冷静处理。事后不计前嫌，心胸宽阔，乐以忘忧，是保持心态平衡的必备条件。

烟酒：戒烟少酒，会议餐会必有酒，若要应酬易少饮，举杯沾唇少下咽，不劝酒来不陪饮，一杯水酒（15毫升左右）满应承。若要贪杯必酗酒，伤害身体又出丑。

避有害气体：凡是环境污染有害气体较多的地方，尽量避开，免受其害，是养生保健不可或缺的。

肾气："五八肾气衰（《素问·上古天真论》）"。肾气衰五脏之气俱衰，肾气衰败过程同人体衰老过程成正比，故服一些延缓肾气衰退的药物，是养生保健的措施之一。自40岁始，每年或隔年秋冬配制一料生脉地黄丸加味，总重量约服3个月。能防止骨质疏松、记忆力下降过快等，提高生活质量。

由此可见，养生就是形成一个良好的生活习惯，培养良好的思想品德，方才健康延年。

（收录于《大国医这样养生：当代国家级名老中医养生保健经验报告》）

附录

原明忠 验选粹

（录自董建华主编《中国现代名中医医案精华一》之原明忠医案，北京出版社）

一、重用黄芪治愈痿病一例

赵某，男，21岁。

初诊：1982年9月23日。

主诉：1982年9月23日初持续高烧9天不退，体温达39摄氏度，于第6天出现四肢酸软无力，不能走动，不能持碗筷进餐。西医诊断为格林巴利氏综合征。退烧后，即转医院诊治，诊断同上，对症治疗2个月，虽有好转但进展很慢，故转中医科治疗。

诊查：现四肢肌肉对称性萎缩松弛，不能站立，需人搀扶方可缓行，并伴恶心、食少。面色黄白，形体消瘦，舌质正常，苔白薄。语言清利，声音较低，气息不足。脉沉缓较无力

诊断：痿病。

辨证：营卫气虚，脾胃不和，筋肉酸软。

治法：益营卫、和脾胃、强筋骨。方选黄芪五物汤合小柴胡汤加味并加用启瘫散。

处方：黄芪50g　白芍10g　桂枝10g　当归10g　党参10g　柴胡10g　黄芩8g　半夏9g　甘草9g　竹茹10g　木瓜9g　牛膝10g　薏苡仁10g　生干姜3g　大枣2枚

散方：蕲蛇100g　蜈蚣20条　全蝎20个

共研细面，每服 2g，一日 3 次，于饭后白开水送服。

服上方药 6 剂后，恶心消失，食谷香，胃纳增，余无变化。

服药至 30 剂，感觉四肢较前有力，可自行步履，能蹲坐起立，四肢肌肉萎缩明显好转。唯站立不能持久，约 5 分钟后即向后倾退，但能控制不仆。脉象沉缓转有力。此时营卫之气已复，脾胃调和，筋骨痠软，肝肾仍虚，故更法变方。益营卫、补肝肾、强筋骨，以黄芪五物汤合加味金刚丸加味。

处方：黄芪 50g　白芍 10g　桂枝 10g　当归 10g　甘草 9g　木瓜 9g　川牛膝 10g　薏苡仁 15g　川草薢 15g　炒杜仲 9g　肉苁蓉 15g　菟丝子 10g　党参 10g　干姜 3g　大枣 2 枚

水煎服。每日 1 剂。又进药 40 剂，一切活动正常而告痊愈。

按语：《灵枢·热病》指出："痱之为病也，身无痛者，四肢不收。"所谓四肢不收，即将患者四肢放于任何位置，均不能自行收持移动，与"不用"义同。"身无痛者"，是鉴别于因四肢疼痛而不能收持之痹证。虽未明言肌肉萎缩，但大纲已备，故本例患者可诊断为痱病。

治疗主要抓住营卫之气俱衰，不得温煦营养筋由而致筋肉瘫软无力之病机。故重用黄芪为君以益卫气，桂枝、白芍、当归为臣以养营气，党参、木瓜、牛膝、杜仲、草薢以强健筋骨，蕲蛇、蜈蚣、全蝎益气血，启瘫软，配伍相得，故收全功。

瘫病与痿证不同，痿证以双下股痿软无力为特点；瘫病则以四肢瘫软无力为主症。又与痹证出现四肢疼痛不能活动者迥异。本病亦不应列入中风证范畴，《医宗金鉴》将此病列在中风门内，似应分开论治为宜。

本病当及早给疗，治之得法，基本上均可治愈。少数则留残疾于终身。严重者，可因呼吸麻痹而致死亡，正如《灵枢·热病》篇所说："甚则不能言，不可治也。"

二、逍遥散加味治愈黑变病一例

苏某，女，36 岁。

初诊：1979 年 10 月 13 日。

主诉：两年前颜面变黑，逐渐加重，颜面、口唇、齿龈现均呈黑色，肢体疲倦，食欲不振，两肋及两侧太阳穴时痛，医院内科诊断为阿狄森氏病，治疗无效而转中医就诊。

诊查：近查尿呈（-）。面部颜色发黑而燥，口唇、齿龈均呈现黑色，尤以额部及眼周围为甚，耳廓亦现黑色，形体消瘦，神清疲惫，语言清利，气息不足。腹部柔软，无压痛，肝脾未扪及，舌苔白薄，舌有诸多黑斑，脉沉缓无力。

诊断：黑变病。

辨证：肝郁脾虚，水反侮土。

治法：疏肝健脾，实土制水，消退色素。以逍遥散合保元汤加味。

处方：当归 10g　白芍 10g　茯苓 10g　白术 9g　甘草 9g　柴胡 9g　黄芪 10g　党参 10g　白芷 10g　川芎 12g　白僵蚕 9g　白鲜皮 10g

水煎服，每日 1 剂。

上方药进 3 剂，头痛止，出现手足心烧。原方加胡黄连 9g 又进药 3 剂，两胁痛及手足心烧消失，但出现胃中嘈杂，午后疲倦甚，头痛，脉沉细。10 月 20 日以原方去僵蚕、胡黄连、白芍，加苍术 10g，升麻 10g（补中益气汤意），连服药 15 剂。

11 月 3 日复诊时，肢体疲倦明显好转，头疼消失，颜面、口唇、齿龈黑色黑均明显变浅，舌上黑斑消退，脉象由沉细转缓而有力，但又觉项部发紧，查尿 17– 羟 4.9 毫克 /24 小时。效不更方，上方加葛根 15g。进 3 剂后，项部发紧感消失，却又腹胀，原方加大腹皮 9 克。又进 9 剂，腹胀消失，颜面、口唇、齿眼黑色基本消退，继服原方药 16 剂。1979 年 12 月 11 日复诊时，精神疲倦消失，食欲胃纳转佳，形体丰腴，脉沉缓转有力，颜面、口唇、齿眼色黑完全消退，面色转红润。至此痊愈，原方药再进 6 剂，以巩固疗效。

随访 5 年，未复发。

按语：本例是黑变病，西医诊为阿狄森氏病，是由肾上腺皮质功能低下所致皮肤色素沉着而致。从中医辨证看，先是肝郁脾虚为主，后以脾胃气虚为主。以逍遥散、补中益气汤等方药加味治之而收功。肝郁脾虚之辨证要点有：

①两胁时痛；②精神疲倦，食欲不振，形体消瘦，气息不足；③脉沉极无力。水反悔土，面色变黑，是运用五行学说为理论进行分析辨证。从治疗效果看，确实收到了补土制水，以退色素之功效。

逍遥散、补中益气汤两方均加入白芷、川芎、白鲜皮三味，意在散风活血除湿，以助实土制水之功，从而促进颜面黑色素沉着之消退。

三、温补清补并用治愈肾劳一例

李××，女，16岁。

初诊：1974年3月18日。

主诉：慢性肾炎急性发作，肌注青霉素治疗20多天，并服中药（方药不详）治疗6个多月，因尿检一直不正常而就诊于余。

诊查：无自觉症状，食欲胃纳均可。尿化验3次蛋白（+），颗粒管型（0~1），红细胞（5~6），白细胞（2~3）。血压120/80mmHg。面色㿠白，舌质淡，苔白薄润，颜面下肢无浮肿，扁桃体肿大Ⅲ度。脉沉细尺弱。

诊断：肾劳。

辨证：属脾肾两虚。

治法：益气健脾补肾。方选春泽汤、滋肾通关丸加味。

处方：党参12g　白术15g　茯苓15g　泽泻9g　知母9g　黄柏9g　肉桂3g　白茅根30g　黄芪15g　连翘15g

麻黄 9g　菟丝子 12g　川续断 12g

水煎服。每日 1 剂。并服六味地黄丸，早晚各 1 丸。

上方药进 24 剂，丸药 4 丸，尿常规：蛋白（+），颗粒管型（0~1），红白细胞（0~1），疗效不显。更以益气健脾温肾法，更方以补中益气汤加味。

处方：黄芪 30g　当归 12g　党参 12g　白术 12g　升麻 6g　柴胡 6g　陈皮 9g　甘草 6g　山药 15g　茯苓 12g　川续断 15g　补骨脂 9g　荆芥穗 9g

上方药连进 7 剂，并早晚服金匮肾气丸各 1 丸（停六味地黄丸）。尿常规化验：蛋白（±），颗粒管型阴性，红白细胞（0~1），原方又进 7 剂。

尿常规化验蛋白（+）。原方去芥穗、补骨脂，加金樱子 9g，五味子 9g，肉苁蓉 9g，红花 9g，枸杞子 9g 以补肾固涩。

上方药连进 14 剂，面色由㿠白转红润，脉由沉细转沉小较前有力。但尿常规化验无进步。复更方以当归补血汤、滋肾通关丸加味。

处方：党参 12g　黄芪 30g　知母 9g　黄柏 6g　肉桂 3g　荆芥穗 12g　当归 12g　红花 12g　金樱子 12g　熟地 15g

仍服金匮肾气丸，每日早晚各 1 丸。

治疗 1 个月，服汤药 28 剂，丸药 10 丸。尿常规化验 3 次，蛋白（+~± 一极微量），颗粒管型（−），红白细胞（0~1）。至此，停服汤剂，单用丸药治疗，早晚各服金匮肾气丸 1 丸，中午服六味地黄丸 1 丸。

继服丸药 50 天，尿常规化验 5 次，蛋白均为（－）。共治疗 6 个月而痊愈。为巩固疗效，上述两种丸药又服 3 个月。尿常规化验 6 次，蛋白均为（－）。

随访 10 年未复发。

按语：慢性肾炎的临床疗效判定，主要观察尿蛋白转阴与否。因而在治疗中需要辨证与辨病相结合。本例无自觉症，主要从气色、脉象辨证为脾气虚、肾气虚。蛋白尿的形成亦由肾虚而致。因肾主藏精，肾虚则封藏失司，而肾中所藏之精微物质渗于尿液之中，故尿中出现蛋白质，因而宜用补肾方法治之。肾虚又有阴虚阳虚之分，而本例因无自觉症，无法辨别。先用清补，意在清除肾脏湿热之邪，以避"补虚留邪"之患；后以温补与清补并用，意在阴阳并补，勿使其偏。方中兼用收敛涩精之品，意在收涩肾精（指营养胜腑之精微物质，为生殖之精），勿使渗漏，终于使蛋白尿消失。

进一步巩固疗效，是肾炎愈后的重要一环。本例蛋白尿转阴后，又继续服金匮肾气丸方停药，故而远期疗效亦较好。一般需服半年左右的六味地黄丸，愈后会更好。

四、生脉散合增液汤加味治愈呕血虚脱一例

张×，男，60 岁。

初诊：1974 年 11 月 1 日。

主诉：有肝硬化、食管静脉曲张、门脉高压症及脾脏肿大病史，曾于 1971 年行脾脏切除术，术后病情基本稳定。两天前因被某人击打胸部而引起食管静脉破裂，约 2 小时许即见呕血，随之暴涌而出，约 200 毫升（含胃液），立即送某医院抢救。当时已测不到血压，立即给予止血定、安络血、维生素 K、仙鹤草素等止血剂，补液并输血 500 毫升后，血压回升至 70/30 毫米汞柱，继续加压输血，两天内输血 2000 毫升，并补充液体，但未能止血。每日便柏油样便 3~4 次。出血不止，持续休克，并恶心，但未吐。午后发热，体温 37.5℃，精神极度疲乏。西医诊断为食管静脉破裂大出血并发休克。

诊查：诊见面色㿠白，口唇、甲床、齿龈色俱淡白，精神萎靡，表情淡漠，神志清楚，语言低微，气息不足，肌肤发热，舌质淡、苔白薄而干燥，脉虚无力。

诊断：胃络破损大出血。

辨证：血热妄行，气虚血脱。

治法：益气固脱，凉血止血。以生脉散合增液汤加味。

处方：红人参 6g　麦冬 10g　五味子 12g　生地 18g　元参 9g　黄芩 12g　紫珠草 9g　竹茹 9g　白及 9g（打碎）阿胶 9g（烊化）旱三七粉 5g（煎服）

服上方药一剂半，便血减少（由每日 3~4 次减为每日 1 次），2 剂而便血止，尽剂后第二天查便潜血阴性。原方药又进 3 剂，再未出血，身热已退，脉象由虚转缓和较有力，苔白薄转润，诸症消失而愈。

随访 2 年又 3 个月，未再出血。

按语：（1）胃之脉络破损大出血并现虚脱之证，是危重病证，本例经抢救治疗，收效较快，可谓中西医合治之功。据目前国内有关资料报道，单用西医疗法治疗此病，有效率为 50% 左右。用中西医结合方法治疗，有效率可达 70% 以上。单用中医方法治疗疗效未见统计。故遇此危重病证，宜中西医合治，取长补短，各尽所能。（2）本例患者抢救成功，亦属中西药并用之功。若无大量输注新鲜血液及大量补充液体，必将出现气随血脱（即失血性休克）而亡。若无中医药抢救治，虽大量输血补液已历时 2 天，但仍未能有效地止血，病人处于持续休克状态，亦难抢救成功。（3）本例应用补法，药用红人参、麦冬、五味子益气生津，补气摄血；生地、元参、黄芩凉血止血，阿胶、旱三七、白及、紫珠草收敛，止血生肌，收缩血管，保护创面，能修复破损之脉络，竹茹清胃降逆止呕。诸药配伍较为合理，故收效甚捷。随访 2 年多，未见有"留痕"之患。故见血见虚，补之无误，止血第一，余症后医。若犹豫不决，必贻误病机。

五、健脾益气升陷法治愈中气下陷重症一例

程 ××，男，62 岁。

初诊：1977 年 8 月 29 日，

主诉：腹胀食后为甚七八年。于 1973 年做胃肠钡餐造影示，胃下垂于两髂嵴连线以下 6 厘米。时有胃痛，受凉加重，饮食减少（每日半斤左右），体渐消瘦，常觉头昏，精神疲惫。入院时又做胃肠钡餐造影示：胃小弯侧下垂于两髂嵴连线以下 7.8 厘米。近一年多来又有左胸背相引而痛，时作时止，每次痛 20 分钟左右，多于生气及气候异常变化时出现。若服冠心苏合丸可于 10 分钟内缓解。西医诊断：（1）胃下垂；（2）冠心病心绞痛。

诊查：舌质淡红，苔白稍厚少津。脉象弦而小，脐左有压痛。

辨证：（1）脾胃病，中气下陷证；（2）胸痹，胸阳不振，心脉痹阻证。

治法：健脾益气升陷，以补中益气汤加清上生津之品。胸痹服冠心苏合丸治之。

处方：党参 9g　白术 6g　升麻 6g　柴胡 6g　当归 6g　陈皮 9g　黄芪 9g　甘草 6g　白芍 9g　菊花 6g　川芎 9g　麦冬 9g

服上方药 18 剂，病情无变化。1977 年 10 月 4 日，因进食过饱后致腹胀加重，不欲饮食。舌苔黄厚少律，口干且不欲多饮，脉弦有力。此为饮食失节损伤脾胃之候。轻者损谷则愈，重者消导自安。而该患者脾气素虚，中气下陷，兼食滞于中州，宜先治其标。治以健胃消食，理气消胀。方选平胃散、木乌散加味。

处方：苍术 12g　枳实 9g　陈皮 9g　甘草 6g　木香

9g　乌药 9g　神曲 15g　大麦芽 15g　大腹皮 9g　石斛 12g　菊花 9g

上方药进 6 剂，腹胀减轻，食欲好转，舌苔变薄，但大便溏泄，1 日 3 次。原方加肉蔻固肠止泻，又进 6 剂，大便仍溏，每日 1~2 次，且食后仍有腹胀，并出现胃脘痛，口干。苔隐黄转薄而少津，脉弦。据食欲好转为胃气稍复，食后腹胀为脾气仍虚，食后胃脘痛多为实证，但本例则以脾胃虚为主，故不宜再进消导理气之剂。宜遵《素向·至真要大论》塞因塞用之法治之，复用健脾益气升陷法，仍以补中益气汤加味治之。

处方：党参 6g　白术 9g　黄芪 12g　当归 6g　柴胡 9g　升麻 9g　白芍 15g　陈皮 9g　甘草 9g　芦根 15g

进药 24 剂，至 1977 年 12 月 12 日，食后腹胀及胃脘痛均减轻，食欲胃纳好转，大便调，但仍口干，苔白少津，脉弦。效不更方，继以该方去芦根（因生津之功不显故去之），加赤芍 15 克（与白芍为伍，以增强平肝活血、解痉止血之效）。又进药 11 剂，至 1978 年元月 3 日，食后腹胀继续减轻，口干好转，唯食后胃痛无明显减轻。以该方改白芍 30 克、甘草 18 克（取芍药甘草汤意）。又进药 4 剂，胃痛减轻，继用药 4 剂，胃痛消失，但食后腹胀未再好转。继服上方药，每日 1 剂。另配制枳壳粉 2250g，嘱每次服 3g，每日 3 次，均于饭前 30 分钟左右服之，白开水送下。

上两方药合用 28 天，食欲胃纳均明显好转，食后腹胀亦逐渐减轻，体重增加。于 1978 年 2 月 20 日停服汤剂，继续服枳壳粉 50 天，至 4 月 10 日，食后腹胀消失，精神转佳，形体较丰满，面色转红润，口干消失，舌苔转薄白而润，脉沉缓兼弦。体重增加 6 千克。于 1978 年 4 月 21 日，复查胃肠钡餐造影：胃小弯侧于两髂嵴连线水平以下 3 厘米，较治疗前上升 4.8 厘米。又以补中益气汤加白芍配制丸药，与枳壳粉共用，继续巩固疗效。

处方：党参 80g　白术 80g　黄芪 100g　当归 80g　柴胡 80g　升麻 80g　陈皮 80g　白芍 130g　甘草 80g

共为细面，炼蜜为丸，每丸重 9g，早晚各服 1 丸，空心服，白开水送下。半年后（1978 年 11 月 11 日），再做胃肠钡餐造影：胃小弯侧于两髂嵴连线水平以下 1 厘米，基本恢复正常。

按语：胃下垂的主要病由是脾胃气虚，中气下陷。故谨守"陷者举之"之治则而收效，此其一也。

其二，食后胃痛多属实证，而本例则属虚候。故方中加大芍草用量（白芍用到 30 克，甘草用至 18 克）而使痛解，即《素问·脏气法时论》"脾欲缓，急食甘以缓之"之意。

其三，应用枳壳粉，是在服补中益气汤 3 个月，食后腹胀明显减轻，而继服药疗效停顿时使用。枳壳与枳实功用相似，药力较枳实为缓。《神农本草经》载："枳实味苦……利五脏，益气"，故以枳壳粉使之空心服而助胃气。胃气得复，则能和降；独气下行，则食后腹胀自除。与补中益气汤同用，相得益彰，增强疗效。不必拘泥于"宽中下气"一说而闭塞思路，使良药不得良用也。

六、大柴胡汤合茵陈汤加减治愈黄疸一例

那××，男，52岁。

初诊：1965年2月8日。

主诉：两旬前吃油腻食物后，突然胸中疼痛阵作（尚可忍受），饮水或进食后加重。近日疼痛加剧，全身发黄瘙痒，白睛发黄，口干苦，大便正常，尿色赤，西医诊断为急性胆囊炎、胆石症、阻塞性黄疸。

诊查：舌质淡红少津，苔全部剥脱呈镜面舌（光莹舌）。右上腹近右胁处按之痛甚、拒按，脉象沉细。肝功能化验：黄疸指数30单位，谷丙转氨酶30单位，麝香草酚浊度试6单位。

诊断：黄疸（阳黄）。

辨证：肝胆郁热，胆热腑实证。

治法：清湿热，利胆通腑。以大柴胡汤合茵陈蒿加减。

处方：柴胡12g 黄芩10g 半夏12g 白芍20g 大黄15g 茵陈30g 栀子10g 元胡12g 香附10g 良姜4g 甘草12g 郁金10g 元明粉12g（冲服）

进上方药2剂后水泻4次，胸痛大减。又连服药2剂，胸痛消失。原方将元明粉减为6克，又连服药12剂，黄疸消退，舌上渐生薄白苔而润。于2月26日出院后门诊治疗，原方去大黄继服药35剂，复查肝功能正常。胆囊造影报告：未见理结石影像，胆囊浓缩功能正常。

按语：本例在辨证中抓住两个要点：（1）其痛在胸，病本在胆。辨证要点是：根据右上腹近右胁处是胆之区域，按之痛剧而拒按，故断定病本在胆腑，再加黄疸之出现，更无疑义。若以《素问·刺禁论》谓："肝生于左"。《难经》所说："肝之积名曰肥气，在左胁下"，而误认为肝在左胁，胆附于肝之短叶间，而胆亦在左胁下，据此判断病位，必然贻误病情。（2）脉舌表现为虚象，而症状表现为实证。因患者病程短，体质好，且无气血不足及胃气阴虚之证可寻，故判定脉舌之虚是为假象，当舍之。若以脉舌之虚为据，不敢施以攻下，必贻误病机。故必须对脉舌症状详加分析，摒除假象，抓住本质，始能切中病情。特别是光莹舌（镜面舌）出现于实证之中，更属罕见，应当谨慎，仔细辨别。（3）本例用大柴胡汤合茵陈汤加减治之，其中柴胡、茵陈、栀子、郁金皆入肝胆，具有利胆腑、清湿热、退黄疸等功用，得理气活血之香附、元胡则能增强利胆作用而止痛。白芍、甘草则有平肝解痉止痛作用。元明粉、大黄通泻胃肠之积热而利胆，止痛尤速，即"通则不痛"。半夏燥湿，与茵陈同用则增强清胆利湿退黄疸功用。良姜性温为反佐。全方旨在利胆通腑以清肝胆之湿热，药证相符，故见效较快。

七、温经散寒、活血通络法治愈后头痛一例

王××，女，45岁。

初诊：1980年3月22日。

主诉：7年前曾有一次猝然昏倒，苏醒后出现头痛，经治疗疼痛消失，其后每一两个月疼痛一次，与生气、劳累等有关，发作时服止痛片即止。神经科检查诊断："血管性头痛"。近半个多月来，头痛每日发作，多于午夜加重，服止痛片无效。有时恶心，睡眠差。

诊查：面色晦暗，舌尖红，苔微黄而润，脉象沉缓。

诊断：后头（枕部）痛。

辨证：脑络瘀滞。

治法：活血化瘀，疏通脑络。方选血府逐瘀汤加减。

处方：柴胡9g　赤芍9g　甘草6g　香附9g　当归10g　川芎15g　生地10g　红花9g　白芷10g　藁本15g　半夏6g　怀牛膝10g

进上方药3剂，夜间头痛3次，未服止痛药。原方加地龙10g，蜈蚣1条，又进药3剂。服药后两日未头痛，再以原方进药6剂。1998年4月1日，头痛又连续发作数次，复以原方加菊花15g，进药3剂，头痛如故，但恶心及口干已除，舌尖仍红，脉沉缓较有力。因已进药15剂，疗效不著，考虑除脉络瘀滞外尚有寒邪，因寒盛易致脑络瘀滞，故于夜间痛作。《灵枢·经脉篇》云，肝足厥阴之脉与督脉会于巅。督脉则循行经过枕部，故推断为寒邪客于足厥阴之经脉，并损伤督脉。辨证为寒滞肝脉，脑络瘀滞。法宜温经散寒，活血通络。方选吴茱萸汤合芎归汤加味。

处方：当归10g　川芎15g　吴茱萸5g　党参6g　红花10g　赤芍10g　葛根15g　生姜3片　大枣2枚

进药 3 剂，头痛 2 天未作，效不更方，原方药再进药 6 剂。头痛 10 天未作。第十一天下午又有轻微头痛，约 1 小时自行缓解。脉沉缓较有力，舌尖仍红。上方吴茱萸改为 8g，又进药 3 剂，停药观察，半个月头痛未作，睡眠转佳。舌尖仍红，至此告愈。

随访 3 个月未发作。

按语：（1）本何辨证为脑络瘀滞，用活血化瘀之血府逐瘀汤加减，进药 15 剂，头痛没有减轻，疗效不佳。经仔细分析后，辨证为寒滞肝脉，脑络瘀滞，方用吴茱萸汤合芎归汤加味，进药 2 剂即见效，进药 9 剂头痛消失。停药观察半个月未再发作，至此告愈。随访 3 个月未复发。可见辨证要准确，选方要得当，用量要足，是取得疗效之关键。（2）在治疗过程中，要仔细观察主证演变情况，若疗效不著，仍须细审病机，以求治病求本，本例就是如此。初诊时患者舌尖红，又有口干，苔微黄，考虑有热，故未敢投以辛温，在治疗过程中认识到舌尖红是假象，因口干已除，苔转白薄而舌尖仍红。再以午后夜间头痛发作次数多，始考虑为寒滞肝脉，更以温经散寒之方药后，其效应见。

八、荆防四物汤加味治愈额眶痛一例

岳××，女，45 岁

初诊：1979 年 12 月 12 日。

主诉：前额及眼眶痛一个月，以中午最甚，其痛如裂，难以忍受。在某医院神经科检查诊断为"血管神经性头痛。"每日需服麦角胺、安乃近 3 次，可暂时缓解。已服药 20 多天，不能停药。并有疲倦，食少，心慌、气短疲乏。无外伤史。

诊查：面色黄白，形体偏瘦，气息不足、声音低弱，舌边有齿痕、苔白薄，脉沉细。

诊断：额眶痛。

辨证：心脾气虚，厥阴、阳明脉络不通。

治法：补益心脾，活血清头。方选补中益气汤加减。

处方：党参 9g　黄芪 9g　升麻 6g　柴胡 6g　陈皮 6g　甘草 6g　白芷 20g　川芎 15g　藁本 15g　半夏 6g　柏子仁 12g　焦三仙各 12g　防风 10g

上方药进 8 剂，疲倦、食纳均明显好转，但额眶痛如故。改以补肝养血清头法，方选荆防四物汤加味。并嘱停服麦角胺、安乃近。

处方：当归 15g　白芍 15g　熟地 15g　藁本 15g　炒芥穗 10g　防风 15g　白芷 15g　川芎 15g　柏子仁 10g　远志 10g　羌活 9g　炮姜 5g　朱砂 2g（冲服）

进药 3 剂，额眶痛无变化。上方加吴茱萸 6g，意在温散厥阴经脉之寒邪以解除额眶之痛。服药 6 剂疼痛十去六七，再服药 3 剂，疼痛及其余症状均消失，精神及食欲转佳，病告痊愈。又予药 6 剂以巩固疗效。

按语：额眶痛之病位本属厥阴、阳明二经，但诸症却以心脾为主，其中必有缘故。吾在治疗之初就存疑点，直到疾病痊愈方知其中原委。本病病机实属气血两虚而寒邪客于厥阴、阳明之脉，并以气虚为主，但由于血通于心，故气血两虚以气虚为主之证与心脾气虚之证，二者实属难辨。因此，初以心脾气虚施治而收到改善心脾虚症状之效，但药未中疼痛之本，所以额眶痛如故。从其疼痛性质而论，其痛剧烈，难以忍受非邪实而不致。就其疼痛时间而言，中午乃一日阳盛之时，一般说来，热邪客于人体当于此时加剧。但细思之，本患者为气血两虚之素体，本乃正气不足，无力以抗寒邪。邪正无争，人体自安。当中午阳盛之时，寒邪为阳气所遏，正气方能与邪气相争，此时正气虽能与寒邪相争，实乃来邪因阳气所遏而致，并非正气有达邪外出之能，故邪气欲达而未达，邪正相争，脉络受阻，因而疼痛作于此时而剧也。

又因厥阴之脉内属于肝，肝以血为本，气血虚则肝脉失养，阳明乃多气多血之经，气血虚其累最甚，故气血虚时，此二经易为邪所客也。此即所谓："至虚之处，乃为留邪之所"也。

九、茵陈五苓散治愈寒病一例

吉×，男，42岁。

初诊：1978年11月13日。

主诉：1月前夜间乘坐卡车，感觉阴囊部受凉，2天后两侧睾丸抽缩疼痛有发凉感，于午后夜间加重，热敷后减轻。在某医院外科诊治，检查两侧睾丸均肿大，以左为著。

诊断为慢性睾丸炎。用青、链霉素治疗半月多，无效，又服中药（不详）仍无效．。

诊查：两侧睾丸抽掣疼痛，午夜重，影响睡眠，睾丸及阴茎均发凉，喜热敷，两下肢浮肿发凉，面色黄白，形体偏瘦，舌尖稍红，苔薄白中心微黄而润，脉象弦。

诊断：寒疝。

辨证：肝肾寒湿，水湿停滞。

治法：温肝肾，利水湿。方选茵陈五苓散加味。

处方：广木香9g　川楝子15g　小茴香6g　茯苓20g　泽泻10g　肉桂6g　猪苓10g　皂角刺10g　海藻20g　吴茱萸5g　木瓜6g

上方药进8剂，睾丸发凉消失，抽掣疼痛减轻，脉象仍弦。原方药又进8剂，左睾抽痛消失，右睾抽痛减轻，下肢浮肿消失。查左睾肿已消退，右睾肿好转，但出现尿道痛。以原方加大黄6g，意在清尿道湿热，化瘀消肿又进药4剂，尿痛消失。查右睾肿消退，附睾仍肿大，活动量大时则疼痛，继服上方药4剂，并以炒盐热敷患处，每晚敷2小时，连续用7天。后又用原方加橘核仁20g，进药8剂，查右侧附睾肿已消退，诸症消失而愈。随访一年余，未见复发。

按语：（1）本案是双侧睾丸肿痛，诊为寒疝证。要点有三：一为睾丸发凉，二有抽缩感，三下肢发凉。虽有舌尖红、苔中心微黄，但因滑润，故断定舌尖红苔中心微黄不表示有热。（2）方中小茴香、川楝子、木香、吴茱萸、肉桂等理气散寒，以改善阴睾气血之循行，配伍二苓、泽泻利水湿，则促进阴睾之消肿，皂角刺通络，海藻软坚，木瓜舒筋为佐使，可共奏温经散寒、消肿止痛之效。炒盐热敷外用，则能促进阴睾血液循环而消肿止痛。

原明忠 经验选粹

原明忠论文拾要

一、23例老年中风病证治分析

（《山西中医》，1990年）

我们病房近3年收治了年龄在60岁以上的老年中风病人23例，运用静脉给药为主，兼用辨证施治口服药综合治疗，疗效较为满意，介绍如下。

（一）一般资料

性别：男19例，女4例。年龄60~70岁17例，71~77岁6例。病程：20天以内者15例，30天以内者3例，1~5个月者2例，1~6年者3例。其中第二次发病者6例。

（二）主要临床表现

偏瘫：左12例，右9例，双侧2例，语言謇涩不利8例，失语2例。患高血压者12例，神情呆滞8例，头痛头晕14例，头晕4例，头痛4例，耳鸣2例。舌象：舌质暗或有瘀点16例，舌红5例，舌绛1例，舌萎缩1例。苔黄厚12例，少苔1例。脉象：弦或弦硬17例，细缓5例，结代1例。

（三）诊断与辨证分型

西医诊断：脑血栓形成（全部病例均做腰穿，其中CT检查9例，有7例为多发性脑梗死）。中医诊断：中风。中经络21例，中脏腑2例。辨证分型：气虚血瘀6例，肝肾阴虚 5 例，肝阳上亢 8 例，痰湿阻络 4 例。

（四）治疗方法

1. 静脉给药法

全部病人均予以牛黄醒脑与红花注射液静滴，每日 1 次，15 天为一疗程，少数病人用了川芎嗪。一般用 2 个疗程，即 1 个月，最多用 3~4 疗程。

2. 口服药

按辨证论治选方用药，对吞咽困难或神识昏蒙病人不予口服药。气虚血瘀用补阳还五汤，肝肾阴虚用杞菊地黄丸，阴虚阳亢用镇肝息风汤，痰湿阻络用导痰汤。

对血压过高的肝阳上亢及神识昏蒙的病人用安宫牛黄丸及牛黄醒脑丸等。

（五）疗效评定标准

临床治愈：意识清楚，肢体及语言功能恢复。生活能自理。

显效：意识清楚，语言功能恢复，肢体功能基本恢复。

好转：意识清楚，语言及肢体功能有一定程度的恢复。

（六）治疗结果

根据上述疗效评定标准：临床治愈 18 例，显效 2 例，好转 2 例，死亡 1 例。

对有关病症治疗情况：高血压 12 例，正常者 11 例，头晕、头痛及耳鸣治疗后均消失。语言不利 8 例，治疗后均恢复正常，失语 2 例治疗后均好转。舌苔黄厚 12 例，治疗后均转薄白苔，舌红绛 6 例，治疗后均转正常。舌质暗 16 例，治疗后均好转，舌萎缩 1 例，治疗后好转。弦脉 17 例，治疗后均好转。结代 1 例，治疗后消失。

（七）起效时间

起效时间主要指肢体及语言功能见效的时间。5 天以内见效者 6 例，6~12 天见效者 10 例，14 天见效者 4 例，15~21 天见效者 2 例，无效者 1 例。

（八）讨论与体会

历代医家长期观察了解到，中风病人多有情志不畅，气郁化火，心火暴盛，肝阳化风，致气随火升，血随气逆，气血上冲则郁积于脑，元神无主，而卒发中风。轻者卒然昏仆，神识昏迷，呈现中脏之闭证。即所谓""薄厥"，抢救后渐渐苏醒，因血郁积于脑，则气不得沿经脉周布于身而肢体偏废；重则卒然昏倒，不省人事，呈现中脏之脱证，多数因抢救无效而死，即所谓"大厥"及"厥则暴死"。部分因抢救后渐渐复苏，即所谓"气复返则生"，因气不得周布于身则半身不遂。

从本组临床证候分析来看，临床特点有二：一是血瘀，二是内热。根据血瘀、内热的临床特点，清热醒脑，活血化瘀为治本病之大法。

1. 牛黄醒脑注射液的选用，首用于具有神识昏蒙、吞咽不利、头晕头痛，舌红绛，苔黄等具有内热证候者 6 例（不用其他药），数日后则上述诸症渐见减轻或消失，而半身不遂等症也随之好转。其后则用于无明显内热证候者也有效。因该方中之牛黄、麝香清心开窍能治中风（《本草备要》），郁金、栀子能清热祛瘀，故大多数病人用后均有"头脑清利感觉"。但继续单独使用则疗效有些停滞，加红花注射液后则疗效提高。

2. 红花注射液，是我院制剂室生产的，治中风疗效颇佳。已沿用十多年了。但无清热醒脑作用，遇有内热证候者需加用清热药方可。后来我们将二药并用（即滴完一种再加另一种）再加一些口服药，则疗效比单用任何一种都好（临床治愈率由 60% 提高到 80%）。

二、217 例心律失常证治分析

（《山西中医》，1994 年）

摘要：本文作者单纯采用中药辨证分型治疗心律失常 217 例，结果：早搏 198 例，显效 152 例，有效 42，无效 4 例；室上速 10 例，显效 7 例，有效 3 例；房颤 9 例，显效 3 例，有效 3 例，无效 3 例。总有效率 96.8%。

我们于 1985 午至 1992 年用辨证论治方法治疗房室性早搏、阵发性室上速及房颤等心律失常 217 例，取得了较为满意的疗效，兹介绍如下。

（一）临床资料

217 例中男 125 例，女 92 例。年龄分布：17~30 岁 68 例，31~40 岁 70 例，45 岁以上 89 例。最低年龄 17 岁，最高年龄 81 岁，平均年龄 43.5 岁。心律失常类型：频发室早 132 例（其中室性并行心律 10 例）、频发房早 166 例（其中房性并行心律 8 例）、室上速 10 例、房颤 9 例。病种分布：冠心病 95 例，心肌炎 98 例，心肌病 11 例，原因不明 13 例。住院治疗 93 例，门诊治疗 124 例。

（二）诊断标准

均以心电图所见为诊断依据。室性早搏、房性早搏以每分钟 3 个以上为频发。阵发性室上速以突然发作突然停止为特征，心率常在 160~250 次 / 分，心律规整。房颤以心律不齐、脉搏短细为特征。

（三）辨证治疗

1. 辨证分型

（1）心气阴两虚型：心悸，气短，疲倦乏力，口咽干或手心烧，舌偏红或尖红，脉结代。

（2）心气虚，心脉瘀滞型：气短，心慌，疲倦乏力，胸憋闷，胸痛，舌质偏暗，有瘀点或瘀斑，脉沉细结代。

（3）心气虚，宗气不匀型：心慌，气短，咽干，舌偏暗或正常，脉沉缓结代。

2.治疗方药

（1）心气阴两虚型方用炙甘草汤加味：党参20g，麦冬20g，生地30g，炙甘草9g，炒枣仁15g，柏子仁15g，丹参20g，桂枝9g。

（2）心气虚，心脉瘀滞型用益气通脉汤：党参20g，麦冬20g，丹参20g，五味子15g，川芎15g，赤芍20g，郁金15g，木香10g，红花10g，柏子仁10g。

（3）心气虚，宗气不匀型用益气复脉汤：党参30g，麦冬20g，五味子20g，丹参15g，柏子仁15g，青皮10g，香附15g，天冬15g，板蓝根20g。

每日1剂，水煎服，半月为1疗程，一般连用2个疗程。

（四）疗效标准及结果

1.疗效标准（据中西医结合治疗冠心病及心律失常座谈会，1979年，上海）。

早搏：早搏消失为显效，早搏减少50%以上为有效，用药无变化为无效。室上速：基本控制为显效，发作次数减少50%以上或频发变为偶发为有效，用药无变化为无效。房颤：基本控制为显效；控制30%为有效，用药无变化为无效。

2.结果

早搏198例，显效152例，有效42例，无效4例。室上速10例，显效7例，有效3例。房颤9例，显效3例，有效3例，无效3例。总有效率96.8%。起效时间由4小时到 2 周不等，平均约 9 天。

（五）典型病例

例 1　程某，男，64 岁，干部。患者 1987 年 12 月自觉心慌气短，未引起注意。1988 年 2 月，又发现脉搏不齐，经医院查心电图，示频发室早、二联律。曾来我科就诊，服用中药好转，停药一个月后，又发心慌、气短、胸痛、自汗。心电图示二联律、室性并行心律。舌暗红，苔微黄，脉弦滑。西医诊为室性并行心律，中医诊为心悸。证属心气虚，心脉瘀阻，治当益气活血通脉，方用益气通脉汤加减：党参 15g，赤芍 20g，郁金 15g，红花 15g，首乌 15g，瓜蒌 20g，黄连 10g。服至第 15 剂显效。前后加减共服 54 剂。最后心电图检查正常，痊愈出院。

例 2　高某某，男，23 岁，农民。患者 1982 年 4 月在一次车祸中因受惊而发心悸、头晕耳鸣、咽干及遗精。曾在当地县医院以慢心律治疗效不显，去年冬又到汾西矿务局医院就诊为"心律失常"，服中药（不详）4 个月，不效。故于 1986 年 12 月 1 日来我院就诊，心电图示频发室早，收住中医科病房治疗。现症：心悸阵发，头晕，耳鸣，咽干，舌淡红苔薄白，脉结代（早搏 7~8 次/分）。西医诊为心律失常（频发室早）、心肌炎，中医诊属心悸，证属心气阴两虚。施以益气阴复心脉法，方用复脉汤加减：炙甘草 10g，生地 20g，麦冬 10g，阿胶 6g，炒枣仁 15g，党参 10g，麻仁 9g，桂枝 9g。进 3 剂好转，第 14 剂心电图正常，又加减

12 剂痊愈出院。

（六）讨论

心脏搏动赖心气为主，宗气为助。宗气具有推动心脏搏动，调节心率和心律的功能。宗气含阴气和阳气，阴阳二气协调，则心脏搏动方能有节律地进行，一旦失衡或虚弱，则可出现心律失常。因此，心气虚、心阴虚、宗气不匀或心气虚夹心脉瘀滞等皆可导致脉结代或结乱或心悸怔忡等心律失常的病症。三型处方均立足补益心气，调理阴阳，以党参、麦冬为主，党参补心气，麦冬益心阴，合而和调宗气。

心气阴两虚，补益心气为主，加生地滋阴，用桂枝通阳，据"善补阴者，必于阳中求阴"，取阳施阴化之义，枣仁、柏子仁养心安神；丹参甘寒补血又活血，炙甘草和诸药以收复脉之功。心气虚，心脉瘀滞型，补益心气为主，加丹参、川芎、赤芍、红花以活血，通心脉之血瘀；又加木香、郁金行气，通心脉之滞，使心脉畅通，心气得复，而脉结代心动悸可除。心气虚，宗气不匀型，仍当补益心气为主，加天冬、五味子、柏子仁养心，青皮、香附理气，丹参活血而续心气，气血流通，则有益于心气恢复。此证型多因外感后患之，故以板蓝根清热解毒，共收复脉之效。

三、红花注射液与牛黄醒脑注射液并用治疗中风病 62 例小结

（《山西中医》，1992 年）

1985~1988 年我科用红花注射液与牛黄醒脑注射液并用治疗中风患者 62 例，疗效颇佳，兹介绍如下。

（一）临床资料

男 41 例，女 21 例。年龄 40 岁以下 2 例，41~60 岁 27 例，61~75 岁 33 例。病程 5~20 天 48 例，1~11 月 12 例，1~3 年 2 例。

1. 主要证候

偏瘫 61 例，双侧瘫痪 1 例，语言不利 33 例，失语 2 例，嗜睡及昏迷 5 例，神情呆滞 8 例，善悲 8 例，头痛或头晕 48 例（高血压 38 例），舌质暗或瘀点 42 例，红绛 5 例，黄苔或微黄 25 例，舌萎缩 1 例，脉弦 32 例，结代 2 例，沉细缓 23 例，滑脉 5 例。

2. 诊断标准

中风病以卒然昏仆，不省人事伴语言謇涩、半身不遂为中脏腑，仅有后三项者为中经络。本组中脏腑 5 例，中经络 57 例。辨证分型：肝阳上亢 36 例，气虚血瘀 19 例，风痰阻络 2 例，热闭 4 例。西医诊断：脑血栓 56 例，脑出血 5 例，脑栓塞 1 例。

（二）治疗方法

牛黄醒脑注射液Ⅱ号 6 毫升加 1000 葡萄糖液 250~300 毫升静滴，Ⅰ号液 4 毫升肌注，每日 1 次；红花注射液 15 毫升，加 1000 葡萄糖液 250~300 毫升静滴，每日 1 次，均以 15 天为一疗程。

脑出血病人先予牛黄醒脑、安宫牛黄丸 10 天左右，并适当配合降颅压的脱水剂，8~10 天加用红花注射液。

（三）治疗结果

1.疗效标准

临床治愈：肢体及语言功能恢复，意识清醒，生活自理；显效：肢体及语言功能基本恢复，意识清醒，生活基本自理；好转：肢体及语言功能有不同程度改善；无效：症状无改变或恶化者。

2.结果

本组 62 例中，治愈 48 例，显效 5 例，好转 8 例，无效 1 例，总有效率为 98.38%。

本组病例的疗效与辨证分型无明显差异。故认为本疗法是治疗中风病的基本治法。

起效时间：主要指肢体、语言、神志。5 日内见效 19 例，10 日内见效 17 例，11~16 日见效 14 例，17~20 日见效 4 例，30 日见效 7 例，无效 1 例。

（四）典型病例

马某某，女，72 岁，农民，1987 年 3 月 25 日因右半身不遂入院。

病史：两日前晨起时出现右侧半身不遂，口眼㖞斜，语言謇涩，伴尿失禁，遂来本院诊治。腰穿：脑脊液透明。血压 170/80 mmHg，心肺听诊无异常。诊断：脑血栓。舌质偏暗红，苔微黄，脉弦无力，中医诊断：中风，中经络。辨证：气虚血瘀，脑络瘀阻。治法：清心醒脑，活血通络。方用牛黄醒脑、红花注射液并用，分两组静滴（用量如前所述），每日 1 次。用药 9 天口眼㖞斜、语言謇涩均恢复，能扶杖行走。15 天后能自行到室外活动，生活自理而愈。

（五）讨论

本病病机多为气郁化火，肝阳上亢，气血并逆上冲于脑，致脑络瘀阻，元神被蒙而卒发中风。

牛黄醒脑液中含牛黄、冰片、水牛角、黄芪、栀子、郁金等，有清心醒脑、理气化痰、祛瘀通络作用。红花注射液有较强的活血化瘀通络作用。二药并用，相得益彰，共奏醒脑开窍、化瘀通络之功，故能较快地促进神志和肢体功能的恢复，为治疗中风病较理想的药物。

四、脑外伤后失语治验与体会

（《山西中医》，1991 年）

陈××，男，23 岁，职工，晋城人，于 1986 年 10 月 11 日因脑外伤后失语 2 个多月，收住院治疗。

病史（由其兄代述）：患者于 1986 年 8 月 6 日被人击伤头部后，当即出现头晕欲仆，次日出现语言不利，头晕头胀加重，尤以后头部胀痛明显，呈锥刺样疼痛，固定不移。心烦，胸闷，两胁刺痛，惊恐不宁，食纳差，继而完全失语，即入当地医院治疗，诊为脑外伤后遗症，予以对症治疗不效。后转省城某两个大医院神经科诊治，做脑电图、腰椎穿刺及脑血流图等项检查，诊断：①脑挫伤恢复期；②失语。予脑复康、健脑片、健脑力新等治疗 20 多天，依然效果不显，后又针灸治疗近 1 个月，初则有效，继则无效，于 1986 年 10 月 11 日以脑外伤后失语收住院治疗。

家族史：其父亲患精神病 10 余年经治疗已愈。

望：五官端正，活动自如，神情郁闷，精神疲惫，面色苍白，舌尖红，边有齿痕，苔薄白。

闻：呼吸正常，可吐单字"啊"，也不甚清。

切：脉弦细，80 次 / 分，腹平软，无症积。

查体：体温 36.6 ℃，脉搏 80 次 / 分，血压 120/80mmHg。

诊断：脑外伤后失语症。辨证：脑内脉络瘀滞兼痰火上扰。

治法：活血祛瘀，醒脑开窍，兼以理气、健脾、化痰、镇惊。

1. 方药：涤痰汤加味（《医宗金鉴》方）：太子参 10g，半夏 9g，陈皮、麦冬、甘草各 9g，白术、柏子仁、枳实各 6g，菖蒲 20g，胆星 6g，茯苓、天竺黄、朱砂、琥珀各 2g（另冲）。水煎服，每日 1 剂。

2. 川芎嗪注射液 80 毫克加 10% 葡萄糖 300 毫升静滴，每日 1 次，15 天 1 疗程。治疗经过：8 天后又服安宫牛黄丸 4 丸（早服 1 丸）。用上述方法治疗 1 周，能吐单词如痛、不痛等，食纳转佳，惊恐不宁、头胀痛等症均明显减轻。治疗半月后，停川芎嗪，改用牛黄醒脑液 I 号 4 毫升加 10% 葡萄糖 300 毫升静脉点滴，每日 1 次，同时肌注牛黄醒脑 I 号 2 毫升，每日 1 次，15 天 1 疗程。汤剂同上。治疗 23 天，精神疲惫恢复，食纳转佳，惊恐心烦等症均消失，吐字较清，能说成句的话，继续用涤痰汤、牛黄醒脑治疗。至 11 月 14 日，失语已痊愈，说话流利，语音正常，头痛等症也均消失。仍用上述治法，继续巩固疗效，于 12 月 2 日痊愈出院。

讨论与体会：脑外伤后失语症，是较为难治之证候，多由伤及语言中枢而致。本例曾经过几家医院诊治，历时 2 个多月无明显效果。后住我科病房治疗 3 周显效，1 月余而痊愈，现将诊治思路与体会分述如下：

（1）辨证思路与体会：患者乃因外力击伤头部后出现

失语，是由头部外伤后致脑内脉络瘀滞影响语言中枢而致，临床有头晕头痛如锥刺，固定不移等瘀血见症，有暴怒气逆伤肝，两胁刺痛及胸闷等见症，有肝郁则乘克脾土而伤脾，故有食纳差之见症，脾虚则易停湿生痰。肝郁化火，火气淫心，加之惊则气乱，故有心烦意乱，惊恐不宁等症。但着眼点是"脑有瘀血"四字，这是病本之所在，其他见症只须兼顾则可。祖国医学对人的语言由何脏所主，多以心与舌为主。论述较多的如《灵枢·忧恚无言》篇："会厌者，音声之门户也。口唇者，音声之扇也。舌者，音声之机也，悬雍垂者，音声之关也。""人卒然无音者，寒气客于厌，则厌不能发，发不能下，至其开合不致，故无音。"此系六淫之邪致之喑哑。

（2）治疗方法：重点是活血化瘀，醒脑开窍，兼理气健脾化痰镇惊。静脉给药，是川芎嗪、牛黄醒脑，口服药，以涤痰汤为主，效不更方，直至痊愈。因川芎嗪能行血祛瘀，"改善微循环"，牛黄醒脑则清心醒脑开窍，并能活血祛瘀，以促进脑内脉络瘀滞之消散吸收，以治其本，涤痰汤则消除其兼症，以促进精神、食纳等恢复。诸药合用，则相得益彰，故收效较快。

五、三叉神经痛

（《山西中医》，1987 年）

三叉神经痛临床上大体可分为寒凝络阻、风热阻络、瘀血阻络 3 个证型：

（一）寒凝络阻型

多由寒邪客于少阳、阳明之脉络，留而不去，寒凝络阻而致。症见：面部或偏头部刺痛，遇寒则甚，舌苔白薄，脉多沉弦或迟细。治宜散寒通络，方用四物合吴茱萸汤加减：当归、白芍各 30g，赤芍 20g，吴茱萸 10g，党参 9g，细辛 6g，生姜 6g，大枣 2 个，熟地 9g，水煎服。

（二）风热阻络型

多由风邪客于阳明、少阳之脉络，久羁不去，郁久化热，瘀阻脉络而作痛。其痛如刺如灼，舌质偏红或苔微黄，脉多见弦象。治宜祛风清热，疏通脉络，方用芎芷石膏汤加味：川芎、白芷、生石膏、藁本各 20g，荆芥穗、防风各 15g，菊花 10g，羌活 9g，细辛 6g，僵蚕 10g，全蝎 5g，蜈蚣 2 条，水煎服。

（三）瘀血阻络型

多因经气虚弱，风寒之邪客于脉络，久羁不去，血行不畅，脉络瘀阻而作痛。其痛如刺，固定不移，午后加剧，舌质偏暗或见瘀点瘀斑，脉沉缓兼涩象。治宜活血化瘀通络，方用桃红四物汤加味：当归、川芎各 20g，白芍 30g，赤芍 30g，桃仁 10g，红花 15g，生地 10g，全蝎 5g，蜈蚣 2 条，白芷 20g，水煎服。上述方剂一般服 6~10 剂，若见效再服

20 剂左右，或制丸剂继服巩固。

六、四诊理化合参辨证论治发展趋向探讨

（《山西中医》，1999 年）

摘要：中医传统四诊方法与现代医学理化等辅助检查具有互补性，临证二者互参可更加准确地辨别疾病的病因、病位、病机和病性，尤其对"无证可辨"者可拓宽辨证论治思路，从而提高临床疗效。

关键词：四诊；理化检查；互补性

辨证论治是中医诊疗疾病的特色，是整体观理论和辨证思维方法在临床的具体应用，历经千余年的发展和不断完善，迨至清末民初形成一个严密的"证法方药"有序性环环紧扣的统一模式。这一模式是随着时代发展，通过临床实践—认识—再实践—再认识的过程在不断深化和发展。近 30 多年来，由于各种理化检测手段在临床广泛应用，在辨证论治实践过程中逐渐被接受应用，于是在传统四诊合参辨证论治基础上逐渐将理化检测指标纳入，从而出现了"四诊、理化合参辨证论治"的发展新趋向。

（一）四诊合参辨证论治模式

证是病证之简称（有称证候、证型），它是疾病阶段性病理反应特征的总和，是由反映病因、病位、病机、病性（指虚实、寒热属性）的内在联系的相关症状、体征（含

舌脉及其他）构成（简称内联性相关症征）。辨证是以主症为中心，分析辨别"内联性相关症征"，从而做出病因、位、机、性的诊断。论治，是据证立法，以法选方，合理择药，从而使"证法方药"有序，环环相扣而统一。

（二）四诊理化合参辨证论治

发展新趋向四诊理化合参辨证论治，是在四诊合参、辨证论治基础上逐渐将理化检测指标纳入，诸如CT、磁共振、B超、心脑电图及化验检查等，均视为"望诊延伸"，从而使望诊视野扩大，辨证论治思路方法拓宽，许多方面有了新认识、新经验体会，增添了新内容。

辨证方面，在辨明病因、位、机、性基础上，增加辨病"质（功能性、器质性、炎症性、癌变等）"的新内容。

论治方面，立法选方择药在针对病因、位、机、性基础上，增加了与疾病相关的针对性。

理化检测发现，许多疾病早期病人无自觉症状或无相关症状，与四诊合参用"类比法"辨治获得较好疗效，从而拓宽辨治思路和治疗范围，解决了"有病无症，无证可辨"的困惑。

兹以实例来说明二者合参的重要性及新发展趋向。

1.四诊理化合参可拓宽辨证思维，立法选方择药具有双重针对性，既针对病位、病机、病性（虚实寒热），又针对病质。以卵巢囊肿为例：1997年3月26日诊治一女性患者，邢某某，38岁。右少腹胀痛1月余，经期加重，经血色黑有瘀块，少腹有压痛，舌苔白稍厚，脉沉缓。B超检查提示：右侧卵巢囊肿 4.0cm×3.8cm。属中医肠覃，辨证为气滞血瘀。囊肿内含液体，属湿邪，与脾不燥湿有关。治予理气活血,燥湿散结。方用当归芍药散加味,处方：当归 15g，川芎 10g，赤芍 15g，白术 15g，茯苓、泽泻各15g，炮甲珠 6g，皂角刺 15g，王不留行 10g，荔枝核、香附、莪术各 10g，牡蛎 20g。每日 1 剂，水煎服。6 剂尽，腹痛止，又服 22 剂，于 5 月 26 日 B 超复查示右侧卵巢囊肿消失而愈。方中当归、川芎、赤芍活血祛瘀，香附、荔枝核、王不留行疏理气机，以针对病性；白术、泽泻、茯苓健脾燥湿，莪术、牡蛎软坚散结，以针对病质，从而使湿邪除囊壁消而囊肿痊愈。若单以四诊辨证难以测知囊肿，单以理化检测难以辨别病机、病性。二者合参则相得益彰。

2.四诊辨证对某些病位界定不清、病质难以测知者，与理化检测合参可得以解决。以黄疸为例，四诊辨证病位在肝胆，有些笼统，究竟在肝在胆须与理化检查合参。在肝有黄疸型肝炎、肝癌等，在胆则有胆管阻塞，阻塞有肿瘤、结石、蛔虫以及胰头癌影响胆汁排泄等均可出现黄疸。论治时病性与病质合参立法选方择药，具双重针对性。如黄疸型肝炎，热重于湿以清热为主兼以利湿，湿重于热以利湿为主兼清热；肝癌则清利湿热，软坚散结；在胆有胆管阻塞，结石者则利胆排石，肿瘤则软坚散结利胆，蛔虫阻塞则驱蛔利胆，胰头癌则清胰软坚利胆等。若属溶血性黄疸则须补肝养血。对疗程、疗效、预防及预后判断，均有较清楚的认识，可见四诊理化合参辨证论治有较强的互补性，是临床实践所必须，能提高疗效。

3.四诊理化合参辨证，对某些病因辨别更清，论治思路拓宽，疗效提高。以自发性气胸为例：1987 年 6 月 9 日诊治一 16 岁自发性气胸男性患者。该患者无明显原因在下学回家途中突然觉气短、胸闷，逐渐加重为呼吸困难，胸背疼痛，即刻到胸科诊治，拍胸片示：左肺尖见一肺大泡破裂气体逸入胸腔，左肺萎缩 1/5，当即于左胸第 2 肋骨处抽气治疗。1 个多月内抽气 5 次并卧床休息，只能暂缓解 1 ~ 2 天后又如故，胸科会诊建议手术修复治疗。因患者畏惧手术，故请中医治疗。诊治时症状如上所述，仍气短，胸背痛，呼吸困难，并有疲倦乏力，恶心不欲食，舌苔薄白，脉弦。X 线胸片检查结果与上次检查相同。辨证为肺脏虚损，气塞胸中，由肺泡不坚固所致。损其肺者益其气，治以补肺气修复肺泡为主。自拟方：黄芪 20g，白及 10g、百合 10g（以益气生肌、敛肺修复肺泡为主），瓜蒌 15g，薤白 6g，郁金 9g，丹参 10g（宣痹通络舒畅气机以促进胸腔气体之吸收为辅），白蔻仁 6g，半夏 9g，鸡内金 9g（以健胃止呕为佐使）。每日 1 剂，水煎服。进 3 剂胸背痛、气短明显减轻，进至 7 剂诸症消失。又拍胸片结果：肺已复张，左胸腔气体基本吸收。又进 7 剂以巩固之。随访 11 年未复发。

本例辨证、立法、选择方药是四诊理化合参，拓宽了思路，提高了疗效。可见二者合参辨治之重要性。

4.理化检测发现有病变而病人无症状或无相关症状者常可见到,诸如无症状的胆结石、肾结石、脂肪肝、肝肾囊肿、乙型肝炎、肝功能异常及无痛型冠心病、无症状的高血压、慢性肾炎蛋白尿、高脂血症、高黏血症等等,若从四诊辨证则往往无证可辨,二者合参用"类比法"辨治则可取得较好疗效。所谓"类比法"是指根据既有症状又有理化检测阳性指标的同类病证的辨治思路、经验和方法进行辨治,从而拓宽了辨治思路,扩大了治疗范围,提高了疗效。解决了"有病无症,无证可辨"的困惑。兹举例说明:1998 年 9 月 7 日诊治刘某,男性,75 岁。患阑尾脓肿而无自觉症状。病史:于 2 月前患阑尾炎穿孔,收住外科治疗,用多种抗生素 2 个多月,疼痛消失,但 B 超示:右下腹阑尾部有一 2.7cm×2.5cm 的不规则液性暗区,诊断为阑尾脓肿形成。患者舌苔薄白,脉弦硬。"类比"用治阑尾炎思路方法,结合患者年高体弱特点,选方择药。方用:败酱草 40g,冬瓜仁 10g,银花 20g,连翘 30g(清热解毒排脓为主),皂角刺 10g,赤芍 15g(以引药达病所),大黄 4g(祛瘀通腑排脓),黄芪 15g,薏苡仁 15g(以益气托里排脓)。每日 1 剂,水煎服。进 8 剂,复查 B 超示:阑尾区有 2.3cm×1.3cm 液性暗区。脓肿较前缩小,但大便干燥,原方加元明粉 4g(冲服)。又进 14 剂,于 10 月 18 日复查 B 超示:阑尾区未见异常回声,至此而愈。

《金匮要略》有"肠痈脓已成不可下"之戒,本例却用了小剂量硝黄且很快治愈。故推测"肠痈脓已成,不可下"，可能指大剂量泻下剂不宜用。

临床实践证明，四诊与理化合参辨证论治的思路方法，对辨别病证，选择方药，均显示出较强的互补性，可拓宽辨证论治思路，提高临床疗效，值得重视和进一步探索总结。

七、温胆汤加味的临床应用体会

（《中医药研究》，1991 年）

温胆汤，出自《三因极一病证方论》，由陈皮、半夏、茯苓、枳壳、竹茹、甘草组成。主要功用：理气化痰、清胆和胃。主治：胆胃不和、痰热内扰、虚烦不眠等证。作者多年临床应用体会：举凡胸脘痞闷、恶心呕吐、呃逆、呛咳、心烦不寐及痰饮性眩晕等症，以本方加味治之，均可取效。兹将具体应用的病证，举例分述如下：

（一）气虚呕吐

李××，女，70 岁，于 1984 年 10 月 6 日初诊。素患肺结核,近几月来拍胸片示：右上肺结核活动（浸润型）。口服雷米封等抗结核药治疗 2 个多月后，出现进食则恶心呕吐,持续 20 多天。刻诊：面色萎黄,形体消瘦,神情疲惫,舌质淡、苔白厚,脉沉细而弱,按腹部柔软,中脘稍有压痛。辨证为胃失和降、肺气虚损、由药物伤胃而致。停用抗结核药，治宜益气和胃、降逆止呕，方用温胆汤：太子参

20g，麦冬 15g，五味子 10g，代赭石 20g，生姜 10g，水煎服。进 2 剂呕吐减轻，6 剂呕吐止，能进饮食，气短疲乏均好转。原方去代赭石，加白术 9g。又进 6 剂，诸症消失，面色略见红润，呕吐治愈。

（二）尿毒症呕吐

中医学称之为关格，多由脾肾虚衰，湿浊中阻，胃失和降而致。用温胆汤加味治之，多可缓解症状。例如：郝××，男，56 岁。患慢性肾炎 3 年多，于 1984 年 10 月 15 日，因恶心呕吐半月多而入院治疗。尿化验：蛋白（－），血尿素氮在 65~80 毫克（23.14~28.48mmol/L）之间，连查 3 次，西医诊断为慢性肾衰尿毒症，多尿期。症见面色㿠白，肢体倦怠，下肤轻度浮肿，舌苔白厚、脉弦，中医诊为关格。辨证系脾肾虚衰，湿浊中阻，胃失和降所致。治宜和胃化浊止呕。方用温胆汤加代赭石 30g，藿香 10g，生姜 10g，水煎频饮。同时用保留灌肠法：即大黄 30g，牡蛎 30g，水煎 80 毫升，每日保留灌肠 1 次。治疗 3 日后呕吐减轻，2 周呕吐消失，能进饮食，复查尿素氮降至 35 毫克（12.46mmol/L）。后用健脾补肾法治之，病情渐趋缓解。

（三）呛食不寐

多由胃失和降，气机逆乱，神不守舍或心肾不交而致。例如：李××，女，43 岁，1998 年 4 月 20 日初诊。一年多来，因 6 岁孩子突然死亡，过度悲伤，心情抑郁，气机郁结，胃失和降，每进食则恶心欲吐，时有呛食难进，心烦欲悲，抑郁寡言，神情倦怠，形体消瘦，面色灰黄，舌质红、苔微黄厚腻而满布，脉沉细。辨证系气机郁结，胃失和降，郁火扰心，神不守舍。治宜解郁和胃、清心安神。方用温胆汤加栀子 15g，香附 10g，代赭石 30g，竹叶 6g，黄连 10g，炒枣仁 20g，远志 90g，朱砂 2g（冲），琥珀 2g（冲）。进 3 剂呛食消失，恶心欲吐减轻，心烦不寐好转。效不更方，原方又进 3 剂，恶心、心烦、欲悲消失，夜能安寐 4~5 小时。原方加合欢花 20g，朱砂改为 1g（冲），继服 12 剂，诸症消失而告愈。

（四）痰饮上扰头

头晕病证，有血虚、肝火、痰饮等原因而致，以痰饮上扰清窍而致头晕者本方疗效较好。例如：程××，女，56 岁，1989 年 9 月 19 日初诊。头晕 20 多天，步履不稳，晕甚才恶心欲吐，胸脘满闷，长叹息，口苦纳差，苔白薄、中有剥脱，面色黄，脉沉滑，测血压 130/80 mmHg。辨证系痰饮上犯清窍而致。治宜理气化痰，和胃清火。方用温胆汤加白菊花 20g，川芎 15g，胆星 6g，生姜 6 片。进 3 剂诸症减轻，又进 3 剂，胸脘满闷消失，头晕减轻大半。复以原方加天麻 6g，进 6 剂，诸症消失而愈。

（五）气痰交阻

胸痹心痛：胸痹心痛的原因，有气虚心脉瘀滞者，有气滞心脉瘀滞者，有气痰交阻心脉瘀滞者。本方对气痰交阻心痛疗效较好。例如，常××，女，48岁，1984年3月15日诊。患者胸闷胸痛时作时止1年余，轻则休息可缓解，重则需服硝酸甘油片，心电图示ST段V3~V5压低0.1mV，确诊为冠心病。此次犯病是5天前因生气后，胸闷胸痛突然发作加重并出现恶心呕吐数小时，含扩冠药、吸氧渐缓解。现症：胸中闷满，时有隐痛，恶心但不吐，面色黄，舌质暗、苔白厚，常叹息，脉沉弦，血压120/80mmHg。辨证为气痰交阻、心脉瘀滞。治宜理气化痰、活血通脉。方用温胆汤加香附10g，广木香9g，郁金15g，川芎15g，丹参30g，青皮9g，生姜9片，水煎服。进6剂，胸闷胸痛、恶心等症均减轻，进15剂，诸症消失。又进15剂，复查心电图大致正常。原方又服2个月，停药观察，半年后随访未复发。

（六）肝郁胃逆呃逆

呃逆的原因，有因肝气犯胃者，有因热结阳明胃气不降者，有因脾胃虚衰升降失司者，有因感受寒邪胃失和降者等。本方对肝气郁结、胃失和降者疗效较好（即肝郁胃逆证）。例如：丁××，女，25岁，1984年3月20日初诊。因生气后呃逆频作，经治疗可暂缓解。1年来每生气而发作加重，每日数次，多方治疗收效甚微，并出现食少纳呆、面色黄白、精神疲惫、两胁胀痛，苔白薄、脉沉细。上消造影示未见异常，化验肝功正常，B超肝胆未见异常。辨证为肝郁胃逆，损伤脾气。治宜疏肝和胃，兼益脾气。方用温胆汤加太子参 20g，苍术 15g，代赭石 30g，苏梗 10g，青皮 9g，槟榔 10g，生姜 6 片，进 2 剂，呃逆减轻。原方又进 6 剂，呃逆消失，精神疲惫好转。原方去青皮、槟榔，加白术 10g，白蔻仁 6g，又进 6 剂，诸症消失，食纳增加而告愈。半年后随访未再复发。

八、益气敛肺为主治愈自发性气胸两则之体会

（《山西中医》，1989 年）

自发性气胸是因肺脏发生某些病变，致肺泡破裂，气体逸入胸膜腔内，使胸腔内压力增加，引起肺萎陷，造成呼吸功能障碍，是常见的临床急症，须及时治疗。对反复抽气治疗无效者，则需开胸手术修补之。中医学认为本病是由于肺脏损伤而致。治则损其肺者益其气。因益气敛肺之方药能促使损伤之肺脏复生与修复。据此理论，选用益气敛肺为主之方药治愈两例自发性气胸，其中一例为反复抽气治疗无效之病例：

高××，男，16 岁，学生，1987 年 6 月 9 日诊治。

病史：于 1987 年 5 月初，突然出现胸背痛，呼吸困难，即赴 ×× 医院诊治。X 线胸透及拍胸片所见：左肺压缩 1/5，肺尖部可见一肺大泡，西医诊断：自发性气胸。遂于左胸第二肋处抽气治疗，并嘱卧床休息。一个多月内先后

抽气治疗 5 次,仅在抽气后当时减轻,逾 2~3 日后症状如初。胸透左肺压缩 1/5 强,胸科意见:开胸手术修补。患者因惧手术,故延余诊治。症见:左胸疼痛,左肩背困疼,气短,周身疲乏,干呕,食欲胃纳俱差,面色黄白,舌苔白厚,脉沉弦。

辨证:肺脏虚损,气塞胸中。

治法:益气敛肺为主,兼宣痹通络。

处方:黄芪 20g 白及 10g 百合 10g 丹参 10g 瓜蒌 15g 薤白 6g 郁金 9g 白蔻仁 6g 鸡内金 9g

水煎服,每日 1 剂。

治疗经过:进 3 剂,左胸背痛、气短等症状均见减轻。干呕不减,原方加半夏 9 克,又进 7 剂,背困痛消失,左胸痛、短气十去七八。X 线拍胸片报告:左肺已复张,胸腔气体基本吸收。肺大泡尚存在。原方又进 3 剂,于 1957 年 6 月 23 日,左胸痛消失。为巩固疗效,继以原方黄芪加量为 30g(补益肺气),加当归 10g,木香 6g,白术 9g(以健脾开胃),再进 6 剂,于 1987 年 7 月 6 日诸症消失,身体康复而痊愈。一切活动正常。随访八年未复发。

体会

1. 病机认识:中医学认为,胸腔乃清阳之位,心肺居之。肺主呼吸,司清浊之运化。今胸背疼痛,气短不足以息,乃因肺脏虚损,气塞胸中而致。故其病位在肺,病因乃肺脏虚损,病机为气塞胸中致胸中清阳之气不得宣畅,病性是虚实夹杂。与胸痹心痛有别,胸痹心痛也可有短气但较轻，且或作或止。本病则短气呼吸困难较重，且为持续性。

2.疗效机理：损其肺者，益其气，是治疗肺脏虚损的原则。治法是益气敛肺为主，方中白及性涩而收，肺损者，能复生之。黄芪益气补肺，生血生肌，百合润肺敛肺（均见《本草备要》）。三药合用能促使损伤之肺脏得以复生与修复，从而使气体不再逸入胸腔，以治其本。瓜蒌、薤白、郁金宣通胸中阳气，疏畅气机，促进胸腔气体吸收以治其标。半夏、白蔻仁、鸡内金等和胃止呕、强健脾胃以治兼症。

九、益气强心汤治疗慢性心力衰竭 20 例

（《山西中医》，1991 年）

两年多来用自拟益气强心汤为主治疗慢性心力衰竭 20 例，疗效较满意，小结如下。

（一）临床资料

1.一般资料

男 13 例，女 7 例。年龄：32~40 岁 2 例，41~60 岁 7 例，61~80 岁 11 例。门诊 5 例，住院 15 例。Ⅱ 度心衰 11 例，Ⅲ 度心衰 9 例。风心病 7 例，冠心病 8 例，心肌病 3 例，肺心病 2 例。

2.诊断标准

参照人民军医出版社出版的《疾病诊断及疗效标准》中有关心衰诊断标准即：①呼吸困难：包括劳力性及夜间

阵发性呼吸困难，端坐呼吸等。咳嗽，吐白色泡沫痰或咯粉红色痰。②两肺底湿性啰音。⑧X线征：心影增大、肺淤血。④紫绀：包括唇舌甲床等。肝肿大、颈静脉怒张、两下肢浮肿、腹水、全身浮肿、胸水等。

（二）辨证论治

1. 心肺气衰

症状：气短而喘，动则益甚，不得平卧，卧则气喘加重，咳吐白色泡沫痰，甚则带血。两下肢浮肿，按之没指，甚则全身浮肿，尿量减少。面唇舌爪甲紫暗。脉象虚数，或细弱，或结乱。颈脉动。苔白薄。

治法：益气强心兼活血利水。

方用：益气强心汤：黄芪20~30g，党参20~50g，麦冬20~30g，丹参20g，五味子20g，葶苈子20~30g，茯苓、泽泻、猪苓20~30g。水煎服。

2. 心肺阳衰

症状：为心肺气衰的发展加重，具有心肺气衰证候，兼有畏寒怕冷，或下肢发凉，或四肢发凉，或手足易冷，苔白薄，脉沉迟弱、结乱。

治法：益气强心，温阳利水。

方用益气强心汤加肉桂6g，附子10~15g，水煎服。

随症加减：气虚甚加人参6~10g（另煎）；多食少纳呆，加白术10~15g；腹胀，加木香9g，大腹皮10~15g，或加厚朴；心慌失眠，加炒枣仁、柏子仁各10~15g；恶心呕吐，加半夏 9~15g，生姜 10~15g；虚烦作呕，加竹茹 10g；咳嗽较多，加紫菀、百部各 10~15g；舌上少苔，加石斛 10~15g；尿少浮肿，可加服金匮肾气丸。

附子使用原则：主要用于阳虚见证。剂量超过 15g 者，宜先煎 1 小时后，再与他药共煎半小时即可。人参使用原则与用量：主要用于气虚较重，脉虚或细弱者。用量：一般 6~10g，抢救时，可用 15~20g（单煎），打碎浸泡 2 小时再煎，与所配方药同服。注意个别人虽有气虚见症，服少量人参后便出现口干、鼻燥，甚则衄血，即所谓"虚不受补"，可试用西洋参或白人参。

疗程与起效时间：一般以一个月为一疗程。疗程长短视病情而定。起效时间，一般 3~5 天可见效。最短 1 天可见效。

（三）疗效分析

1.疗效标准

（1）治愈略。（2）显效：症状消失，肺底部湿性啰音及紫绀消失，肺淤血改善。（3）有效：症状减轻大半，肺底部湿性啰音、紫绀均明显改善。（4）无效：症状及体征无明显改善。

2.治疗结果

显效 17 例，有效 3 例。

3.地高辛停减情况

20 例中 15 例停用，其中 2 例因心率过慢而停用，3 例因过量出现心律失常伴恶心而停用。10 例用中药 5~7 天后明显好转而停用。并用者有 5 例。

（四）典型病例

例 1　杨某，男，80 岁，1990 年 7 月 5 日诊。冠心病 10 余年，房颤 1 年多。近来气短而喘，动则益甚，不得平卧，全身浮肿，足膝尤甚，按之凹陷（重度），舌质紫暗，面唇爪甲紫暗，咳吐白痰，两肺底湿性啰音，肝肿大 4 厘米，脉结乱。心电图示：ST-T 波改变，异位心律，房颤。诊断冠心病房颤，心衰Ⅲ度。辨证：心肺阳衰，水邪泛溢。治法：益气强心，温阳利水，用益气强心汤加肉桂 6g，附子 9g，白术 15g，水煎服。进 3 剂尿量增至 2500~3000 毫升/日，浮肿减轻，气喘好转。原方进 9 剂，气喘已平，能平卧，浮肿消退，肺底部啰音消失，又进 26 剂，诸症均消失，基本告愈。

例 2　冯某，女，55 岁，1989 年 2 月 27 日诊。发现风心病 10 年余，房颤 8 年，慢性心衰 3 年，时好时坏。近半年来气短心慌，喘促不得平卧，咳嗽吐白色泡沫痰，全身浮肿，下肢重，按之凹陷，肢端发凉，面色暗红，唇舌指甲发紫，两肺底湿啰音，肝大肋缘下 4 厘米，脉迟结乱。诊断风心病，房颤，慢性心衰。服地高辛 3 年多。近因加量（早晚各 1 片）而出现恶心呕吐，心率减慢为 55 次/分，故停用。辨证：心肺阳衰，水邪泛溢，用益气强心汤加肉桂 6g，附子 15g，紫菀、百部各 10g。水煎服，每日 1 剂。

3 剂后心慌、气短减轻，尿量增多。原方又进 9 剂，气喘心慌明显减轻，能平卧，浮肿基本消退，两肺底湿啰音减少，又进 15 剂，诸症基本消失，病情稳定，能操持家务。

（五）讨论

慢性心衰大体包括在中医学的喘证、支饮、水邪犯肺、水肿等门。其发病机理多为气衰，气虚（衰）血瘀，水邪犯肺，泛溢肌肤，故纠正心衰的关键是恢复心肺之气以起益气强心作用。益气强心汤方中的党参、黄芪、麦冬、五味子益气强心敛肺为君，葶苈子宣肺利水定喘为臣。茯苓、泽泻、猪苓、丹参利水活血为佐使。诸药合用标本兼施，共收益气强心利水之功效。有关药理研究表明：党参、黄芪有显著的补气强心、帅血运行效果，而且为非洋地黄类强心药。葶苈子有强心利水作用。麦冬、五味子能调节心血管系统，改善微循环，能使心肌收缩力加强，具有明显的强心作用。经临床观察表明，本方疗效显著且无毒副作用。

十、益气通脉冲剂治疗病毒性心肌炎 98 例

（《山西中医》，1998 年）

摘要：用益气通脉冲剂治疗病毒性心肌炎心气阴虚证 98 例，并设复方丹参片加辅酶 Q10 对照组治疗 31 例。结果：治疗组治愈 56 例，占 57.14%；显效 15 例，占 15.31%；有效 20 例，占 20.41%；无效 7 例，占 7.14%。对照组治

愈 8 例，占 25.81%；显效 6 例，占 19.35%；有效 7 例，占 22.58%；无效 10 例，占 32.26%。两组比较，有显著差异（P<0.05）。

关键词：病毒性心肌炎；心气阴虚；益气通脉冲剂

从 1991 年 1 月至 1995 年 12 月，我们用益气通脉冲剂治疗病毒性心肌炎心气阴虚证 98 例，并设复方丹参片加辅酶 Q10 对照组治疗 31 例，现将观察结果报道如下。

（一）临床资料

1. 一般资料

凡符合病毒性心肌炎轻型诊断标准及心气阴虚证辨证标准者作为观察病例，随机分为治疗组和对照组。治疗组 98 例，男 42 例，女 56 例；年龄最小 15 岁，最大 42 岁，平均 27.18 岁；急性期 90 例，恢复期 8 例。对照组 31 例，男 15 例，女 16 例；年龄最小 15 岁，最大 38 岁，平均年龄 26.15 岁；急性期 28 例，恢复期 3 例。两组病例病情程度、性别、年龄、病程均大体相同，有可比性。

2. 诊断与辨证标准

（1）诊断标准：参照 1987 年全国心肌炎、心肌病专题会议拟定的标准：①在上呼吸道感染、腹泻等病毒感染后 1～3 周内或急性期中出现心脏症状、体征及心电图改变等。②上述感染后 1～3 周内或发病同时出现各种心律失常伴心脏症状，而在未服抗心律失常药物前，出现下列心电图改变者：a. 两个以上导联 ST 段呈水平型或斜形下

移 ≥ 0.05mV，或多导联异常抬高；b.两个以上 R 波为主导联 T 波平坦、倒置；c.频发房早或室早每分钟 >6 个者。只有 b、c 两项，或无明显感染史者，补做下列指标：血清肌酸磷酸激酶、谷草转氨酶、乳酸脱氢酶（其中两项即可诊断）。或在 1 ~ 3 周内超声心动图证实左室功能减退。

（2）分期标准：①急性期：症状明显而多变，病程在 6 个月以内；②恢复期：症状和心电图逐渐好转，但未痊愈，病程在 6 个月以上。

（3）轻型分型标准：①症状轻微，在感冒或腹泻病毒感染后偶发期前收缩，或有一过性几个导联 ST-T 改变；②症状明显，疲乏、多汗、心悸、气短、胸闷、胸痛、头晕等，心电图有期前收缩或轻度 ST-T 改变。

（4）心气阴虚证辨证标准：心悸，气短，乏力，胸闷或胸痛，自汗或盗汗，舌质红，脉细弱或结代。

（二）治疗方法

1. 治疗组

益气通脉冲剂（山西省人民医院制剂室生产，并卫制剂可字 86-03137），由党参 10g，麦冬 15g，五味子 10g，丹参 15g，赤芍 15g，红花 9g，郁金 9g 等组成。每袋 20g（相当于生药 28g），每次 1 袋，1 日 3 次，冲服。

2. 对照组

复方丹参片，每次 4 片，1 日 3 次，口服；辅酶 Q10，每次 10mg，每日 1 次，肌肉注射。

两组均以治疗 1 个月为 1 疗程。观察期间未用其他治疗本病的中西药物。

（三）疗效观察

1.疗效标准

治愈：症状、阳性体征消失，血清酶及心电图恢复正常；显效：症状、阳性体征基本消失，心电图及血清酶基本恢复；有效：症状、阳性体征有所减轻，心电图、血清酶有好转；无效：症状、体征无改善，心电图、血清酶无好转。

2.治疗结果

结果见表 1。

表 1　两组疗效比较［例（%）］

组别	n	治愈	显效	有效	无效	总有效
对照组	31	8（25.81）	6（19.35）	7（22.58）	10（32.26）	21（67.74）
治疗组	98	56（57.14）	15（15.31）	20（20.41）	7（7.14）	91（92.86）

注：两组疗效比较，$P<0.005$

治疗组中 52 例于治疗前后查肝肾功能及血尿常规，均未见异常。

（四）典型病例

陈某，女，25 岁，1991 年 3 月 25 日入院。

患者感冒 3 周后出现疲乏，心悸气短，胸闷隐痛。查心电图：Ⅱ、Ⅲ、avF、V3、V4 导联 ST 水平型下降

≥ 0.05mV。超声心动图示：左室收缩功能减弱。谷草转氨酶、血清肌酸磷酸激酶均正常。舌质偏红，脉沉细。肝肾功能及血尿常规均正常。诊为病毒性心肌炎，急性期轻型，证属心气阴虚证。予益气通脉冲剂，每次 1 袋，每日 3 次，冲服。1 周后心悸、气短、疲乏等症减轻。4 周后诸症消失，舌转淡红，脉沉小，复查心电图大致正常，超声心动图示未见异常。肝肾功能及血尿常规正常而痊愈出院。

（五）讨论

病毒性心肌炎是由病毒感染所致。根据其临床表现，大体属中医的心悸、怔忡、胸痹等范畴。可分邪毒侵心、邪伤心阴、心气阴虚（夹瘀）、阴阳两虚等 4 个证型。益气通脉冲剂主用于心气阴虚（夹瘀）证。心气阴虚证由心气不足邪毒侵心而致。《内经》云："邪之所凑，其气必虚"。邪毒侵心则更伤心气、心阴，心气虚不能推动血液正常循行而血行缓慢，形成心气阴虚夹瘀，出现心悸、气短、倦怠乏力、胸闷、胸痛及脉虚细或结代等症。治宜心益气，养心阴，活血祛瘀，益气通脉。冲剂方中党参、麦冬、五味子益心气，养心阴，解除心悸、气短、倦怠乏力等症；丹参、赤芍、红花、郁金等活血祛瘀，舒畅气机，能改善微循环，促进心肌炎症之恢复，可治胸闷、胸痛等症。该冲剂的组方用药，体现了辨证论治的特点，临床观察结果表明，对病毒性心肌炎的心气阴虚（夹瘀）证有较好疗效，亦可用于冠心病、风湿性心肌炎以及心肌病等属心气阴虚（夹瘀）者。

十一、益气温通燮理阴阳治疗 217 例心律失常的认识

（《中医药研究》，1996 年）

我们于 1985 年 –1992 年用益气温通燮理阴阳法治疗各种心律失常 217 例，取得了较好的疗效，兹介绍如下。

（一）临床资料

217 例中男 125 例，女 92 例；年龄分布 17~30 岁 68 例，31~40 岁 60 例，41~60 岁以上 89 例；最小年龄 17 岁，最大年龄 81 岁，平均年龄 43.5 岁。心律失常类型：频发室早 132 例（其中室性并行心律 10 例），频发房早 66 例（其中房性并行心律 5 例），室上速 110 例，房颤 9 例。病种分布：冠心病 95 例，心肌炎 98 例，心肌病 11 例，原因不明 13 例。住院治疗 93 例，门诊治疗 124 例。

（二）诊断标准

均以心电图所见结合临床表现为诊断依据。室早和房早以每分钟 5 次以上为频发。阵发性室上速以突然发作突然停止为特征，心率常在 160 ~ 250 次 / 分，心律规整。房颤以心律不齐、脉搏短绌为特征。

（三）治疗方药及结果

主方以党参、麦冬、五味子、丹参、柏子仁、炙甘草、桂枝组成。偏气阴两虚者加生地、元参、玉竹、苦参、酸枣仁等；兼心脉瘀滞不通者，加川芎、赤芍、郁金、木香、红花等。兼痰湿内阻者，合温胆汤；阳虚甚者加附子、肉桂、干姜、细辛等，肾阳虚者又加炒杜仲、仙灵脾等。

结果（以 1979 年在上海召开的全国中西医结合治疗冠心病及心律失常座谈会标准为依据）：早搏 198 例，显效 152 例，有效 42 例，无效 4 例。室上速 10 例，显效 7 例，有效 3 例；房颤 9 例，显效 3 例，有效 3 例，无效 3 例。总有效率 96.8%。起效时间由 4 小时到 2 周不等，平均约 9 天。

（四）讨论

心脏的律动是在心肌电生理活动基础上心肌细胞产生的自律性、兴奋性和传导性的结果。中医学认为"阳主动"，心居胸中，为阳中之阳。心主血脉，靠心脏的搏动，血液方得周流全身，而心脏的搏动又是靠心中阳气的活动而实现的。然而心的阳气要维持在正常的启动状态又要靠心的阴血来资助和涵敛。心阴心阳协调平衡，经隧通畅，血行有度，才能使心跳速度与节律维持正常活动。心律失常的产生，或因阳气不足，经隧不通，血行失度，传导失常；或因气血不调，阴阳不交，调节失常。传导失常，经隧不通多因于宗气虚心阳式微；调节失常，阴阳不交又多因心之阴阳虚衰不调。无论是心的阳气不足或心的阴阳失调，都必然引起心律的失常。这就要求在诊治中要立足于辨别心的阴气和阳气，若阳气不足，则当补益心之阳气以加强其温运通达之力，若心之阴气不足又要注意补益心之阴气，以使心之阴阳协调稳定。

本组方药以生脉散益气强心，助心之本；甘草、桂枝辛甘温通心阳；丹参活血行滞，通达经隧；柏子仁养心安神，神和志达；麦冬、五味子养阴敛气协调阴阳。如此则阳气温通发达，阴阳平和协调。偏气阴两虚更加生地、元参、玉竹、酸枣仁等平调心之气血阴阳；偏瘀滞，传导不利，则加川芎、赤芍、郁金、木香等化瘀行滞，通达气血；偏气机不畅，心气不匀，脉律不整，则加青皮、香附等以舒理气机；偏痰湿内盛，则合温胆汤，涤痰湿，开脉道；肾阳虚衰，心失温助，加附子、肉桂、杜仲、仙灵脾等，温肾助心。

总之，心律失常的主要机理在于气阳不足，阴阳不和，治当立足温通心阳，平调阴阳。

十二、治痿经验述要

（《山西中医》，2009 年）

关键词：原明忠；痿证；名医经验

痿证是指肢体筋脉迟缓，软弱无力，日久因不能随意运动而致肌肉萎缩的一类病证，包括现代医学的多种疾病，如格林－巴利综合征、多发性末梢神经炎、脊髓炎、运动神经元疾病、脊髓肿瘤以及进行性肌营养不良、重症肌无力、周期性麻痹等。痿证临床治疗较为棘手，笔者业医迄今已逾 60 载，对其治疗略有所悟，简述如下。

（一）经典文献简述

中医对痿证很早就有认识。如《素问·痿论篇》对痿证的成因、病机及治法皆有论述。此外，在《黄帝内经》的其他篇章中还可找到有关痿证的一些内容。关于痿证的成因，《素问·痿论篇》谓："……肺主身之皮毛，心主身之血脉，肝主身之筋膜，脾主身之肌肉，肾主身之骨髓。故肺热叶焦，则皮毛虚弱急薄，著则生痿躄也。心气热，则下脉厥而上，上则下脉虚，虚则生脉痿，枢折不挈，胫纵而不任地也。肝气热，则胆泄口苦，筋膜干，筋膜干则筋急而挛，发为筋痿。脾气热，则胃干而渴，肌肉不仁，发为肉痿。肾气热，则腰脊不举，骨枯而髓减，发为骨痿。……肺者，脏之长也，为心之盖也。有所亡失，所求不得，则发肺鸣，鸣则肺热叶焦，故曰：五脏因肺热叶焦发为痿躄，此之谓也。"可见，痿证发生的因素是多方面的。正如《证治准绳·痿》所说："若会通八十一篇言，便见五劳五志六淫尽得成五脏之热以为痿也"。

言其治法，《素问·痿论篇》则有"治痿独取阳明"之说。《灵枢·根结》亦云："阳明为合……合折则气无所止息而痿疾起矣，故痿疾者，取之阳明"。论及具体治法，《素问·痿论篇》又云："各补其荣而通其俞，调其虚实，和其顺逆，筋脉肉骨，各以其时受月，则病已矣"。由此可见，"治痿独取阳明"说出自《内经》，但亦应注意到《内经》所论多言及经脉俞穴（隐喻针灸治疗），未曾讲到如何用药，而后世"独取阳明"之健脾和胃等法及其方药皆由此发展而来。尽管如此，后世医家仍觉治痿思路狭窄，方法单一，不能适应临证需要。故历代医家在继承《内经》理论基础上，各自在实践中探索发挥，提出了不少有益的见解，如朱震亨提出治痿可用"泻南方，补北方"的原则。张介宾则在《景岳全书·杂症论·痿证》中称："元气败伤，则精虚不能灌溉，血虚不能营养者，亦不少矣。若概从火论，则恐真阳亏败，及土衰水涸者，有不能堪"。邹滋九更在《临证指南医案·痿》之按语中明确指出，痿证为"肝、肾、肺、胃四经之病"，说明气血精津与痿证的形成有密切关系。

（二）思路方法心得

对痿证的成因及论治原则，原老认为，痿证为病，盖筋骨痿软也，筋骨不健，痿证难愈。即补肝肾，强筋骨乃治疾之本。治疾的思路为：肝主筋而藏血，肾主骨而藏精。欲健筋骨，须得精血互化而荣。而精血化生于内，荣养四肢百骸于外。故精血不生，四肢难荣，治痿无期矣。故治痿必得精血化生于内（指脏腑），外荣四肢，方能治之。精血何以能化生于内？《内经》所言"治痿独取阳明"，即"养后天，健脾胃"之意也。此法可称治痿之源。然病痿之人，常有饮食如常，形体丰腴，但见手不能握，足不能行，何也？此四肢不荣也。病家是态必不能久，久则必见筋弛而肉痿。此新病之态，多由湿热浸淫，湿邪形如精血，充经脉而不为用，故形丰而痿废。其湿热下注，故痿证多躄也。"湿浊不去，痿证难治"。何以治之？自当祛湿化浊，清热利湿。新病常见邪实为患，此法更为重要。若失察，必贻误治疗疾证之机。故此法可谓治痿之机（或称治痿祛邪也）。然治痿之遣方用药，莫忘舒筋通络之品。盖痿证将除，四肢需得气血精津之荣。尽管脾胃健，精血充，若欲荣四肢，还需经脉通畅。正如《灵枢·经脉》所言："谷入于胃，脉道已通，血气乃行"。故经脉不畅，治痿难痊。此法当称治痿之枢。此外，还须叮嘱患者及家属定时、定量、逐步加量地进行功能训练，以此来促进患肢的康复。此药外之法可称为动。

综上所述，思路方法可以简要归纳为"一条主线，五个落点"。即以精血荣养四肢为主线，从精血化生于内为出发点，宗独取阳明之意，立养后天，健脾胃为法，治痿证之源；从精血外达四肢必得经脉通畅这个前提着眼，以舒筋通络为法，治痿之枢；从精血当至而未至的原因考虑，多湿邪为患也，故祛湿化浊法为治痿之机（或称治痿祛邪也）。从精血不能濡润筋骨这个痿证发生的本质着眼，强筋健骨法乃治痿之本也。除遣方用药须注重以上四点外，还须注意到运动和康复的关系，故渐进功能训练的护理方法，必不可少，简称其为动。按此五点治疗痿证，临床效果较好。

（三）临证验案举例

赵某，男，5岁，1999年3月26日初诊。

双手无力，不能持物1月余。患儿于1998年11月末因四肢进行性无力而来太原求治，某附院神经内科诊为"格林巴利综合征"，急诊入院。住院后患儿出现呼吸减弱，咳痰无力等表现，经用地塞米松、Co-A、ATP、VC、VB6、维脑通路以及抗生素等治疗后病情得到控制，于1998年12月末出院回家治疗调养。回家后病情继续好转，但于1999年新年之际因感冒而出现双上肢进行性无力，眼睛斜视。遂打电话向笔者问诊，考虑其病情可能反复而建议再往医院诊治。该医院以"格林巴利综合征复发"，再次收入住院治疗。继用上述方法治疗3周后病情明显好转，但恢复进程不及前次住院。停止输液后，仅口服强的松、维生素等，辅以功能锻炼。患儿家长顾虑其再度反复或留后遗症，遂要求出院后邀笔者诊治。刻诊：面丰满色白嫩（与使用激素有关），神清，右眼内斜视，双手可捧起1个苹果，但不能握笔写字，食欲较好，视物清楚，无重影，睡眠好，二便正常，舌淡胖、苔白润，脉滑数。诊断：痿证。辨证：肝肾亏虚，湿热浸淫。治法：补肝肾，强筋骨，兼祛湿热。方选加味金刚丸合二妙散加减，药用：薏苡仁、黄芪各20g，川萆薢9g，肉苁蓉、苍术各6g，木瓜、牛膝、菟丝子、炒杜仲、盐黄柏各 5g，桑枝、桂枝、甘草各 4g，生姜 3g，大枣 2 枚。14 剂，每日 1 剂，水煎服。嘱其辅以功能锻炼，以患儿身体微热为度。4 月 10 日二诊：依上法治疗 2 周（强的松用量已减），握力增强，单手可持 1 个苹果，能用小匙进餐，可握笔写字，但不自如，食欲稍减，斜视依旧，舌淡、苔薄白而润，脉滑不数。效不更方，上方加菊花、枸杞子、焦三仙各 5g，蝉衣 3g。再进 15 剂。继续功能锻炼，并嘱勿看电视及儿童读物。

4 月 25 日三诊：功能又有恢复，能握笔写字 20min，右眼斜视亦有改善。食欲尚可，激素已停用。继以二诊方隔日 1 剂，再进 20 剂，继续坚持功能锻炼，勿看电视。

6 月 5 日四诊：内斜视尚能看出，余症已除，恢复如常童。随访至今，无反复及后遗症。

按：本例患儿为格林巴利综合征恢复期，西医诊断明确。发病之初，病情危重，经西医救治脱险后，基本康复。后因感冒而复发，再治则进展较慢。加用中药后，进展顺利并康复而无反复及后遗症。说明中药在治疗中有积极的作用。

十三、原明忠论《内经》治则治法理论与临床意义

（《辽宁中医药杂志》，1996 年）

《内经》的治则有九，治法有数种，而大法有十，是

中医基础和中医治疗学的组成部分，指导着数千年来临床实践，并在实践中不断充实发展提高。《内经》的治则治法原本有别，但目前有人对二者原本不同的概念理解为一。因此，有必要从《内经》原文中理解其本义，以便更好地应用。本文就《内经》的治则治法的区别与联系及其理论基础与临床意义等三方面论述如下。

（一）治则治法的区别与联系

治则是治病的指导原则，具有普遍性意义，治法是治病的法则；具有针对性，二者有明显区别，但又有联系性，通常是治法受治则指导，大法统辖小法，例如汗法：是针对在表之邪；下法：是针对在里之邪，等等。而小法，则针对性更强，如汗法统辖辛温发汗、辛凉发汗、益气发汗等许多小法，成为辨证论治"以法选方"的中心环节。余法，以此类推。

（二）治则治法的理论基础

1. 治未病的治则

是预防为主的思想理论，《素问·四气调神大论篇》说："圣人不治已病治未病……病已成而后药之，……不亦晚乎！"应如何防病？进而提出："虚邪贼风避之有时，恬淡虚无，真气从之，精神内守，安病从来"的具体防病措施等，用以治未病。一旦患病要早治防变：如邪风之至疾如风雨，善治者，治皮毛，其次治肌肤，其次治六腑，其次治五脏。治五脏者，半死半生也。说明了早治防变的重要性。

2.扶正祛邪治则

基于"正气存内，邪不可干""邪之所凑，其气必虚"之理论，故或祛邪，或扶正，或扶正祛邪并施，据病情而定，以达邪去正复病愈为目的。

3.调理阴阳治则

基于"阴平阳秘，精神乃治"，明阳失衡而生诸病："阳胜则明病，阴胜则阳病，阳胜则热，阴胜则寒"。"阳虚则外寒，阴虚则内热，阳盛则外热，阴盛则内寒"等理论。故提出"谨察阴阳所在而调之，以平为期"的治则。

4.治病求本治则

基于"夫阴阳者，天地之道也……治病必求于本"。对"本"的解释，张景岳在《类经》中注：本，致病之原也。《素问·调经论篇》在论生病之原因说："其生于阳者，得之风雨寒暑，其生于阴者，得之饮食起居，阴阳喜怒。"用阴阳概括了外因、不内外因、内因，故求得致病之原，就抓住了病之本。

5.标本缓急治则

基于病有标本缓急，治宜区别对待，急则治标，缓则治本，不甚急者，标本兼治。《灵枢·病本》："大小便不利，治其标，大小便利，治其本"。《素问·标本病传论》说："知标本者，万举万当，不知标本，是谓妄行"。可见知标本的重要性。

6. 正反逆从治则

基于病之虚实寒热有真象和假象之别,应透过假象抓住本质治之,方不致有误,故提出:"逆者正治,从者反治"之治则,逆者正治,是逆病象而治,如"寒者热之,热者寒之,虚则补之,实则泻之"之类是也;从者反治,是顺从病象(假象)而治,如"寒因寒用,热因热用,塞因塞用,通因通用"之类是也。"从少从多",以适宜为度。

7. 同病异治治则

其义有二:一基于治法多,如《素问·五常政大论》:"有病颈痈者,或(砭)石治之,或针灸治之,而皆已,其真安在?岐伯曰:夫痈气之息者,宜以针开除去之,夫气盛血聚者,宜(砭)石而泻之,此所谓同病异治也。"一基于气候异,《素问·五常政大论》说:"夫西北之气散而寒之,东南之气温而收之,治法不同,所谓同病异治也。"后世又有异病同治,即不同的病出现相同的证,可用同一治法治之。应用颇广。

8. 三因制宜治则

基于"天人合一"理论,凡治病要注意到天时气候,地理环境,个体差异,全面考虑,方不致有偏。①因时制宜,凡治病"必先岁气,无伐天和,无盛盛,无虚虚",强调说:若"治不法天之纪,不用地之理,则灾害至矣(《素问·阴阳应象大论》)"。兹举一实例说明其重要性。1956年石家庄地区暑瘟("乙脑")流行,时逢久旱不雨,气候干燥,以甘寒清热法治之而获显效。次年南京、武汉等地区"乙脑"又流行，时逢阴雨连绵，湿气过盛，用甘寒清热法治之不效，后经研究分析，不效之原，是只考虑到发病季节、疾病相同，而未分析岁运气候与上年有异，湿气过盛，遂改用清热祛湿法治之，则收到显著效果。由此可见，治病"必先岁气，无伐天和"的重要性。②因地制宜："一州之气，生化寿夭不同，其故何也？岐伯曰：高下之理，地势使然也……故治病者，必明天道地理，阴阳更胜，气之先后，人之寿夭，生化之期，乃可知人之形气矣"。③因人制宜：治病"必别其三形,血之多少,气之清浊,而后调之"。要注意个人体质、性别、年龄等个体差异。

9. 辨证论治治则

是中医治疗疾病之特色，《内经》已经明确，如"必审五脏之病形，以知其气之虚实，谨而调之也（《灵枢·本神》）。""察其病痛，以知其应，有余不足，当补则补，当泻则泻，毋逆天时，是谓至治"（《灵枢·百病》）。"五脏者，故得六腑与为表里，经络肢节，各生虚实，其病所居，随而调之"（《素问·调经论》）。《黄帝内经类析》一书，在辨证标题下明列八纲辨证、脏腑辨证、精气血津液辨证、六经辨证、病因辨证、奇恒之府辨证、辨证传、辨预后等，该书按《内经》原文进行了分类整理，令人耳目一新。

（三）治法即治疗大法理论基础

1. 汗法

用于祛除病邪在表之证候。《素问·玉机真脏论》："今风寒客于人，使人毫毛毕直，皮肤闭（卫阳被逼）而为热，当是之时，可汗而发之也。"《素问·热论》说："三阳经络皆受其病而未入于脏（里）者，故可汗而已。"又"体若燔炭，汗出而散"（《素问·生气通天》）。后世有辛温发汗、辛凉发汗、益气发汗、养血发汗多种小法。

2. 下法

祛除在里之病邪，用于里实证。"邪气盛则实，精气夺则虚"（《素问·通评虚实论》），又"实者泻之"，"中满者，泻之于内"。说明病邪入里之实证，当用泻法以祛病邪。后世有寒下法、温下法、峻下法、缓下法等多种小法。

3. 吐法

涌吐中上焦痰、食、毒邪，用于痰食壅塞肺胃及毒物在胃之实证，《内经》有"其高者，因而越之""吐之下之"之论。后世有涌吐风痰法、涌吐积食法、涌吐毒物法等小法。

4. 和法

是祛除半表半里之邪，用于邪在半表半里之证，《内经》说："有余折之，不足补之，佐以所利，和以所宜"。论述了和法适宜于补泻之间佐以因势利导的祛邪兼扶正的和解方法。通过和法，达到邪去正安而病愈。后世将和法演变为调和脾胃法、调和肝胃法、和胃降逆等多种小法，治疗功能失调病证。

5. 清法

是清除热邪之法，用于一切温热病证，《内经》有"治温以清冷而行之""热者寒之"之法。后世有甘寒清热法、苦寒清热法、清气、清营、清热利湿等多种小法。

6. 消法

消者散也，有消积散结之意，用于痰食气血凝滞郁结之癥积等病证。《内经》有"坚者削之,结者散之""消之削之"等论述，后世有消积杀虫、消食导滞、消积散结、消瘀化癥、消瘀通络等多种小法

7. 温法

温阳散寒,用于阳气不足之寒证。《内经》有"治清以温,热而行之""寒者热之，劳者温之"。后世有温阳散寒、温阳固脱、温中散寒、温阳活血、温经散寒、温振脾阳、温肾壮阳等多种小法。

8. 补法

滋补虚损，用于一切虚损不足之证。《内经》有"精气夺则虚""虚者补之，不足补之，衰者补之"之法。后世有补气、补血、补阴、补阳、补脾、补肺等多种小法。

9. 开法

开可去闭,用于一切窍闭之证。《内经》有"开之发之"之法。后世有醒脑开窍、清心开窍、豁痰开窍、通关开窍、通窍活血等多种小法。

10. 润法

润可去燥,用于一切燥证。《内经》有"燥者润之"之法。后世有润肺止咳、生津润燥、润肠通便等多种小法。

综上所述，每一大法之中又统辖有多种更具针对性小法，正如《医学心悟》归纳的医门八法中所说："一法之

中八法备焉，八法之中百法备焉。"程氏的医门八法，源于《内经》，并有所发挥。

（四）治则治法的临床意义

治则治法是中医治疗学的组成部分，指导着数千年的临床实践，并在实践中不断充实提高。主要表现在：辨证内涵充实与论治步骤系统化、规范化。辨证内涵有辨病因、病位、病性、病机。论治的步骤是：辨证诊断明确之后，则据证立法，依法选方，遣药，并用"理法方药"统一律，来辨析辨证论治是否正确。一般来说"丝丝入扣"是正确的，"理法方药"互相矛盾、脱节，是不正确的。近20年来，又将现代理化检测阳性指标，逐渐纳入辨证论治范畴，于是在辨证中增加"微观辨证"内容，将在长期实践中使微观辨证逐步成为辨证论治的有机组成部分，辨证论治特色将进一步发扬光大。

十四、吴又可《温疫论》的新认识对温病学发展的贡献

（《河南医药信息》，1996年）

吴有性，字又可，生于15世纪80年代至16世纪60年代，江苏吴县人。疫病连年流行，吴氏"用伤寒法治之不效而亡者甚多"，"深感守古法不合今病，以今病简古书原无明论，是以投剂不效"。他充分发挥其聪明才智，以

新思路、新认识、新方法，进行大量临床实践，细微观察分析，加以总结，写成了《温疫论》一书。书中许多新认识、新论点、新方法、新经验，都是明以前所未有的。简述如下：

1. 病因学的新认识

温疫由戾气传染口鼻而入，是对病因学的伟大创见。戾气学说内容很广，又称异气、杂气、疠气、疫气并有专论：

（1）传染途径由口鼻而入侵犯人体；（2）侵犯部位在膜原。（3）感受戾气量、毒气和正气强弱与发病快慢轻重有关：如"正气充实邪不能入"；"正气亏虚，呼吸之间外邪因而乘之"；"疫气充斥（毒力强），不论强弱，正气稍衰者，触之即病"；"感之深者中而即发"。（4）戾气中含有杂气，种类繁多，致病各异，有大头瘟、蛤蟆瘟、疫痢、疫疟、目赤肿、瓜瓢瘟、探头瘟等。（5）疫气有专侵犯某脏腑经络，专发为某病，众人相同就是瘟疫。（6）痘疮、斑疹、丹毒等皆属戾气发病。（7）杂气有偏传染于动物或人的特性，如牛病而羊不病，鸡病而鸭不病，人病而禽兽不病等。

吴氏的戾气传染学说相当广泛，对传染病的特点是基本论述到了。三百年前有如此科学创见，是十分可贵的。

2. 提出瘟疫与伤寒初起鉴别诊断有八点不同的新认识（内容略），有指导临床实践意义。

3. 提出瘟疫有九种治法的新认识，明确了与伤寒六经传变规律不同。

4. 提出用攻下法是"注意逐邪勿拘结粪"的新观点：如"瘟疫可下者30余证，不必悉具，但见苔舌心黄，腹痞满，便于达原饮加大黄下之……实为开门祛贼之法"，与伤寒下早成结肠迥异。

5. 还有许多新经验，诸如疫病可忽得战汗经气输当即脉证身凉而安的。战汗药证相投而疗病人心烦不宁，移时而安的"药烦"；内热壅闭，营气不达四末，脉微欲绝，下之脉自复的"脉厥"；热深厥亦深的"体厥"；及疫病解后宜养阴忌投参术的论述，用之颇验（实例略）。

6. 提出戾气杂气是物质，宜寻找特效药制之："夫物者气之化也，气者物之变也……夫物之可以制气者药物也……"万物各有所制，能知以物制气，一病只有一药之到而病已，不烦君臣佐使品味加减之。寻觅能制伏各种杂气的特效药的思路可佳，后学者当继续研究之。

《温疫论》对清代温疫病学发展影响很大，诸如因是有毒的戾气，由口鼻传染，温疫与伤寒初起鉴别诊断，治温疫下不厌早，热深厥深宜清下，内热烦渴用梨汁、藕汁、西瓜汁，解后宜养阴忌投参术等，被后来的温病学基本采用。吴氏对温疫病学的发展做出了重要贡献。

十五、中医药治疗再生障碍性贫血 2 例

（《内蒙古肿瘤防治》，1976 年）

一例稳定，一例痊愈，随访 5 年余，效果良好。现将治愈例介绍如下：

患者刘 ×，男 30 岁，工人，病历号：67-10084。

患者于 1970 年 4 月 15 日，以发现四肢有出血点而入院。

现病史：半年前曾两上肢或两下肢有出血点，压之不退色，有时融合成片。刷牙时常有出血。

既往史：健康。

检体：呈慢性病容，面色苍白，口唇黏膜苍白，两下肢有散在出血点，有的融合成片。心尖部可闻 2 级收缩期吹风样杂音。血常规：血色素 50g/L，红细胞 1.65×10^{12}/L，白细胞 3.25×10^9/L，血小板 10.2×10^9/L，TS15 分未止，TC 2 分。血块收缩时间：2 小时完全收缩。凝血酶原时间 12 秒，正常对照 10 秒。肝功正常。骨髓象检查：提示原发性血小板减少性紫癜？再生障碍性贫血不除外。经用肝精、叶酸、维生素 B_{12} 按营养不良性贫血治疗 2 周无效。输血 900 毫升，血色素未见提高。

转上海中山医院，1970 年 6 月 5 日诊断血小板减少性紫癜，再障不除外。又转天津市医院，1970 年 6 月 24 日，骨髓象检查，诊断：再生性障碍性贫血。服中药治疗，并用丙酸睾丸酮 100 毫克肌注，隔日 1 次，地塞米松 0.75 毫克、1 日 3 次，与强的松 10 毫克 1 日 3 次，交替用。安络血 2.5 毫克，1 日 3 次。一个月后，返回我院，住中医病房治疗。

1970 年 7 月 29 日转中医病房治疗。血化验：血色素 68g/L，白细胞 7.8×10^9/L、血小板 52×10^9/L。

患者全身疲乏无力，有时心慌，面色黄白，唇舌淡，苔薄白，脉细，下肢微肿，食欲尚可。辨证：气血两虚并肾阳虚。治法：补气血温肾。处方：黄芪一两、当归五钱、党参五钱、大云五钱、首乌四钱、鹿角胶四钱、补骨脂四钱、附子二钱、肉桂二钱、仙灵脾四钱、锁阳四钱。服 28 剂。9 月 7 日自觉精神好转，但睡眠差，余无变化，以上方去首乌、黄芪、仙灵脾，加枣仁、熟地、陈皮各四钱，龙骨一两，服 17 剂。睡眠好转，但周身皮肤有针头状较密的出血点，其余脉证及血象均无变化。上方去鹿角胶、熟地，加生地一两，丹皮、紫草各四钱，以凉血止血。服 30 余剂，周身皮肤出血点及下肢浮肿逐渐消失。但于 10 月 22 日发现下肢及右胸部又有少数新出血点，并有食后恶心，口干，脉略数大有力，证属气血两虚，又有血热胃气上逆之证，更以凉血和胃兼补气血，以生脉四物加减，处方：党参、麦冬、当归各五钱，生地一两，白芍、丹皮、赤芍、紫草各四钱，茜草、竹茹、鹿胶各三钱，大云五钱，三七粉八分（冲），14 剂。出血点渐消失，食欲转佳，苔薄白，脉转细缓。血热除，胃气和。再以 9 月 7 日方 14 剂，又发现两下肢出血点较多，脉变缓大有力，又现血热，原方去龙骨加生地八钱，以滋阴凉血，服 14 剂。脉沉数（98 次／分），出血点渐少，余症无变化，血象：血色素 55 ~ 70g/L，血小板 36×10^9/L ~ 48×10^9/L。

12 月 14 日，天津血液研究所医生会诊，用温肾补气血法，并用甲基睾丸素、丙酸睾丸酮各 50 毫克肌注，每日 1 次。口服维生素 B_{12}、肝浸膏片。处方：党参、当归、生地、大云、丹参、黄芪、枣仁各五钱，故纸、锁阳各三钱，鹿胶、附子各二钱，肉桂一钱，服 7 剂，而下肢出血点增多。故去桂附之辛热药，加大小蓟各五钱以凉血止血，服48 剂。自觉精神疲乏好转，脉缓大有力，面色稍红润，血象：血色素 80 ～ 85g/L，病情好转，于 1971 年 2 月 3 日出院。回家休养服药与住院同。

1971 年 3 月 10 日因病情加重再入院治疗。近两周全身疲乏加重，口苦干、口臭，齿龈出血较多，苔隐黄，脉数大，面色黄白。血象：血色素 60g/L，红细胞 1.92×10^{12}/L，白细胞 5×10^9/L，血小板 54×10^9/L。辨证：气血两虚为本，而阴虚胃热为标，宜先治其标，以滋肾阴清胃热为主，处方：生地、山药各五钱，丹皮、知母、甘草各三钱，生石膏六钱、山芋一钱，党参一两，6 剂。口臭齿龈出血消失，苔薄白，脉缓大两尺较无力，仍疲乏，略头晕。表证已除，法当治本。本为气血两虚兼肾阴肾阳不足，拟以滋肾补气血法与气血双补法，交替使用。先用滋肾补气血法，处方：熟地、党参，黄芪各一两，生地、山药、菟丝子各五钱，大云、补骨脂各三钱，鹿霜四钱，当归六钱，14 剂。同时用蝼粉 500 克，2 克，日 3 次，未服完自停；3 个月的胎盘粉 250g，1 克，日 3 次；2 次少量输血，每次 200 ～ 300 毫升。

4 月 1 日血象：血色素 55g/L，血小板 30×10^9/L ～80×10^9/L。前症无变化外，而出现食欲差，纳少（与熟地用量大滋腻脾胃有关），脉由大变成细。停用保肝药及丙酸睾丸酮、甲基睾丸素（因臀部硬结不能再注）。用气血双补法，人参养荣汤加减，处方：党参、黄芪各一两，当归、白芍、大小蓟各五钱，白术、熟地各四钱，五味子、陈皮、茯苓各三钱，甘草二钱，肉桂一钱，大枣四个，14剂。食饮转佳，苔变薄白。血象无变化，原方加首乌四钱，7剂。

4月19日，精神疲乏好转，脉由沉细转缓较有力，脾胃已复，肝肾气血仍虚，以滋肝肾补气血法，五子衍宗八珍加减，处方：当归、白芍、熟地、首乌、菟丝子各四钱，枸杞、五味子各三钱，党参一两，白术五钱，鹿霜六钱，肉桂一钱，7剂。血象：血色素65g/L，血小板11.4×10^9/L（连查3次），白细胞3.6×10^9/L，网织0.6%。复以4月1日方11剂。血象：血色素76 g/L，血小板114×10^9/L，红细胞2.21×10^{12}/L，白细胞6.5×10^9/L，血小板110×10^9/L。均有回升趋势，但口干、手足心烧，继用4月1日方去肉桂之辛热，加龟板五钱、阿胶三钱，以滋阴，服21剂。5月29日，血象：血色素100～105g/L，红细胞3.1×10^9/L，血小板140×10^9/L。精神疲乏明显好转，面唇齿龈色均较前红润，脉和缓。继以4月19日方（去肉桂加大小蓟各五钱）与4月1日方（去肉桂加龟板阿胶），两方交替服用（其中以4月1日方服用较多），服50剂。7月19日，血象：血色素125 g/L，白细胞4.707×10^9/L，血小板94×10^9/L，网织0.15%。又服前两方20剂，8月13日，血象：血色素140 g/L，血小板110×10^9/L，红细胞4.5×10^9/L，网织0.2%。精神转佳，疲倦消失，面色、唇、齿龈均转红润，脉和缓。治疗历时一年余，服药近400剂，至此痊愈。继以上两方服60余剂，于12月15日出院。并将4月1日方配制丸药服4个多月，以巩固疗效。又服归脾丸、加减地黄丸 1 个多月。定期查血象。1972 年元月 20 日，血色素 140~150g/L，白细胞 $4 \times 10^9/L$ ~ $8 \times 10^9/L$，血小板 $90 \times 10^9/L$ ~140$\times 10^9/L$。已半日工作两个月。同年后半年调电话室工作，迄今已整日工作 4 年余。近查血象：血色素 125~140g/L，白细胞 $5 \times 10^9/L$ ~$8 \times 10^9/L$，血小板 $90 \times 10^9/L$ ~ $100 \times 10^9/L$。

几点认识：

（1）坚持治疗，树立信心。本例从发现病到治愈一年又 4 个月，接受中医药治疗一年另半个月。随访 5 年余疗效巩固。另一例病情稳定（血色素 65 ~ 75 g/L），是指既无恶化又无明显好转。发病已 11 年。新病比久病似乎易治一些。当然，新病也有迅速恶化的。

（2）辨证与辨病结合，要注意证型有所侧重。中医理论是脾胃摄取营养入，化赤而为血，肝藏血，脾统血，当治脾胃。临床症状则气血虚明显，应补气血为主。西医理论是骨髓全血细胞显著减少，造血功能明显障碍。中医理论治骨髓需补肾，因肾主骨生髓。肾要注意肾阴阳之调节，免致造成偏盛或偏衰。本例自 1970 年 8 月 ~12 月中旬的治疗是以补气血、温肾阳为主，是辨证与辨病的结合。因无肾阳虚见证而气血两虚明显。所以，数次出现阴虚血热或胃热气逆之证，与用温肾阳药过多有关。疗效无进展，但较稳定。12 月中旬 ~ 1972 年 2 月初，仍用温肾补气血法，虽方中有了滋肾阴之生熟地，但仍出现血热，去桂附后，血热几未再现。加之并用丙酸睾丸酮甲基睾丸素，一度病情好转，但一月后反复为初。1971 年 3 月下旬 ~ 8 月中旬，采用滋肾补气血与气血双补一两种方法交替使用，使辨证与辨病既结合，又有所侧重于证。随时注意证型变化，如出现脾虚和阴虚时，及时调理纠正。两个月后显现出较好疗效。效不更方，直至痊愈。

（3）注意脉症不符情况。本例脉象基本是大而有力，表现证虚脉实之逆象，当舍脉从症。迨病情明显好转时，则脉象变和缓，脉症渐趋于一致。

十六、一例左侧基底节区脑软化症治验

（《北京中医学院学报》，1986 年）

李某某，女，50 岁，住院号：110915。

患者因左半身麻木，步履时左倾欲仆，半年来逐渐加重，1985 年 3 月 20 日收中医病房治疗。病史：1983 年春发现左侧肢体发僵感不灵活，于 7 月 30 日查脑电图为"界限性脑图"，诊断为"植物神经功能紊乱"。至 1984 年出现左侧肢体麻木，左腿酸软无力，步履时左倾欲仆，左上肢肌肉萎缩。同年 7 月 17 日查脑电图，报告为："局限性异常脑图（左侧枕区）"，因未能确诊，故转北京宣武医院检查，该院于 1984 年 9 月 4 日做 CT 检查："照现于左侧基底节区见有约豆粒大小的圆形低密度影"，确诊为左侧基底节脑软化灶。因过去曾有多次胸痛发作，1983 年 1 月在山西医学院第一附属医院诊断为冠心病、心绞痛、慢性

冠状动脉供血不足。于本次入院前两天在某医院心绞痛发作数次，查心电图示：ST 段、II、III、AVF、V1、V8 压低 0.05 毫伏。现症：左半身肢体麻木，左上臂肌肉萎缩，左腿酸软无力，步履左倾欲仆，并自感时有一股气流自头顶沿脊柱两侧向尾骨方向流动，且伴背寒手足凉，又时觉有一股气流从少腹上冲胸咽，气短乏力，纳谷不香，便溏、尿频，寐差，舌质有一瘀点，苔薄白少津，脉沉细无力。

诊断：1. 中医诊断：（1）脑髓不足证；（2）奔豚气；（3）胸痹心痛。2. 西医诊断：（1）左侧基底节区脑软症；（2）冠心病，心绞痛；（3）植物神经功能紊乱。

治法：补肾健脑，温阳降逆，化瘀通脉。

方药：右归饮与桂枝加桂汤化裁。

熟地 10g　山药 10g　枸杞 10g　山萸肉 10g　桂枝 15g　白芍 10g　炒杜仲 10g　制附子 5g　首乌 15g　炒枣仁 15g　丹参 10g　炙甘草 10g　生姜 3 片　大枣 5 个

水煎服，每日 1 剂。

红花注射液 15 毫升加 10% 和葡萄糖 250 毫升静脉点滴，每日一次，15 次为一疗程。

用上述方法治疗 10 天后，患者觉两腿步履有力，头脑较前清爽，头顶气流向下流动感及少腹气上冲胸感均近消失，唯纳谷不香，胃脘胀满，改以温中健脾法。更方为黄芪建中汤加减：黄芪 15g，桂枝 10g，白芍 10g，炙甘草 10g，川朴 10g，茯苓 30g，山药 15g，砂仁 10g，鸡内金 10g，法半夏 10g，生姜 6g，大枣 5 个，水煎服，每日 1 剂。

进10剂，胃脘胀满消失，纳谷香，气短疲乏消失。至5月6日，红花注射液共输30次，汤剂进27剂，复查脑电图正常，复查脑血流图，心电图均正常，继用上述方法治疗，至6月23日，共治疗3个月又3天，在此期间，于1985年5月6日复查脑电图正常，5月30日睡眠描记脑电图也正常。

体会：（1）左侧基底节区脑软化症的临床表现与脑髓不足症供相似，《灵枢·海论》云："髓海不足，则脑转耳鸣，胫酸眩目，目无所见，懈怠安卧。"本例患者表现为左半身先有僵硬感，数月后出现左上臂肌肉萎缩，左胫酸软无力，一走路，左倾欲仆，肢体倦怠乏力等，故用补肾健脑法治之而收效。（2）脑髓不足当补肾健脑，因脑髓与肾关系密切。《内经》云："肾生骨髓""诸髓皆属于脑'，故选用右归饮与桂枝加桂汤加减。前者补肾健脑，后者则降逆平冲，并静注红花液以化瘀通经，旨在改善心脑之气血循行，使脑髓得到充分的气血荣养，以促使脑髓不足的恢复。（3）脑髓不足病证须与中风病之中经络相鉴别：本例脑髓不足病证，主要表现左半身麻木、左胫酸软无力，步履左倾斜欲仆等症，但肢体活动尚好，故与中经络之半身不遂、口眼㖞斜等症则完全不同。

十七、中西医结合抢救成功一例食道静脉破裂大出血并发重度休克、肝昏迷的报告

（《内蒙古中医药》，1984 年）

本例患者病已垂危，经用中西药止血输血补液扩容抗体克及醒脑开窍回阳救逆与针灸等抢救 98 小时而血止，纠正休克、肝昏迷复苏。兹介绍如下：

病历摘要：魏××，男，28 岁，病历号 6830。患者于 1976 年 2 月 3 日因呕血入院。

病史：一年内呕血便血 4 次，每次约 600 毫升，用中西药而迅速止血。本次呕血 1000 多毫升，输血 400 毫升并用止血、利尿药而血止腹水减轻。但仍腹胀午后甚，面色灰白，重病面容。舌淡苔白薄，脉沉细，腹部有移动性浊音,脾肋缘下触及 2 ~ 3 厘米。肝功：A/G 倒置,高田(＋)、脑絮、射絮（++）。中医诊断：单腹胀；失血。辨证：脾胃虚寒，水湿停留；胃络破损，呕血便血。西医诊断：门脉高压性肝硬化（晚期）；食道静脉破裂出血。用实脾饮合五苓散加减服 20 剂，病情缓解。但于 3 月 14 日晚因生气吃酱牛肉等，次日上午 11 时 40 分发现柏油状便，继而呕血。当即抢救治疗：①收敛止血；②禁食；③补液扩容；④准备输血。即服云南白药 1/4 瓶及白及 30 克，水煎进服三七粉 3 克，肌注仙鹤草素、维生素 K、止血敏及静滴 6-氨基乙酸等。补液静滴葡萄糖、706 代血浆、复方氯化钠等。止血无效，5 小时内大量呕血 2 次，失血总量约 3500 毫升

包括胃液在内，血压下降为 58 / 34mmHg，进入休克。面色㿠白，神情紧张，脉细弱，病情恶化，呈现血脱气衰之象。病情危笃。

　　抢救措施：（1）继续用上述针剂止血药；（2）抗休克：甲组输血 400 毫升加压给，乙组补液扩容每日 2000~2500 毫升；升压用阿拉明、多巴胺、阿托品等。第四小时又呕血约 1000 毫升。病情继续加重，出现肝昏迷。《素问·八正神明论》："血气者，人之神"。气随血脱元神无主，神无所依，清窍被蒙，故呈现出内闭外脱、神识昏聩之危候。急请内科会诊：关键是止血，拟用脑垂体后叶素止血，每次 10 单位，给 3 次。又输血 400 毫升，血压回升到 95/50mmHg，但 1 小时后又下降为 60/40mmHg，谷氨酸钠、谷氨酸钾加入液体静滴以抗肝昏迷。又呕血 4 次约 1000 毫升。又输血 350 毫升。但休克、肝昏迷继续加重，第 23 小时血压下降为 60/0mmHg，对光反射与角膜反射相继消失，压眶反射亦消失。病情不断加重，皆由失血过多所致，表现为气随血欲脱之势。急用益气固脱止血的四物汤：红人参 9g，白及、三七各 30g，竹茹 12g，水煎 100 毫升，喂药时发现患者吞咽反射消失。再查患者四肢厥冷，面色㿠白、睛定神亡，脉微欲绝。已呈现心阳欲绝之势，血压测不到，心音微弱，速静注阿拉明 20 毫克、阿托品 1 毫克，输血 400 毫升加压给，另一组输 706 代血浆 500 毫升，血压回升至 60 / 40mmHg，仍继续补液、给升压药，4 小对后血压又下降为零，心音极微弱，再查患者四肢冰冷，通身发凉，两手无脉。液体滴速由每分钟 50 滴左右减至十几滴，病情继续加重，心阳将绝，死亡将至。急宜回阳救逆，强心力挽绝阳。速肌注四逆汤针剂 8 毫升后 30分钟，液体滴速每分钟增至 40 滴以上，45 分钟全身及四肢转温，心音增强，呈现阳气来复，心力增强，厥冷已除，2 小时 40 分钟血压升至 70/50mmHg，显示出四逆汤针剂有明显的回阳救逆及强心升压之救。4 小时后血压又下降，为 60/30mmHg，再肌注四逆汤针剂 8 毫升，1 小时后出现发热，体温在 37.5℃ ~ 38℃。血压则回升至 86/58mmHg，休克明显好转。此时用生理盐水 500 毫升灌肠清除肠道瘀血以解除因此而发热的原因。此后每 4 小时肌注四逆汤针剂 8 毫升。患者在各种反射均消失后 10 小时出现了烦躁不安，视为好转之机。但影响输液，故用水合氯醛 30 毫升保留灌肠 10 分钟后病人安静。由此受到启发，始用四味汤水煎 70 毫升保留灌肠一次。导尿 250 毫升，预示休克继续好转。心逆汤针剂在 24 小时内共用 6 次，升压药仅用一次，血压稳定于 100~110/50~60mmHg 之间，休克基本恢复。历时 52 小时。此后四逆汤注射液改为每 8 小时肌注 8 毫升，以固护阳气，稳定血压。但仍肝昏迷，此时，阳气虽复，厥脱虽除，但清窍内闭，神识昏聩，宜用醒脑开窍之法，以促其苏醒。在四味汤煎液中加抗热牛黄散一瓶，苏合香丸一丸保留灌肠，凉开与温开并用间隔 7小时、12 小时各做一次保留灌肠，患者自行排尿 400 毫升左右。但又出现呕逆连声、呕吐黏液 200 毫升左右，但未见血。针刺内关（双）、百会穴，10 分钟左右则呕逆消失，用泻的手法（强刺激）时发现患者皱眉头面部有疼痛表情。间隔 8 小时，复用四味汤煎液加紫雪散 2 瓶保留灌肠后 4 小时，患者有要小便的动作。又过 1 小时能睁眼闭眼，又过 4 小时完全复苏，能识别家属及医生护士。从肝昏迷到复苏历时 75 小时。从出血开始抢救，到纠正休克，使昏迷复苏，共历时 98 小时。患者完全复苏后 10 小时，开始口服四味汤丁香 15 克，麦冬、远志、地榆、枣红、五味子、生龙牡各 9 克，紫雪散一瓶冲服，水煎少量频饮。一剂未尽，又出现恶心呕吐，针刺双内关、天突后呕吐止。复将上述中药保留灌肠 3 次。36 小时开始进流食，50 小时后又服中药煎剂则无呕吐反应。第七天排黄色软便一次。

几点体会：（1）止血是阻止病情发展的关键。输血补液扩容抗休克，扰肝昏迷等静脉给药起了很大作用。（2）在各种反射均相继消失之后，血压两次下降为零，患者身冷肢厥两手无脉，心阳将绝的危急关头，肌注我院自制的四逆汤针对回阳救逆强心抗体克起了重要作用。其机理是四逆汤针促进了心阳与全身阳气恢复，气血循行改善，使补液升压等药得以发挥作用。（3）中药保留灌肠，是抢救昏迷、呕血病人的供药途径之一。本例用醒脑开窍剂保留灌肠促进了肝昏迷复苏。

总之，通过对以上危重病例急救的成功，认为中西医结合多途径给药起到了良好的作用。并说明对如此严重的病人采取中西两法结合进行急救，要比单以中法或单用西法为好。